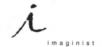

想象另一种可能

理
想
国
imaginist

［英］盖伊·勒施齐纳 著 高天羽 译
Guy Leschziner

The
Nocturnal
Brain

脑子不会好好睡

Nightmares, Neuroscience and the Secret World of Sleep

睡 眠 科 医 生 的 奇 妙 物 语

台海出版社

图书在版编目（CIP）数据

脑子不会好好睡：睡眠科医生的奇妙物语 /（英）盖伊·勒施齐纳著；
高天羽译. -- 北京：台海出版社，2021.7

书名原文：The Nocturnal Brain: Nightmares, Neuroscience and the Secret
World of Sleep

ISBN 978-7-5168-3003-1

Ⅰ . ①脑… Ⅱ . ①盖… ②高… Ⅲ . ①睡眠－普及读物 Ⅳ . ① R338.63-49

中国版本图书馆 CIP 数据核字 (2021) 第 088464 号

北京市版权局著作合同登记号：01-2021-2454

Author: Guy Leschziner
Title: The Nocturnal Brain: Nightmares, Neuroscience and the Secret World of Sleep

Copyright © Guy Leschziner, 2019
Published by arrangement with Luigi Bonomi Associates and Intercontinental Literary
Agency through The Grayhawk Agency.
All Rights Reserved.

脑子不会好好睡：睡眠科医生的奇妙物语

著　者：[英]盖伊·勒施齐纳　　　译　者：高天羽

出 版 人：蔡　旭　　　　　　　责任编辑：俞滟荣

出版发行：台海出版社
地　　址：北京市东城区景山东街 20 号　邮政编码：100009
电　　话：010-64041652（发行，邮购）
传　　真：010-84045799（总编室）
网　　址：www.taimeng.org.cn/thcbs/default.htm
E － mail：thcbs@126.com

经　　销：全国各地新华书店
印　　刷：肥城新华印刷有限公司
本书如有破损、缺页、装订错误，请与本社联系调换

开　　本：1230 毫米 ×880 毫米　　　　1/32
字　　数：245 千字　　　　　　　　　印　　张：10.875
版　　次：2021 年 7 月第 1 版　　　　印　　次：2021 年 7 月第 1 次印刷
书　　号：ISBN 978-7-5168-3003-1

定　　价：59.00 元

献给艾娃、玛雅和卡薇塔。

也献给海恩茨，他曾一直想当医生，改变历史的那种。

目　录

前　言

　　我们把睡眠看成一种安详的行为：我们的内心停止了活动，脑也安静了下来。睡眠是一种消极行为，它常使人联想起愉快的无意识状态，想起一觉醒来后焕然一新的喜悦。在夜里，我们唯一能保留的意识大概就是零碎的梦了。至少大多数人都是这样的。但是在我的睡眠诊室里，许多病人的夜晚却绝不平静。我让病人在一间睡眠实验室里过夜，研究他们的夜间行为，在那里，他们的睡眠不时被叫喊、抽搐、鼾声或更夸张的举动打断，他们睡得很差，有时根本睡不着，身心都备受折磨。

　　大家通常以为人睡醒之后就能精力充沛地开始一天的生活，但我的病人很少有这种期待，甚至他们的伴侣也没有。他们的夜晚受到各种状况的折磨，比如可怕的夜间幻觉、睡眠麻痹（睡瘫症）、演绎梦境或衰弱性失眠。这一系列睡眠中的表现，体现了我们清醒时的种种行为。有时，这些医学问题找得到一个生物学的解释，还有的时候可以从心理学入手，而我和同事的临床研究，就是为找到病人睡眠障碍的原因，并试图为他们找到治疗或治愈之法。

过去几年里，我每年都要接待几百名睡眠障碍患者，他们有的无法入睡，有的在白天极度困倦，还有的在夜间有着怪异可怖的经历。我走上这条研究道路纯属意外。和大多数年纪相仿的医生一样，我在医学院念书时对睡眠世界的了解接近于零。回想学生时代，以睡眠为主题的教育我一刻也想不起来，直到我毕业近十年，已接受了很多神经科医生的临床训练后，情况才有改观。我 19 岁那年辅修了一个神经科学的学位，这要求我写一篇关于睡眠功能的文章。作为一名幼稚而对知识好奇的青少年，我和大多数人一样，也认为睡眠的功能是使人不感到困倦，这个假设则得自我的个人经验：我上床时总是带着困意，而醒来时那份困意已离我而去。

然而就在那篇文章的准备过程中，我偶然读到了弗朗西斯·克里克（Francis Crick）与人合写的一篇论文。克里克早年是 DNA 结构的发现者之一，后来逐渐为意识和神经科学所吸引，部分原因是他在为期一年的学术休假中待在美国圣迭戈的索尔克研究所（Salk Institute），而那里是世界领先的神经科学研究中心。在这篇论文里，克里克和他的研究伙伴提出了一个关于梦的功能的看法。当时一般以为梦只会出现在一个叫"快速眼动睡眠"（REM）的睡眠阶段，而克里克二人主张，梦的功能不是弗洛伊德学说的"通向潜意识的坦途"，而是脑的一种家政管理方式。他们猜想，做梦过程是对脑细胞在日间形成的连接加以修剪，构建一种"反向学习"（reverse learning）以去除无用信息。这个假说的有效性至今仍有争议，但对当时那个一无所知却满怀兴趣的医学生来说，读到它俨然是在头脑中激起一发灵光：原来在缓解困倦之外，睡眠还有别的目的，而且它不仅仅是入睡和醒来之间的那段无意识状态，还包含了一系列复杂的脑部状态，这个认识对我产生了深刻的影响。它激发了我对睡眠和睡眠障碍的兴趣，也引领我走进了睡眠医学这片迷人又常充满离奇的临床天地。

在这个明暗交接的世界里，人脑的小故障引发了令我们惊讶却不甚理解的状况。更有甚者，和胸痛、头痛、皮疹及其他较常见的医学症状相比，这些故障往往在我们不知不觉间发生，其时人的脑和心智与内、外部世界切断了联系，根本意识不到故障。

在下面的章节里，我会向各位介绍我的一些患者，他们很乐意把自己的经历告诉大家。这些人的故事生动、可怕、富有启发，使人心痛，有时也令人莞尔。你将会看到他们的睡眠障碍如何影响了他们身边人的生活，影响了他们和伴侣及孩子的关系，还有他们和自己的关系。

那我为什么要写这些患者呢？更重要的是，你为什么要读他们的故事？下文的许多故事都写了极重度睡眠障碍的患者，他们的情况已经达到了人类经验的极限。只有考察这些极端病例，我们才能了解这条症状谱系上比较轻微的一端。只有了解这些患者受到了睡眠障碍的哪些影响，我们才会稍微了解睡眠对我们自己的影响。何况，许多睡眠疾病并不罕见：成年人中，约有 1/10 受长期失眠的困扰，1/15 患有睡眠呼吸暂停（SA），1/20 有不宁腿综合征（RLS）。几乎可以肯定：本书的读者，要么自己患有这些障碍的一种或几种，要么身边就有患这些障碍的人。

＊ ＊ ＊

医生都爱故事，我们自己喜欢说，也喜欢听别人说。我们用故事来教授、来学习、来娱乐彼此。用医学的行话来说，一个病人用自己的语言描述的病症，称为这个病人的"病史"。医学院学生和低年资医生都要学会问出病史的技巧。我们的医学期刊和专业会议上也有大量病史，正是借助这些故事的传播，我们传播了专业技能，也扩大了知识库存。

我的第一重、第一位的身份是神经科医生，我在神经病学的训练中学到的技能，同样适用于睡眠医学的实践。我在伦敦市中心王后广场的英国国家神经病医院（NHNN）做过主治医师（registrar，相当于美国的高级住院医），这里，这个级别的医生都会遭遇一种受难仪式：万古长存的"高尔斯查房"（Gowers' Round）＊。这项活动的主要目的是教学，但也是为给大家找点乐子，它的场地是一间大型阶梯教室，座位排得很陡。神经科的主治医们在第二排，坐在这里，有点像置身于古罗马的环形斗兽场——而我们这些人正要送去喂狮子。有些医师非常狡猾，他们会事先在病房里找一个急需评估的病人，以便在晚些时候和一群低年资

＊ "查房"在医院指展示、分析病例的教研活动，不限于身处病房的情况。NHNN的特色"高尔斯查房"系以神经科医生高尔斯（W. R. Gowers，1845—1915）命名。——编注

医生、医学生和国外的神经科访问医生一起从后排偷偷溜进教室。还有几个最阴险的家伙，会串通一名同事在活动刚开始的时候就用寻呼机呼叫他们，这样他们就能装模作样地去处理"紧急情况"，稍后再从后面溜回教室。

观众会怀着兴奋而期盼的心情等待这项赛事拉开帷幕，而主治医们只巴望还能带着一丝残存的尊严活过这场劫难。我听说有同事每到周四午餐时间就紧张得呕吐，还有人会在进场前吃一片 β 受体阻滞剂，以平复焦虑。在这令人煎熬的 90 分钟里，要介绍三个病例。通常病人会坐在轮椅上由前方推进教室，接着，针对病人的情况，我们主治医就要接受当天主持查房的主任医师的拷问，常常在身后 200 人的灼灼目光下暴露出知识上的一个个破洞。

在一轮叫人无地自容的盘问之后，你会感到后脑勺上集中了 400 道火辣辣的目光，唯愿地上开道口子，自己好整个钻进去。我有一些同事，谈起 20 年前的此类往事，仍觉得那是他们这辈子最痛苦的经历，其威力可见一斑（甚至我现在写下这段文字时也觉得脸上微微发热，胃里有些翻腾……）。不过，这些查房虽然惨无人道，却也提供了绝好的机会，让我们学习并见识以前闻所未闻的病情，而课上的恐惧大概还巩固了我们的知识（比如我自己，就会在有生之年永远记得三联 A 综合征以及它和其他神经系统症状的关系，虽然当年之后我都没再听人说起过这种疾病）。

虽然在高尔斯查房中遭到彻底羞辱的恐惧会使头脑倍加灵敏，但能听到那些病人错综复杂的经历才是其中最有价值的一面。无论对一般的内科医生还是神经内科医生而言，患者病史总是最受关注的焦点，这一点对睡眠医学同样适用。迄今为止，医生要做出或说"形成"诊断，最有用的信息仍然是患者病史，而不是检查或者说验血、拍片的结果。比如一个男人回忆自己在跌倒并摔伤头部之前左手曾有抽动，这可能说明了他大脑运动区域的右侧当时发生了癫痫，从而导向脑瘤的诊断。又比如一名年轻女子自述在几分钟的时间里整个视野慢慢失去了视力，这就确证了偏头痛的视觉先兆：那是和偏头痛有关的反常脑电活动在视觉皮层渐渐扩散，而不是眼睛出了问题。再比如坐在你面前的妇女手掌感觉刺痛，几年前还发作过一次晕眩，这说明她的问题不是手腕神经压迫，而可能是多发性硬化症。如果某个严重酗酒的男子有步态不稳的家族史，那就说明他的协调困难或许不是因为饮酒过度，而是来自遗传障碍。和我共事过的那些最优秀的神经科医生无不怀着巨大的耐心和坚决，誓要挖出患者的完整病史，仿佛是美国联邦调查局（FBI）的鉴证专员。

由于医学教学如此重视利用个人病史，病例展示已经成了医生接受专业训练、维持专业水平的标准手段。它使我们能"经历"一些将来某个时候可能会遇到的罕见病例，因此，高尔斯查房和它的变体才会存在于全世界的各家医院里。

在被医院收治时，大多数患者都会对反反复复的病史"采集"感到窝火：那些个医学生、各级住院医、全科医生、专科团队和主任医师，个个都来询问他们的病史，然后不停反刍、再三研讨，并对其中的各个方面反复探究。医生应该调查病情对患者生活方方面面的影响，但一般来说，在忙乱一团的门诊部，这一点我们不容易做到足够，毕竟候诊的患者人数在不断增加，早过了预约时间的人还会怒目而视。我们去了解患者和病情的关系、疾病如何影响他们的社会生活和家庭生活，以及他们的诉说中和疾病管理的进展无关的枝节，都是对效率的妨害。实际中，我们只会尽量提取一切必要信息，从而在最短的时间内做出确切诊断并形成治疗方案，然后接诊下一个人。

我现在还清楚地记得在学生时代，我翻开了一本奥利弗·萨克斯写的《错把妻子当帽子》，书中有一个水手无法形成新的记忆，有一个男人认不得自己的腿，还有一个女人因为癫痫发作而听见音乐声。这些故事深深吸引了我。但其实，是萨克斯介绍的这些症状所处的背景，和疾病对他面前这一个个活人的生活的冲击，才使我们能更深入地理解了这些病情的本质，以及它们对人的影响。也正是在阅读了这些故事之后，我的心头升起了对神经科学的兴趣，许多同行肯定也是这样的。

* * *

神经科医生对各种"病变"相当着迷。每次评估一个患者，我们都会自问他是哪里出现了病变。我们会综合患者的症状和体征来"定位病变"，就是找出病变在神经系统中的位置。病变的原因可能是一次中风、一次外伤或一枚肿瘤。它可能是肉眼可见的，又或者拍张片子就能看清；可能是微观的，只有通过活检或尸检才能发现；也可能只是暂时的，是神经系统的一小部分因为电紊乱引起的临时功能失调所致。通过"病变"可以读懂许多现象，不仅仅是手臂发麻或者面瘫。在下面的章节你将读到的许多睡眠障碍的病例，它们都是病变的直接后果。

　　在神经病学的世界里，最著名的病变大概就是菲尼亚斯·盖奇（Phineas Gage）脑内的那个了。此人生于美国新罕布什尔州的格拉夫顿县，年轻时起就接触炸药，当时他可能是在当地的农场或附近的采石场工作。和炸药的因缘成了他人生中的巨大不幸，却也是现代神经病学的大幸。1848 年 9 月 13 日下午四点半左右，在佛蒙特州的卡文迪许市附近，为修建一条本地铁路，25 岁的盖奇正指挥一群工人炸开岩石。他亲自用一根长铁棒将炸药塞进石头上的一个洞里，想把炸药压紧捅实。就在他握着填塞棒向下捅时，铁棒想必在岩石上擦出了火花，结果点燃了洞里的炸药。一声巨响，填塞棒从洞口射出，像一根长矛似的扎进了盖奇的脑袋：从盖奇的左脸射进，经过左眼的后方，击穿了他的脑前区和头骨顶部。这根铁棒像标枪似的又飞行了一阵才落地，上面"沾满了鲜血和脑子"。异乎寻常的是，在短暂抽搐之后，盖奇居然又坐了起来，被工友们抬上一辆牛车，送去了当地一位医生那里。下面是这位医生的可怕描述：

　　　　我还没有从马车上下来就看见了他头上的伤口，里面的脑子一跳一跳，非常显眼。他的头顶仿佛有一只倒置的漏斗，就像有个楔形物从下面顶出来过。就在我给他检查伤口的同时，盖奇先生向围观众人讲述了他受伤的过程。我当时并不相信他的陈述，还以为他在骗人。但盖奇先生坚称那根铁棒穿过了他的脑袋。说着他起身呕吐起来，呕吐时的用力把半茶匙脑组织从伤口挤了出来，落到了地上。

盖奇能活下来，尤其以19世纪中期的条件，实在是非同寻常。而更不寻常的是事故之后他身上起的变化。经过了漫长的恢复，中间还并发了谵妄、感染和昏迷，他终于在大约十周之后回到了父母家。不过，踏进家门的已经不是原来那个男人了。

相关细节很少，但根据别人的描述，他在事故前是一个勤劳肯干、广受欢迎的人。雇主称赞他是"所有雇员中最高效能干的工头"。但那次可怕的事故之后，他的医生之一哈洛（Harlow）大夫却这样写道：

原本存在于他的心智功能和动物禀性之间的平衡看来已经彻底毁坏。现在他变得喜怒无常，粗野无礼，时而还会说出最下流的脏话（他本来没这个习惯），对工友也没了什么尊重，一旦别人的约束或规劝违逆了他的欲望，他就会很不耐烦。他有时一意孤行，有时又反复多变，还制订许多未来的经营计划，但这些计划一想出就被他抛弃，让位于其他貌似更加可行的计划。他在心智的能力和表现上像个儿童，但动物性的激情又像一个强壮的男人。受伤之前的他虽然未受过学校训练，却拥有一副健全平衡的心灵，被所有认识他的人视作精明聪慧的生意人，执行所有经营计划时也都精力十足、坚持不懈。从这一方面说，他的心灵已经发生了剧变，变化得非常彻底，朋友和熟人都说他"不再是盖奇"了。

看来，这个曾经讨喜可亲的男人已经变成了一个叫人讨厌的家伙，他换了一副好斗的脾性，一开口就是脏话："现在的他为人粗野亵渎，已经到了体面人不屑与之为伍的地步。"盖奇的故事不断流传，在一遍遍的复述后无疑也会有夸张和渲染的成分。其实在现实中，他的病情到晚年似已有了好转。但是从历史上看，他依然是病变定位的最著名病例之一，其病情显示了脑的不同部位有不同的功能。我们现在知道，前额叶受损，无论是因为肿瘤、各种痴呆还是一根铁棒，都会改变一个人的人格，这也说明前额叶在我们的社会行为和规划中起根本的作用。

因此，将病变和症状或体征关联起来，就能让我们理解人脑是如何运作、如何组织的，以及脑又如何支配我们的人生。这些病变可能是意外造成，可能是疾病引发，在动物实验中还可能是研究者蓄意制造的。在临床实践中，我们会努力标出病变在神经系统中的位置。我们还会尽量形成统一性诊断，用单一的深层原因来解释所有的症状及检查结果。

然而在睡眠的世界里，这条奥卡姆剃刀原则（力求用最简单的解释和单一的诊断来解释一切）却并不总是适用。当然，在神经科门诊，在解释某位病人的偏头痛时，医生会考虑他的压力水平或有没有喝酒，但大多数时候，这些因素不会改变诊断。睡眠就不一样了，任何人都能做证：睡眠是生物、社会、环境和心理因素的深入交汇。是的，焦虑可能引起你手掌酥麻，噪音可能加剧你的偏头痛，但相比之下，你的睡眠体验和其他因素间的关系要直接得多，比如打鼾、工作班次、卧室里的噪声、你的焦虑水平等。这些因素更加根本性地影响着你是精力充沛头脑灵敏，还是精力耗竭疲惫不堪。了解生活中的这方方面面，对于评估你的睡眠质量至关重要。但是要单靠 30 分钟的问诊探究所有这些方面却是极其困难的，尤其在医生同时还要写病历、同电脑搏斗并口授一份出具给第三方的诊断书的情况下。

话说回来，你会在后文中读到的许多睡眠障碍，也都和其他神经系统障碍一样，代表了神经系统的病变，不过它们大多是微观的、暂时的或是遗传决定的，但毕竟也是病变。这些大自然的实验给我们打开了一扇窗口，供我们理解自身，也帮我们去认清为什么脑内控制睡眠的部分出了故障会引起这许许多多现象。我们会看到脑的病变会如何使人不受控制地突然入睡，如何造就生动的梦境和幻觉，如何引起睡眠麻痹，或使人在白天倒地昏睡。我们会看到脑干的异常如何使我们把梦境表演出来，遗传因素又如何使得我们能在睡梦中行走、吃饭、性交甚至骑摩托车；会看到神经系统中的化学异常如何在夜间引发奇怪而痛苦的感觉，基因如何影响我们的生物钟，以及睡眠中发作的癫痫如何产生可怕的夜间体验。总之，这些现象可以告诉我们脑是如何调节睡眠，我们睡眠的各个方面又是如何受到控制的。

本书中的另一些患者还会展示心理或生物的因素对睡眠的影响，比如它们如何引发衰弱性失眠，或引起让你的呼吸打断睡眠的睡眠呼吸暂停。还有一个故事展示了一个人的睡眠会被伴侣影响得多么严重。虽然在一些病例中，睡眠障碍的原因无关神经系统的损伤，但睡眠本身仍是蒙受了某种形式的病变、破坏或更动。通过对它们的研究，我们会深入理解正常睡眠在维持人脑、包括维持记忆、情绪、警觉等功能方面的作用，具体而言就是观察睡眠不足（剥夺）或睡眠受扰的影响。相关患者为我们打开了一扇扇窗口，让我们越发理解睡眠在维持身体、心理和神经健康方面的重要作用。

＊ ＊ ＊

我已经等不及要向各位介绍我的患者和他们的故事了，但正式开始之前，还是先容我简短地说几句重要的离题话吧。要理解反常的睡眠，先懂得正常的睡眠会很有帮助。随着我们走进生命的不同阶段，我们的睡眠也会变化，在数量和质量上都是如此。一个新生儿一天的 2/3 都在睡觉，但成年之后，我们每晚的睡眠时间会缩短到 6.5 至 8.5 个小时。睡眠并不是一个静态过程，而是包含了几个不同的阶段。

在刚刚入睡时，我们进入睡眠的第一阶段，也叫"倦睡"（drowsiness）阶段。这时，清醒时正常的脑电活动会安静下来，眼球也开始缓慢地左右转动。随着睡眠的深入，我们会进入睡眠的第二阶段，"浅睡眠"，这时脑的活动会进一步变慢。如果记下这个阶段的脑波，我们会发现"睡眠纺锤波"和"K 复合波"，而这些背景脑波节律的短暂变化在清醒时都不怎么明显。

进入睡眠的第三阶段、即"深度睡眠"（一般在入睡后约 30

分钟内出现）后，脑波的速度会显著变慢，幅度却有所增加。因此这个阶段有时也称"慢波睡眠"。研究者将第一到第三阶段都看作非快速眼动睡眠，一直要等到约 60—75 分钟后，我们才会进入快速眼动睡眠阶段。

我们会看到，在 REM 睡眠阶段，眼球快速地来回转动，脑波也显得十分活跃，甚至有点像醒着的时候；也是在这个睡眠阶段，人才会明显地做梦。作为成人，我们在夜间会先后经过这几个睡眠阶段数轮，通常四到五轮，在前半夜主要是深沉的第三阶段睡眠，后半夜则由 REM 睡眠主导。（见附图图 1）

随着年龄的增长，不同睡眠阶段的占比也会变化。刚出生时，我们大约一半的睡眠都是 REM 睡眠，而成年后，这个阶段的比重会下降到 15% 至 25% 之间，并随着我们迈向老年继续缓慢下降。第三阶段睡眠的占比也会变化，成年人大约是 15%—25%，到老年时会降一些，通常是被第一和第二阶段的睡眠取代。随着年纪的增加，人的夜间觉醒（wakefulness，非常短暂的醒来）数量也会增加。接下来我将向你展示：调节这个生理过程的是一个由脑核团、脑回路和神经递质构成的复杂系统，它控制着睡眠的开始和结束，也控制着非 REM 睡眠和 REM 睡眠的切换。

我们还需要理解另外两个重要过程，因为它们操纵着睡眠的欲望。第一个是稳态机制。

任谁都知道，你醒着的时间越久，想睡的欲望就越强。人在长期觉醒之后，某些促进睡眠的神经递质就会不断累积，从而增加困倦感，并引人入睡。不过操纵睡眠的还有第二股强大的力量，那就是昼夜节律钟，我们接着就来说它。

　　我们的体内装着一部计时器、一部内在的时钟，是它使我们的神经机能和身体机能与外部世界相协调。当我们进入寂静的夜晚，这部时钟就会发挥最大的威力，迫使我们入睡，到了白天又使我们保持警觉。

　　大部分时候，昼夜节律和稳态这两种机制会协同作用，以确保我们在夜间获得充分的睡眠，在白天又能感到非常清醒。至少在它们都能正常工作的时候是这样的。

＊ ＊ ＊

　　我在后文描写的，都是我多年来在盖伊医院的睡眠障碍中心及伦敦桥医院接待的患者。我非常幸运，能和他们中的一些保持多年的交往，并且深入了解他们的睡眠状况和生活。对另一些患者，我更是有机会进一步深入他们的世界，摆脱门诊的限制而造访他们家中，见到他们本人及家人，在那里限制更少，我们的交流也更随意从容。这些患者都同意并配合了我对其病例的描写，确保了本书的精确和真实。唯一改动的细节只有一些患者的名字，这些我用下划线标出。

　　这些患者的例子彰显了睡眠对我们生活的极端重要性。这一点，神经病学家奥利弗·萨克斯说得再合适不过："检查疾病，我们得到关于解剖、生理和生物学的智慧；审视带病之人，我们则得到关于人生的智慧。"

体内的格林尼治标准时

异相睡眠

你如果坐过跨越几个时区的长途航班，一定对时差很是熟悉。你知道有哪里不太对劲：你感觉自己变得迟钝，和周围的环境也像隔着一层。目的地的阳光如此明媚，你却不合时宜地渴望倒在床上大睡一场。你需要保持清醒，但体内的每一根纤维都渴望睡眠，这感觉令你反胃。要不就是半夜两点你还非常清醒，而周围的世界已经沉寂，你能想的只有早餐该吃什么，这也让你感觉格格不入。幸好，你的身体很快就会适应，只要短短几天，你的步调就能跟上周围的生活。但请试想：如果你永远感到自己在倒时差，如果这就是你日常生活的常态，且毫无好转的希望，你会感觉如何？

我第一次遇见文森特和他母亲达利娅是在盖伊医院。当时他16岁，盖伊医院的这个门诊专门服务接受过儿童医院的睡眠治疗、现在正步入成人世界的青少年。一般来说，来看这个门诊的多是患了发作性睡病或严重梦游症的孩子。但是文森特在这方面并不一般，甚至说，他在任何方面都不一般。他是一个怕羞内向的青少年，身材不是特别高，但粗壮健美。我听说他热爱拳击，所以才练就了这副身材。相比之下，他母亲达利娅则兴致高昂，喋喋不休。她老家在南美，英语流利但口音很重，语速有如机关枪。大部分时候，文森特都只安静地坐着，由达利娅向我诉说他过去几年的经历，只有在抑制不住烦闷的时候，他才会插进来几句。他说起话来缓慢迟疑，有时还会找不到合适的词。

两人的诉说勾勒出了一幅文森特的生活画卷。

大约9或10岁时，文森特开始感到了一些睡眠困难，但是直到他13岁，睡眠障碍才真正明显了起来。达利娅认为，这种障碍是在文森特接受了两次臀部手术之后开始的，第一次手术在他的臀部植入了几块金属板，第二次是将这些金属板取出。

"问题是逐渐发生的。一开始我并不知道到底怎么了。"文森特告诉我。起初他只觉得越来越难睡着，要到凌晨三四点才会迷糊睡去。"先是总要费好大劲才能睡着，到后来开始每天都能看到日出，这时我才意识到有问题了。"

情况越来越坏，到后来他上午11点就很想睡觉，并在晚9点醒来。自然，他的学校生活很快就大受影响。"我真是缺了许多课。我起初不想告诉任何人我有睡眠问题，因为他们只会觉得是我懒惰，所以我就对别人说我常常身体不舒服。"

对达利娅来说，那段日子现在回想起来仍很痛苦："我发现无论我怎么叫他起来上学，他都醒不过来。哪怕我摇晃他，还是不能把他弄起来。我怎么也不明白，因为他上小学的时候从不迟到，从不！我心想别人该要对我这个当妈的有看法了。文森特大概也觉得别人对他这个做学生的也有了看法。他的学校给了我很多麻烦，还因为他出勤太差罚我的钱！"

文森特也回忆了别人看他的眼光："无论是学校、老爸还是朋友，大家都觉得很难理解。"有些人提出了一种可能：也许文森特的表现只是典型的青少年睡过头，要么就是他得了心身障碍——比如和达利娅分居的文森特父亲就持这个观点，我甚至怀疑他到现在还是这么认为的。有一次我和达利娅通电话时听见了他的声音，他正和达利娅争辩说孩子根本没病、不需要就医。

但达利娅知道，孩子的情况不是青少年嗜睡这么简单，当文森特的出勤率一再下跌时，她开始寻求医生的意见。她还记得带文森特去看家庭医生的情景："我们去了有七八次，中间隔着几个月的时间，就是想说文森特的睡眠出了问题。而医生只给了（我们）通常的建议：让孩子睡前喝一杯热的乳饮料，晚上别看屏幕，就这些。哦还有给他闻薰衣草油……"她说着不屑地笑了笑。

问题并未改善，后来文森特被转给了一位儿科医生。直到这时，在他意识到自己得病大约两年之后，文森特才终于得到了诊断：看来是他体内时钟设错了时间。医生说，他自己的体内时钟没有和周围的世界同步，而是比别人慢了几小时。医生给他的诊断是"睡眠时相延迟综合征"。

* * *

我们都是太阳的孩子。我们受它吸引，遭它奴役，应着它的鼓声不断前行。地球的自转和阳光的照拂创造了一个 24 小时的节律，规定着我们的睡眠模式。这是完全合理的：在光线充足、能看见猎物和猎食者的时候醒来觅食，到了天色昏暗、容易被猎食者袭击的时候就躲起来睡觉，我们要生存，好像就非服从这样的安排不可。不过，被这个节律规定的不仅是我们的睡眠。

这个 24 小时的周期性节律名为"昼夜节律"，在生命科学和医学领域应用最广的搜索引擎 PubMed 中键入这个词条，会返回 7 万多条结果，都是题为《愤怒和攻击性的生物钟与生物节律》《肾功能的昼夜节律调节》《生物钟：其与免疫、过敏性疾病的关系》等等的论文。24 小时的生物节律影响着我们的脑、肠子、肾脏、肝脏和激素——还有我们体内的每一个细胞。即使将一个细胞从体内取出，放进培养皿，它仍会表现出某种形式的 24 小时节律。甚至为我们编码蛋白质的基因，也有 40% 受此种昼夜节律的调节。

但这又不仅仅是接受光照这么简单。太阳并不是维持这个节律的节拍器，至少现在已经不是了。把人类放进光线微弱的环境，使其感受不到太阳的东升西落，这个节律仍会自行维持下去。

20 世纪 30 年代，在世界已知最长的洞穴系统、美国肯塔基州的"猛犸洞"（Mammoth Cave）里，现代睡眠科学的奠基人之一纳撒尼尔·克莱特曼（Nathaniel Kleitman）对自己和另外几个人做了实验。在这个深入地下、没有光线也没有温度和湿度波动的地方，他尝试在被试们的身上强行养成一套 28 小时的节律，结果无法做到。就算没有了太阳光提供的外部线索，被试的体温、睡眠和其他生理指标依然维持着原来的 24 小时节律，这说明在我们体内的某处，有一只时钟在遵守时间。

　　现在看来，这种时钟在地球上的所有生命体内普遍存在。从细菌等单细胞生物，到植物、苍蝇、鱼类和鲸，都有这只内生的钟。对有的生命形式来说，时钟的必要性显而易见。可是为什么连细菌，甚至植物也要知道现在是什么时候？植物当然需要知道太阳在什么时候发光，什么时候该张开叶片进行光合作用，然而这些无须由一只内在的时钟来引导，只要能觉察光线就够了。还有一些鱼类栖息于洞穴系统，已经好几千代不见阳光，早就没了视力，为什么还要保留这只时钟？它的存在说明，昼夜节律内嵌在生命的固有本质之中，从地球所有生命形式的最近一位"共同祖先"起，演化的压力和自然选择就在努力维护这只内生时钟。

　　但在已知的生命最简单的一端，即细菌和藻类身上，我们很难明白这种压力是什么。有人提出，这只内生时钟之所以产生，或许是此类微生物为避免细胞在容易接触紫外线辐射的时段复制——我们知道细胞的复制包含基因复制，而紫外线会引发基因突变。还有一种接受更广的假说认为，这类节律演化出来是为了控制某些基因的复制，这些基因能抢先一步对抗氧气含量在一天中的波动，减少氧气带来的损害。昼夜节律的产生或许可以追溯到大约 24.5 亿年前的"大氧化事件"。那个时代的标志性事件是一类名为"蓝藻"（或蓝菌）的生物演化了出来，据信它们是第一批实现光合作用（利用阳光中的能量将二氧化碳转化为氧气）的微生物。那时大气的氧气含量还很低，自由氧会很快与其他物质化合。但蓝藻的出现使大气中自由氧的含量急剧上升，研究者认为这引发了地球历史上的一次大规模生物灭绝，杀死了大部分遇氧气如遇剧毒的生物。存活下来的生物需要建立一套自卫机制，好免受自由氧的危害。科学家认为，这种自卫需求促使这些生物演化出了一种"氧化还原蛋白"，能抹除氧气参与的化学反应所产生的有毒副产品。按这个理论，只要能预测太阳光、知道氧气含量会何时上升，那些古生物就能在一天中的恰当时候生产这种蛋白，来保护自己不受氧气毒害。听着有点道理，但其实昼夜节律的产生仍然是一个谜。

所有的钟都需要校准或重置，就像钟表商需要拨弄落地老座钟的钟摆来确保它准时运行。生物，尤其是复杂生物的昼夜节律，也需要根据季节的变换模式来拨弄调整。过去几十年里，我们对个中道理已经颇有了一些了解。我们已经意识到了环境线索的哪个或哪些影响会将我们的昼夜节律轻轻地向前或向后推动。这些线索叫"授时因子"（Zeitgeber），就是德语的"时间给予者"。如果不考虑外界因素，人类昼夜节律的设定周期是 24.2 小时，如果去掉一切授时因子，我们的内在时钟最终会与周围的世界失调。这只内在时钟对温度、身体活动和进食都很敏感，但目前看来，最有力的授时因子还是光线，尤其是位于光谱蓝端的光线，比如太阳光。虽然我们的昼夜节律钟已表明它可以脱离阳光运行，但太阳仍是对它影响最大的因素。

从盖伊医院的睡眠障碍中心出发，坐火车几分钟就到格林尼治的皇家天文台。它坐落于一座山丘顶部，俯瞰着泰晤士河的一处大河湾。从医院的十三楼向外眺望，我能看见山丘朝着伦敦东南方向缓缓抬升，但视线旋即被丛林般的建筑物遮挡，在 20 世纪 60 年代建起的丑陋高塔和更为现代的摩天大楼之间，天文台已经很难看见。天文台的屋顶上竖着一根高耸的金属桅杆，杆顶是一只风向标，直指着伦敦典型的灰色天空。桅杆上还插着一只直径几英尺的大号红色圆球。每天中午 12 点 55 分，在冬季按格林尼治标准时间，夏季按英国夏令时，这只圆球都会升到桅杆中间，并在 12 点 58 分时到达杆顶，到下午 1 点整，它又会沿桅杆降落。今天，皇家天文台周围已经被金丝雀码头的一座座摩天大楼占据，那里已是伦敦的主要金融区，高楼的阴影越过泰晤士河，笼罩城区。但在 19 世纪中叶，这段泰晤士河上还布满了大帆船，来往于大英帝国的全境运送货物，实是帝国贸易的生命线。那时，会有几百只望远镜瞄准着天文台的这只时间球，等它降落。一旦它降落，水手们就将每艘船的天文钟调整为格林尼治标准时：他们要在驶向东印度群岛及以东地区的航行中计算经度，这一步必不可少。

就像那些船上的天文钟，人的身体里也有好几只时钟。不过在人体内，乃至在所有脊椎动物体内，都有一只主时钟，相当于皇家天文台那只红球，它就是脑内一个名为"视交叉上核"（SCN）的微小区域。这个微小的脑区只包含区区数千个神经元，位于下丘脑，紧邻下面的视交叉，就是从眼球输送信息的两根视神经交汇的地方。这块微小的 SCN 是全身所有昼夜节律的控制中心，一旦被破坏，人体就会丧失节律性。（见附图图 2）

视交叉上核的神经元中，每天都会上演一场复杂的舞蹈，几个名叫"CLOCK"（时钟）或"Period"（周期）的基因相互作用，彼此反馈，指挥着我们体内时钟的运行。而光线作为授时因子，会左右这支舞蹈，使它稍微加速或者减速。在位于眼底的视网膜上，除了将光线转化成图像的视杆细胞和视锥细胞之外，还有一种视网膜神经节细胞。这些细胞中的一小部分对视觉完全没有贡献，它们的作用是通过"视网膜下丘脑束"，将光信号直接投射到视交叉上核。经此通路，光线得以影响视交叉上核中的节律，它由此也影响了昼夜节律的时相，也就是这个 24 小时节律和外部世界的关系，还影响这个节律的幅度、也就是它的运行强度。人如果丧失了一切视觉，对昼夜节律的控制也会出问题，我们后面会说到这一点。

* * *

文森特的儿科医生为他诊断的"睡眠时相延迟综合征"是一种常见病，此类患者的昼夜节律晚于外部世界。大多数人在晚上 10 点至午夜之间感到困倦，并在早晨 6 点至 8 点之间醒来，而睡眠时相延迟综合征的患者可能要到凌晨 3 点才觉得困，有时更是延迟到早上 7 点，然后睡上七八个小时后醒来。如果能保证这些时间的睡眠，他们就有精神。但麻烦的是，生活常会妨碍他们睡觉，在现代社会的限制下，形成这个作息规律的人想保住工作或接受教育都很困难，甚至压根无法做到。

某种程度上，想要早睡早起或晚睡晚起，都是正常现象。人本来就有各种"睡眠类型"（chronotype），也就是习惯的入睡和觉醒时间，它们形成一条连续的谱系，处于早睡和晚睡两极的就是那些称为"早起鸟"和"夜猫子"的人。而患有睡眠时相延迟综合征的人可以看作极端中的极端，这些夜猫子的昼夜节律极度延迟，乃至对他们的生活产生了不利影响。

和睡眠的许多特征一样，一个人属于什么睡眠类型，某种程度是由基因决定的。对双胞胎或家族成员的研究显示，我们的睡眠类型有 50%受基因控制，而无论是"早睡型"还是"晚睡型"，研究者都找到了它们和调节昼夜节律的基因的各种变异之间的联系。有一种家族遗传的"睡眠时相提前综合征"，患者晚上很早就想上床，第二天也很早会醒，这种问题比延迟综合征还要少见得多，而对此，研究已经发现了一个名为 PER 的昼夜节律基因发生了突变。另外还有一个昼夜节律基因 DEC2，它的突变似乎会延长我们醒着的时间，减少需要的睡眠时间。不过对大多数人来说，影响觉醒／睡眠模式的并不是这区区几个突变，而更可能是众多此类昼夜节律基因的温和变异造成的累加结果。

另外，随着脑的成熟，我们的睡眠类型也会发生变化。和儿童相比，青少年的昼夜节律一般会向后移动，并在成年后再移回来。我在我的大女儿身上就看到了这个现象。早晨拉她起床正变得越来越难，晚上让她在合理的时间上床也是。毫无疑问，青少年身体时钟的这个变化还掺杂了晚间使用电子设备的影响。许多青少年即使上床了还会盯着平板电脑、手提电脑或智能手机，这些强大的光源都成了授时因子，进一步加剧了入睡时间的延后。这是一个不可忽视的问题，它造成了许多第二天仍要早起上学的青少年睡眠不足，而和睡眠不足相关的就是在学校里表现不佳，以及行为障碍和焦虑情绪。不过，那些患有睡眠时相延迟综合征的人似乎对光照特别敏感，他们的昼夜节律也特别易受光照的左右。对易感的个体而言，夜晚的一束强光对昼夜节律钟的延迟效应，应该说比对常人要大得多。

所以，文森特遇到的难题，也许靠减少夜间使用电子设备就能解决。他甚至可以晚上戴墨镜，尽可能阻止光线，尤其是蓝光接触他的视网膜神经节细胞。这个方案唯一的问题是：文森特得的并不是睡眠时相延迟综合征。他的情况要罕见得多。

如果你刚才听得仔细，应该很容易看出这一点，因为文森特并不想每晚（对他应该说每天白天）在相同的时间上床。

"其实我的睡眠模式始终都在变，我的身体每天都想再晚睡一个小时。比如我昨晚是 10 点上的床，今天就很自然地会想 11 点上床，明天再晚一个小时，这样。"文森特说。

对文森特来说，这个体内时钟的不断变化，意味着他的睡眠时间每天都要推迟一小时，以此类推，他的觉醒时间也是如此。因此每个月都有那么几天，他的作息恰好和周围的世界同步，但是很快两者就会再度偏离。"每个月我都有一个礼拜能按照社会时间生活，但其他时候，我就会和社会多多少少不同步了。"最糟的时候，文森特会完全变成夜行动物，他告诉我他有时上午 11 点就想睡，并会在晚上 9、10 点钟醒来。

这种变动的作息模式会造成巨大影响。其结果就是文森特常常缺觉非常严重，在一个变动周期的大部分时候，他都很难在恰当的时候入睡，而只得逼着自己起床上学。在有些日子里，这就相当于一个正常人在半夜两三点钟被粗鲁地吵醒，然后凌晨四五点就要在教室专注地听课。他几乎始终在倒时差。

文森特说："在学校里，我很难集中精神。有个老师注意到我的阅读速度很慢，这也影响到了我的理解力。有时我简直没法保持清醒专心上课，上着上着就会睡过去。"

有一次我们见面，时间是下午 5 点，但文森特正处在下午两三点就想上床、到半夜 12 点或 1 点醒来的时相。他的脑子正告诉他现在是熟睡的时候，他的身体时钟则显示现在是凌晨一两点。他费力地想说出一句连贯的话，却常常要停下来思考用词，组织思想。我不由想起了自己做住院医的那些日子，当时我一天 24 小时待命，有时半夜里呼机响起，我必须强打起精神，努力做出合理的医疗判断。文森特语无伦次地对我说："现在我觉得自己被整个世界甩在了后面。和世界同步时，我感觉很好，因为那样我就能做最好的自己、说话最清楚的自己。但现在我可不是的。"

对儿子和世界同步与不同步，达利娅的描述是惊人的：

在有的时间段，文森特整个白天都想睡觉，如果这时必须醒着，他就像换了一个人似的。他会样子很累，反应变慢，脑力也用光了。哎哟，而他和世界同步的时候，一般早上六点半到 7 点就醒，人很精神，和其他所有人没两样。这时他对学习很热心，人际交流也多得多。可以说他和整个世界的关系都变好了。

可以想见，文森特的学业受了严重影响。他告诉我："每天上学变成了特别难的事，因为我总是迟到，老师们也对这种睡眠障碍不太理解。就这样拖了一阵之后，我干脆不去上学了，因为实在太难了。不能总这样下去。"

达利娅当然对文森特在学校里的遭遇很苦恼，她虽然不责怪老师们，但也觉得他们在儿子的疾病上少了一点理解和变通。

受到影响的不仅是文森特的学业，他的社交生活也彻底毁了。

达利娅说："我有时不得不把他的朋友们劝走。比如他们晚上7点来找他打游戏之类的，但文森特下午5点才睡下。我就只能对他的朋友们摊牌：'哎，跟你们说，他睡觉呢！'但他们实在不理解，因为一个青少年绝不会晚7点就睡。"她说着，略带苦涩地哈哈一笑。

* * *

达利娅一心要查明文森特的病因，终于，她被转给了我在儿童医院的一位睡眠专业同行。文森特和他母亲对病史的描述绝对是典型的"非24小时节律障碍"，这一点得到了体动记录仪的证实——一种能长期追踪患者睡眠模式的穿戴设备，相当于现在流行的活动追踪手环的医学版本。简单地说，文森特的昼夜节律钟的周期不是24小时，而是25小时。不知什么原因，他的视交叉上核变得不受授时因子影响，要么就是和它们隔绝了，于是这些外部因素无法正常地校准他的时钟，使他和外部世界保持同步。

在其他方面都很健康的人中间，非24小时节律障碍是极其罕见的，但在完全失明的人中常见很多。原因很好理解：人一旦失去了全部视觉，对昼夜节律影响最大的那个因素——光线——就无法传递给视交叉上核，因而失去作用。这时，别的授时因子，比如身体活动或进食，它们的作用就会放大。本来眼底的视网膜神经节细胞通过一条专门的通路、即视网膜下丘脑束连接大脑，但对于盲人，这条通路已经不再活动。实际上，在完全看不到光线的患者中，有 1/2 到 2/3 也有和昼夜节律失调相一致的睡眠问题。最近一项研究显示，在全盲的人中间，40% 有着非 24 小时昼夜节律。然而，在文森特这样视力正常的人中，这种障碍极其少见，我们对它的了解也很少，只知道它一般在青春期早期开始发病，且在男性中要常见得多。

我们知道，对固有时钟的影响大多需要一种叫"褪黑素"的激素作为中介。这种激素分泌自松果腺，这是脑中央深处一个松果状的微小腺体。勒内·笛卡尔曾主张这个微小的区域就是灵魂的所在，实际上它的作用没有这么伟大，但也相当重要。在视交叉上核的影响下，它会周期性地制造褪黑素。

在睡眠 / 觉醒周期正常的人身上，褪黑素水平在傍晚上升，在夜间保持平稳，并在睡醒前两小时下降回来。褪黑素是向脑的其余部分发出的化学信号，告诉它们睡觉的时间到了，接受这种信号的褪黑素受体在体内广泛分布，不仅脑内有，许多其他组织，像肾脏、肠道、心脏、肺、皮肤和生殖器官里都有。因此，研究褪黑素水平在血液内的升降，我们就能监测一个人的昼夜节律及其周期长度。不过事情又没有这么简单，因为我们也知道夜晚突然的强光能抑制、推迟褪黑素在睡前的上升。可见环境因素能显著影响这种激素的升降。

要弄清一个人的体内时钟，就要让他长时间待在昏暗的光线中，这光线要亮到能让人看清东西，又要暗到不影响松果腺分泌褪黑素。研究者在这样的环境下观察了视力正常、却患有非24小时节律障碍的病人，确定了他们的睡眠模式应该是由内因决定的，且一个周期的平均时长是25.2小时——这比大多数人的24.2小时周期长了许多。看来，他们的病因至少包含了大大偏离正常值的周期长度。虽然有光线和其他授时因子在发挥影响，但还不足以纠正这么大的偏差。

也有可能，是这些病人对光线的作用不太敏感。也许他们的视交叉上核对视网膜神经节细胞传来的信号视而不见，就像那些盲眼的病人一样。拿文森特来说，他的睡眠障碍一到冬季那几个月就会特别严重，这可能就和光线强度的减少直接相关。不过，这些病人身上并没有表现出光照减少对于褪黑素分泌的影响，研究也未能证明他们的视网膜神经节细胞降低了敏感性。

现在看来，非24小时节律障碍的患者和睡眠时相延迟综合征的患者之间还是有一些共性的：两类患者的自然昼夜节律都比普通人长一些；对决定昼夜节律钟的几个基因的分析也显示，一个名叫PER3的基因的几个变异和这两类病人的睡眠模式都有关系。也许事情是这样的：如果你的节律比24小时略长，那你就会有晚睡的倾向，但最终你的节律会因为授时因子的作用稳定下来，这样就引发睡眠时相延迟综合征；可是如果你的节律太长，长到授时因子无法修正的地步，或者授时因子本身就不妥当，那么你的作息就会彻底紊乱，就像文森特这样。这虽然仍是一个有待证明的假说，但值得注意的是，在少数几份报告中，研究者调整了睡眠时相延迟综合征患者的睡眠／觉醒模式，接着患者就产生了非24小时节律障碍。

时间治疗学（chronotherapy）的一种手段是将睡眠时相延迟综合征患者的就寝时间每天推迟若干小时，从而使他们重新和外界同步。这种治疗的道理是每天多醒几个小时比强迫自己的身体早睡要容易。只要将自己的睡眠模式不断推后，你的作息时间就迟早会变得和大家一样。不过这么做可能将你的昼夜节律钟推到极限，在罕见的情况下还可能使你像非24小时节律障碍的患者那样完全失控。拿文森特来说，最初打乱他睡眠周期的可能就是那两次臀部手术和术后的恢复期。

* * *

和体内的时钟抗争，会有一些显见的后果。嗜睡或失眠是肯定会有，对认知能力和警觉能力也有影响。在医院住院部，连续值班到第三天的护士在护士站打一会儿盹并不是稀奇的景象。这并不能说明她们懒惰，而是她们体内昼夜节律的直接作用。鉴于青少年的昼夜节律会自然延后，有科学家和教育家已经提出了中学推迟上课的主张，好让学生不用在早于昼夜节律设定的时间醒来从而睡眠不足，这样才好发挥最大的学习潜力。

我们现在开始明白，昼夜节律钟的长期紊乱会产生深远而持久的影响。要理解这个影响，研究长期轮班工作者的健康状况是一个好出发点。在过去 20 多年中，我们已经注意到了其中一些可能的风险。1996 年的一项研究显示，挪威的无线电和电报接线员患乳腺癌的比例较高，那以后又有好几项研究重复出了这个结果。还有证据表明，轮班工作者有较高风险患结直肠癌和前列腺癌。这方面的证据非常强，连世界卫生组织都已经把"昼夜节律紊乱"添加到了可能的致癌因素当中，丹麦政府也向患乳腺癌的轮班工作者发放了补偿。不仅如此，还有研究表明，轮班工作和肠胃失调、心血管疾病及糖尿病都有关联。

为什么轮班工作者患某些癌症的风险更高？有一个假说着眼于夜间接触光照：就像上文探讨的那样，夜间光照会抑制松果腺产生褪黑素，而有研究者主张，褪黑素除了是激素，还有一些抗癌作用，具体说就是吸收氧代谢的有毒副产品，一般认为这些副产品会破坏 DNA，使我们更易患癌。因此，夜间经常照射灯光，或许就会降低我们对癌症的抵抗力。这个假说有一条证据：全盲的人比视力正常的人更不容易患乳腺癌。在一项实验中，携带易患乳腺癌突变的小鼠在昼夜节律被打乱时更容易长出肿瘤。但是在这个问题上还有许多潜在的干扰因素。

我们知道，缺乏睡眠会造成胃口的改变并促使体重增加，而增重本来就是乳腺癌的风险因素之一。或许轮班工作更易使人养成不健康的生活方式，比如吸烟或缺乏锻炼。就在不久之前，有一项研究显示，即使在短短三天的模拟轮班工作之后，人脑和其他器官中的昼夜节律钟都会相互偏离。研究者发现，经过轮班工作之后，脑内位于视交叉上核的昼夜节律钟标志物相对稳定，但与此同时，体内食物分解产物的量却有了显著变化。事情可能是这样的：本来脑的节律和体内其他以 24 小时为周期的过程的节律是严格一致的，但现在它们不再彼此协调，从而深刻影响了身体对那些食物代谢产物的处理，继而增加了我们患糖尿病、肥胖及其他疾病的风险。不仅如此，这种体内不同生理过程节律的失调，还可能破坏我们正常的细胞复制和 DNA 修复工作，由此增加癌症的风险。虽然我们仍不清楚昼夜节律紊乱和健康受损背后机制的确切性质是什么，但可以肯定，两者的关联会对我们产生广泛的影响。我们晚上在室内照射的灯光，还有我们深夜还在使用的电子设备，这些是在给我们自己制造长期的危害吗？

* * *

当我的儿科同行把诊断结果告诉文森特和他母亲时，他们的情绪是复杂的。文森特回忆说自己大受打击："我很难接受这是一种慢性障碍，这说明以后无论如何我都要带着这种疾病度过余生了。这实在是很难接受的一件事。"不过他也明显有了一种释然之感："听到那个（诊断）之前，我心里一直七上八下。有人跟我说那可能是心身障碍。"

达利娅也对我说了差不多的话。对她而言，诊断结果并不意外："我心里已经猜到了的。但诊断出来时，我还是松了一口气。因为你至少知道文森特不是在装病了。他不是一个懒人，他已经尽了最大努力。但另一方面我当然也很伤心，因为他必须面对这个病。"

这个诊断显然产生了一些积极作用。文森特虽然不去上课，但依然在中学考试里取得了优异成绩。带着这份医学诊断，他转到了一所特殊需求儿童的学校，这里的教学方式灵活宽松，让他几乎释放出了最大潜能。现在他去了一所拳击学院，一边训练一边学习文化知识。

这个诊断也让他得以开始治疗。

对于那些睡眠时相延迟或是提前的病人，即那些极端的"夜猫子"或"早起鸟"，除了努力遵守严格的作息制度之外，还有两种主要的治疗形式。

褪黑素除了是松果腺分泌的化学信号，能提醒身体敲响昼夜节律钟之外，它还直接影响这只时钟。除此之外，褪黑素也会给视交叉上核送去反馈，因此本身就是一个授时因子。只要给患者摄入褪黑素，节律钟也会向前或向后移动。

另一个选项是操纵光线。以灯箱的形式给患者照射非常明亮的光线，也能改变作息时间。这些灯箱模拟自然阳光，含有大量的蓝光，而蓝光应该说对视网膜神经节细胞的作用最大。

不过，给昼夜节律钟施用褪黑素和光照，时机至关重要。根据褪黑素或光线在昼夜周期中作用时间的不同，它们的效果可能完全相反。在某人自然就寝时间前的一两小时给他照射一小时强光，能将其就寝时间推迟多达两小时；而在他早晨醒来后给他照射同样的强光，却能使其就寝时间提前约30分钟。褪黑素也有相似的规律：在傍晚服用能使人较早就寝，而早晨服用则会推迟就寝时间。医疗实践中，我们很少让病人在早上服用褪黑素，因为它还可能致人困倦；不过也有一些证据表明，即使是小剂量的褪黑素，也能在不造成显著困倦的情况下改变人的昼夜节律钟。

　　当然，像文森特这样的病人，并没有固定的节律可以让我们安排褪黑素和光线治疗的时机。但我们仍可以用这两种疗法把他们的昼夜节律固定下来。每天晚上，我们都给他的视交叉上核规律地注入一剂褪黑素，并在白天给他的视网膜神经节细胞照射明亮的光线，他的昼夜节律就会被调教得和周遭世界更协调一些。这套办法虽不完美，但也取得了重要进步。文森特的作息依然有些飘忽，尤其在冬天的几个月，但他的生活已经因治疗大大改善。

　　"我现在在上大学，而且到目前为止，大部分时间都能去上课。我现在感觉还不错，但也不是始终能达到百分之百。"文森特告诉我，他现在能做到晚上 11 点左右睡觉，早上六点半起床，而且这个周期已经相当稳固。过去的几周，他只有两天没去上课。但是虽然我们设法使他的作息保持规律，他偶尔还是会偏离正轨。"我的睡眠模式一旦脱离了规律就很难再拉回来，遇到这种情况时，我就在第二天一直保持清醒，夜里也不睡，到第三天就又能在正常时间睡着了。这样能使我较快地恢复作息规律，不用等上几个礼拜。但这个办法也不是百分之百奏效。"

　　我问他拳击打得如何，他说："我的表现时好时坏。有时（昼夜节律与外界失调时）我的动作会变得很慢，反应也不太灵敏。这时我会有意提升速度和力量聊以弥补。但有时这也很难做到。"

　　我们闲聊了两句他对未来的打算、他的职业规划。他说："我也不知道。我这样子要充分适应社会很难。前面没有多少选择。也许做做自由职业之类的吧，做点我一个人就能干的事。"

＊＊＊

任何做过轮班工作或是经常出差的人，都会对文森特的经历感同身受。昼夜周期的紊乱很是影响心情。我还记得在做主治医师的时候，曾在一个周一的凌晨3点开车赶去医院，当时有病人中风，我被叫了过去。我一路上头昏眼花，有点恶心想吐，思维也不太清晰。我到现在还清楚地记得，当我驶过伦敦中部的一条条街道，望着这忙忙碌碌的世界都市，心中竟产生了一种孤独感，我感到孑然一身，仿佛已不是周围世界的一分子。当城里的其他人几乎全在床上熟睡，我却踏入了一个本来不该清醒的时间。

说到底，我们都是社会动物。虽然昼夜节律发源于我们的细菌祖先，还演化出了使我们在日光下清醒、在黑暗中沉睡的功能，但真正令我瞩目的，却是它们将个人同步成社会群体的重要作用：它们使人以相似的节律生活，使大家在同一时间吃饭、同一时间工作、同一时间玩耍、同一时间睡觉。

昼夜节律钟把我们的生活编织在一起，使我们聚成同一个物种、同一个社会。一个人如果失去了这只时钟，就会与周遭世界隔绝，和家人、朋友及同事断开联结。

然而对文森特来说，这不是辞掉工作或减少一点国际航班就能解决的问题。对于他，这是一个持续且自然的生存状态。有件事令我难以释怀：他的处境中最令人痛苦的不是别的，正是这种望不到头的隔绝。在和所有人不同的节律中生活下去，将是何等孤寂的一生。

出没在寂静的黑夜中

梦游

　　杰姬是一位 70 多岁的妇女，她头发灰白，说话时声音柔和，时时发出大笑。从她的言谈间，我听出了一点西部乡间的喉音，但后来我才知道这是她小时候在加拿大生活留下的口音。她跟我说了她在夜里外出骑摩托车的一段时光。

　　但她自己已经不记得这次月光下的骑行，因为当时她睡着了。除了骑摩托车，她还在睡着的时候开过汽车。要不是有人目击，她压根就不知道自己做了那些事：穿衣起床，驾车或骑行几英里，然后脱掉衣服重新上床。自始至终，她全未意识到自己曾离开过床铺。这真是令人担心到极点的画面，简直难以置信。当她向她的医生汇报这些事件时，医生建议她住进一间精神科安全病房，但这个建议并不对她的胃口。所以她才坐到了我的诊室里。

　　她的转诊信是另一位睡眠专科医生写的，内容有点例行公事："亲爱的盖伊，我要劳烦你为这位女士诊治，患者主诉梦游，眼下似乎尚未影响生活，但情况已相当极端。"那位医生担心她有夜间呼吸障碍，让她在当地医院接受了睡眠监测，发现脑波可能有些异常。不过我显然没有料到她接下来描述的梦游场景"这么极端"。

起初我并不相信。我接诊过不少这种程度的"梦游"患者，他们的症状往往源于精神病的或心理的原因，比如几年前我接待过一名妇女，她明显是在睡梦中用厨刀割开了自己的喉咙和手腕；还有一名爱尔兰年轻女子，在离家 8 英里处被人发现，身上带着手提包和钥匙，却没穿鞋子——她是光脚走了这么远的。杰姬说起自己的故事来轻描淡写，对自己的夜间行为似乎也满不在乎，但这些并没有消除我的怀疑。然而当接着听到她发病的背景之后，我开始越发相信她在睡梦中骑车开车的事了。

杰姬的病在我们会面的几十年前就开始发作了。她生于英国，长在加拿大，也是在那里开始明显出现梦游症状的。她向我介绍她在半夜的行动："我曾经沿着楼梯走到下面的休息室，然后打开房门，站在门口，正巧父母也在那儿。妈妈见我这样子吓坏了，但爸爸只是牵住我的手，带我回了楼上，把我扶到床上躺下，就没事了。大概从会走路起，我就一直这样。"

在加入幼女童军后，她的夜间异常行为开始成了问题。不用说，别的姑娘不怎么想和她睡一个帐篷。在加拿大的茫茫荒野里，她的这种睡眠活动尤其麻烦。"我会在半夜这样嚎叫，"她说，"声音还不轻，别的姑娘大概觉得她们被熊盯上了。我的叫声又响又频繁，她们都吓坏了，谁都不想接近我。"管理活动的成年人也感到她颇为棘手："我有时会半夜起来走到河边，有时还会走进树林。他们实在不知道该拿我怎么办，最后只能叫父母过来把我接回去。"她是大笑着告诉我这些事的，但我能想象这些经历给童年的她造成了可怕的冲击，也许还造成了她在社交上有些孤僻。

对任何做过父母的人来说，杰姬的一些夜间行为听起来都很耳熟。梦游及相关问题其实在儿童中十分常见。有一种症状最叫父母痛心，孩子却没什么感觉，就是"夜惊"：儿童会在半夜里突然尖叫哭嚎，怎么安抚也不管用，稍后会重新睡去，醒来后全不记得。研究者将这些情况统称为"非 REM 睡眠异态"（NRP），因为它们都是在没有梦境的极深度睡眠中产生的。试图将一个儿童从深度睡眠中唤醒，就很可能引出梦呓甚至梦游的行为。

梦游持续到成年则比较少见，只有大约百分之一二的人会有这种情况，而杰姬就是其中之一。她的症状持续到了成年早期，当时她已搬回英国。刚回来不久，她的梦游病情就起了变化。当时她寄宿在一位老太太家，一天早晨下楼吃早餐，房东太太问了她一个奇怪的问题。"她问我：'你昨晚去哪儿了？'"杰姬回忆道。她说自己哪儿都没去，房东却说："有，你是骑摩托车出去的。"杰姬说她当时震惊不已，一时间不知所措。容易想见，猛地听到这样的话，当时的她会是一头雾水。从她的角度看，她不过是和往常一样上床睡觉，再和往常一样醒了过来而已。等回过神来，她立即追问房东自己有没有戴头盔。"哦是的，你当时咯噔咯噔下了楼，然后戴上头盔出去了。"房东答道，并补充说她出去了大概20 分钟。此外就没有别的证据了，因为她回来后把摩托车停在了和上次完全相同的地方。

又在夜间骑行几次之后，杰姬把摩托车钥匙交给了房东太太保管，后来干脆把摩托车卖了。她到现在还很怀念那辆 BSA250："那真是部好车！你在几英里外就能听见它的声音。"我对她说，这么大的声音都没把她吵醒过，真是奇怪。"是啊，奇怪吧？"她说。

* * *

　　那么，医学该如何解释杰姬这个病例？她是如何在深度睡眠中做出行走、嚎叫甚至骑摩托车这样的复杂行为的？我们早就知道，像海豚、海豹和鸟类这样的动物能让脑子一次只睡掉一半，这样睡眠的同时也能游泳或者飞翔，这称为"单半球睡眠"。水生哺乳动物肯定要能游泳、能浮到水面呼吸，同时和我们一样必须睡觉，因此它们演化出了这个妙招，好在发挥必要生理机能的同时不被淹死。从演化的角度看，这也突显了深度睡眠的重要性：假如深度睡眠没有多少实用目的，这些动物为什么非要进行单半球睡眠？

　　然而人类并不会单半球睡眠。我们以往把睡眠看作一种"非开即关"的脑部状态：你要么清醒，要么睡着，没有中间状态。但是近些年，我们发现事情并非如此。深度睡眠和彻底清醒只是睡眠谱系上的两个极端。虽然听起来难以置信，但我们确实可能同时处于睡眠和清醒这两种状态。

　　开展睡眠监测时，我们会在患者的头皮上贴上电极以监测他们的脑波，患者进入非 REM 的深度睡眠之后，会有一个典型现象：他们的整个脑部都会出现同步电活动，呈现为一种幅度很大的慢波，称为"δ波"。但在梦游者这里，景象就十分不同了：在这些慢波中，有时夹杂着别的脑波活动，看起来很像一颗完全清醒的脑做出的，这说明觉醒和睡眠正在同时发生。然而，头皮电极呈现的脑内景象只是非常有限的一瞥，就好比透过钥匙孔窥视房间，不可能掌握完整的情况。电极只能带来人脑浅表活动的信息，而脑的核心在发生什么，它完全无法揭示。

不过我们还有别的办法观察脑子。2000年，瑞士研究者用一种名叫"单光子发射计算机体层成像"（SPECT）的技术捕捉到了梦游时的脑部活动。他们给梦游者注射一剂放射性核素，这是一种会标识放射性的化学物质，它不展示某个器官的结构，而展示其活动情况。放射性核素就像"染料"，注入人体后会聚集在一些血流量最大的区域，这就等于代谢最活跃的区域，亦即对需氧量最大的组织。那次研究的对象是一名16岁男孩，据悉他每周都要梦游几次。研究者巧妙地把握了时机，在他开始梦游前的24秒之内将放射性核素注入了他的身体。更难得的是，他们还在注射前让男孩躺进了一台SPECT扫描仪，以监测他脑中放射性物质最密集的区域。将这个扫描结果和他在深度睡眠期间的扫描结果对比后，研究者有了不得了的发现：梦游发作时，男孩的脑深部有一个名叫"后扣带皮层"的区域变得十分活跃；而另一个区域"额顶皮层"的活动，却比清醒时显著减少。换句话说，他们发现男孩脑内有几小片区域已经醒来，而其他区域仍在睡眠。那些活动增加的区域，特别是扣带皮层，会参与控制和强烈情绪有关的行为；而活动减少的额顶皮层，特别是其中名为"前额叶皮层"的区域，参与控制规划、理性思考和人格（见附图图3）。梦游中出现的这一模式，与现实，尤其与这名 16 岁少年的情况完全吻合：他的梦游常常包含恐惧的元素。在梦游时，他的脑关乎强烈情绪的部分在超负荷运转，几乎是醒的，而关乎逻辑、人格和行动规划的部分仍在深度睡眠。脑的这种同时清醒和睡眠的双重状态，似乎能解释梦游者表现出的复杂活动：他们能和周围的世界互动，却没有清醒时具备的理性思考能力。

瑞士之外，一支意大利的研究团队也意外地在一名 21 岁的男子身上捕捉到了梦游行为，他们是将电极植入他脑内的，本是想看他适不适合做癫痫手术。对于那些患有癫痫却对药物不起反应的病人，手术切除引起癫痫的脑区也是一个办法，但这需要先确定癫痫发作的精确位置。由于从头皮上记录脑电活动效果有限，医生会将细小的电线植入病人的头颅，这些电线一般放在脑表面，但有时电极也会植入脑组织深部。以这个病例来说，这名可怜的男子因婴幼儿时曾患脑膜炎，从 7 岁起就受到癫痫发作的折磨。还有一点对他是种不幸，对我们倒是一种幸运：早在诊断出脑膜炎之前，他就有过梦游的经历，而这次研究期间，他正好同时发作了癫痫和梦游，并被电极直接记录下了脑内的信息。在一次深度睡眠中，他在床上翻了个身，然后张开双臂像要拥抱什么人，还做了个亲吻的动作，嘴里咕哝了几句，接着重新睡去。当他在梦中亲吻时，他脑内的运动区和扣带区都显示了清醒时的活动，而其他区域仍处于深度睡眠中。这项研究似乎支持了几年前那项 SPECT 研究的结论，证明了早先的影像发现确实体现了一种睡眠状态，而不单纯是脑内血流变化的结果。

由此看来，睡眠并非影响全脑的全局现象，而是一种局部事件。脑并不是整体行动的，在上述不同寻常的病例中，脑的不同部位可以同时处于清醒或睡眠状态。就像海豚可以只用一个半球睡觉，看来人脑也有类似的本领，虽然只在更为局部的层面。

* * *

亚历克斯是我的另一位病人。他今年 20 多岁，但从童年起就经常梦游。他身材高挑，说话得体，留一头长发，戴一只耳环。他住在伦敦南部一个快速中产化的地区，与人合租一所房子。眼下他在一家慈善机构工作，但打算未来周游世界。我和他第一次见面，是他母亲带他来看我的门诊。他的转诊信上写道："患者对其睡眠异态采取了常识性措施，但毋宁说其症状更为频繁，闯祸风险也在增加。你若能在其遭遇不测前安排见面，我将不胜感激。"

他的母亲自然很担心他，但这位亚历克斯就和杰姬一样，对整件事都相当放松。从记事起，梦游就一直是他生活的一部分。念寄宿学校时，他的梦游最初有引起恐慌。他说："刚开始上学那会儿，我们一间寝室里住 16 个人。大家是这么知道我梦游的：一天我脖子上绕着耳机线睡着了，醒来时以为有只老鼠蹲在我胸口，于是我大叫了一声'有老鼠！'，寝室的人都惊醒了。当然，没有老鼠，但大家都吓坏了。"

不过惊恐很快变成了娱乐。提起某位室友，亚历克斯说道："一天他醒来时，我正站在书桌上喊叫，说有一只小瞪羚跑来跑去，想吃我的脚。起先他非常惊恐，但后来这种事越来越多，他就发现了其中有趣的一面。"

　　这些年来，亚历克斯的非 REM 睡眠异态有了更广泛的表现。他有几次发作相当好笑。他有一天夜里外出，凌晨两点左右到朋友家借宿。清晨 5 点醒来时，他发现自己在朋友邻居家的前院，身上只穿了条内裤，一扇打开的窗户里，一个男人正对他喊叫。原来他刚才试图进入邻居的房子，过程中吵醒了邻居的妻子和宝宝。还有一次，他的另一个朋友在凌晨 3 点被他吵醒，发现他蜷在床的一头，正打电话订购比萨，但那"电话"是朋友的鞋子。现在的几位合租舍友也说了他无数的壮举，他在旁边听着，露出顺从的微笑。我猜这些年他已经习惯了这些事。合租舍友之一加雷思说："有一次，我们一群人去酒吧玩……"回家后各人就回了自己卧室：

　　　　过了一小时，他突然走进我房间，面无表情地爬上床躺在我身边。我当时还醒着，但已经有点累了。我推了推他说："怎么了？"他一点反应都没有。第二天早晨醒过来后他问我："我怎么在你床上？"好像我应该知道为什么似的。这种事后来又发生了一次。我醒来时发现他又躺在旁边。他显得很局促，我说："你下面没穿是吧？"他就说："呃，是没穿。"第二天早晨有人问我："那个，我昨晚上去你房间找你聊天来着，但看到里面有人了，是哪位姑娘这么走运？"我只好坦白："呃，那个么，是亚历克斯。"

另一位合租舍友也说了几则轶事：

　　我以前住他隔壁房间。(一天夜里)我听见很大的破碎声，还有一大堆骂人话。我赶忙跑过去看看他有没有事，进门只见他躺在地板上——我不知道他既然在夜里老这么闹腾，为什么还敢裸睡。他说他觉得有一列火车朝他开过来，于是跳起来就跑，结果撞到墙上弹了回来。他说了好些脏话，因为他觉得火车还在朝他开。所以他跳上了书桌，书桌倒了下来，压在了他身上。我跑进去看他要不要紧，只看到他非常、非常困惑。我现在搬到他楼下的房间住了，每晚都要被他吵醒三次，因为他以为城里来了马戏团，而马戏团的经理要借用我们的洗手间，于是他老是开门和不存在的某个人说几句胡话，我只能每次都把他送回床上。

　　此外，亚历克斯的某些睡眠异态也有黑暗的一面。对于这些滑稽的情节，他往往没有记忆，往往只有朋友们在酒吧里把这些事说出来取笑他时，他才会了解自己的夜间怪行。但对那些伴随着强烈情绪，特别是恐惧或愤怒的事件，他就比较有意识了。他向我解释："我能记住的大多是那些情绪消耗的梦。而对梦游，我是一点都不记得的，可见梦游时我并不感到恐慌。"而最为搅扰他睡眠的恐怖场景，往往需要他战斗或逃跑——就是所谓的"恐惧—战斗—逃跑"反应。这些反应会借助肾上腺素和自主神经系统，引发与它们有关的身体机能。亚历克斯回忆说，在他许多次 NRP

中，要么有条蛇在床上，要么有枚核弹即将在隔壁引爆，要么是有迫近的灾难。"有一次，为救一个溺水的女孩，我把手指弄骨折了。我跳过去想抓住她，结果撞上了碗柜，手指伤得很重。还有几次我试图爬出窗户，但最后一秒还是自己停了下来。"

前女友凯蒂证实了他的说法。她说亚历克斯的许多梦中经历都和自然灾害有关，她常常被他叫醒并拖下床。她还说：

> 有一次我醒过来时看见亚历克斯已经起床，很慌张……他正在房间里跑来跑去，想要出去。接着他明显意识到了我也在，于是他要拉我起来，把我拖下床。这时我已经有点清醒了，就叫他："亚历克斯，亚历克斯！"我花了很久才让他听懂我的话，最后他醒了，事情才结束。

合租舍友加雷思说了另一件亚历克斯弄伤自己的事："当时他有两个朋友正睡在地上的床垫上。他忽然觉得有架直升机的螺旋桨折断了，正旋转着朝他飞来。于是他压低身子想要躲开它们。当最后一片螺旋桨飞向他时，他做了一个燕式跳水动作，以为下面是一片草地，但其实是他两个朋友躺在床垫上。那是凌晨4点，他们被这个砸在身上的大块头惊醒了，而亚历克斯嘴里还在说：'老天！你们看见那架直升机了吗？'"

* * *

亚历克斯的许多症状和杰姬类似。就像杰姬梦中骑摩托，亚历克斯的梦游也包含了复杂的活动及与环境的互动：拿起鞋子订比萨，爬上舍友的床和他们一起睡，有一次他还在半夜找了几只水杯，倒满水后一个个地放到熟睡的舍友床边，可见即便在无意识状态，他依然善良。也和杰姬一样，他对这些行为没有觉知也没有记忆。这些梦游行为或许还有一个重要特点，就是在情绪内容上都很平淡。这几类 NRP 体现了对它们的一个传统看法，即有此问题的患者通常对发作事件全无记忆。不过对亚历克斯来说，他对自己的一些发作事件肯定还是有所觉知的。同样肯定的是，他发作时会做梦——虽然我说过这些现象都源于非 REM 睡眠，而不是出现梦境的 REM 睡眠。其实近些年来，我们已经开始明白：从前我们认为人只在 REM 睡眠阶段做梦，这并不正确。现在看来，非 REM 睡眠中的梦一点不少见，虽然梦的内容和 REM 睡眠不同。

从 REM 睡眠中醒来的人往往会把他们的梦讲得有叙事结构，讲成一个不断发展的故事，像书本或电影中的情节。相反，非 REM 睡眠中的梦常常只包含简单的视觉意象，如动物、人或无生命的物体。一旦混合了强烈的情绪刺激，图景就常常显得吓人乃至恐怖：天花板上压下的尖刺，墙上的昆虫，或是床上的蛇等。于是，自主神经系统可能会调节肾上腺素飙升，而这意味着做这种梦的人更容易醒来，有人部分清醒，也有人完全清醒，他们也更容易记住自己梦中的经历，比如亚历克斯的那些引起恐惧的梦。

这种"恐惧—战斗—逃跑"反应源自何处？对梦游者的神经科学研究确认了几个特别活跃的脑区，其中之一，即位于边缘系统的扣带皮层，应该就是这种体验的神经位点（见附图图4）。直接用电刺激这个脑区，或任其在癫痫发作时自行激活，都会造成肾上腺素大量分泌，并助长折磨亚历克斯的那些夜惊反应。

* * *

由此看来，梦游及 NRP 谱系上的其他状况，代表着觉醒和睡眠在脑内各部位的战斗。这条谱系的一头是单纯的梦呓、梦游或梦中性爱（见第十章），当事人没有觉知，没有情绪，但保留了说出完整句子或行动的能力。他们的脑中只有少数几个部位是醒着的，或许只有那些使他们能看见、行动或者说话的部位。而负责理性思考和记忆的区域显然处于沉睡之中。位于谱系另一头的是亚历克斯的那种夜惊，它们伴随着极强的情绪刺激，甚至能使人几乎全醒，当事人脑的大部分区域满负荷运作，或许只有负责理性思考的那一小部分没有恢复。对于儿童，这些夜惊往往无法记起，这很可能是因为年幼的孩子睡得太深，而一般程度的刺激不足以将他们从深沉的非 REM 睡眠中完全唤醒。

那么杰姬在梦中骑摩托车又是怎么回事呢？这属于谱系上的哪种情况？显然，骑摩托车时，她肯定有视觉功能，多半也有听觉，毕竟她能做到穿好衣服，扣上头盔，拿起钥匙，换挡，躲避撞击，再开回家里，最后还要脱掉衣服躺回床上。实际上，她脑内唯一没有正常工作的，只是和记忆有关的区域，这才导致了她在当时没有觉知，也无法理性思考——一个理性的人怎么会半夜里起床，漫无目的地骑一圈摩托车，然后再回来睡觉呢？那么，她的行为到底是带了一点清醒的睡眠，还是她其实已经醒了，只有脑内一小块区域仍在睡觉？

* * *

在把摩托车钥匙交给房东太太进而最终卖掉了摩托车之后，杰姬自认为已经成功解除了睡眠中的麻烦。那以后，她始终独自生活，直到不久之前都还是单身，梦游的问题再也没出现过。

过去这几年，她一直住在西福德（Seaford）的一套公寓里，这是苏塞克斯郡的一个宁静小城，她住的大楼就在海边。这里的生活节奏很适合她，她当了志愿者，负责维护海滨小径，清除小径上的灌木，她很喜欢这份工作。她告诉我："西福德是个特别适合生活的地方。那边就是海边悬崖，沿这个方向再过去就是唐斯（Downs）。"当我们站在她公寓楼前的那片布满卵石的海滩上时，她指着向我介绍。看着海浪轻抚鹅卵石，听着头顶海鸥的鸣叫，我强烈感到这座宁静小镇实在不像是个夜里会有怪事发生的地方。杰姬和邻居关系很好，她住的这栋公寓楼也是友善的地方。邻居没有几个知道她犯过梦游症，只除了一位曾和她一起乘邮轮旅行的朋友。那次旅行中，杰姬曾半夜起来在船上游荡，最后她只能请客舱的船员在夜间收走她的钥匙卡，早 6 点再从门缝里塞进来。

* * *

几年前的一天早晨，她走出公寓，遇见了同楼的一对夫妻。意外的是，对方问她昨天半夜一点半到两点那阵子在做什么。"我说：'我在睡觉啊。'可他们说：'不不，我们回家时看见你开着车（从停车场）出来。我们去很远的地方看了场演出，所以回来晚了，回来正好看见你开车出去。'"杰姬起初感到困惑，说自己哪儿也没去，但很快她就明白了可能是怎么回事。

"那你们看见我去哪里了吗？"她问这对邻居。

"哦，你左转弯离开大路，朝着海边步行道的方向去了。"

"好，那你们看见我回来了吗？"她追问。

"没有，我们直接回家睡了。我们就是纳闷你去了哪里。"

"这个我也不知道。"杰姬回答。

杰姬警觉地意识到，就像之前在梦中开摩托那样，现在她已经开上汽车了。她根据线索拼凑出了自己前一天晚上的行动：想必先是起床，穿衣，打开前门的锁，驾车行驶了一段距离，再把车倒车侧停到了老地方，最后回床上睡觉。她解说道："我一点也不知道自己去了什么地方，又出去了多久，只知道我最后开了回来，还把车停在了出发的位置。早上起床后，一切都井然有序。"她生怕自己哪天会因为在西福德的街上梦中驾驶而伤到自己或别人，于是赶紧约了她的医生见面。听过她梦中驾驶的情节后，那位全科医生的唯一建议就是把她关起来。杰姬回忆："他们说：'不得了！我们得为你找间安全病房。'我就说：'不行，我又不是罪犯。'恐怕我说完就起身走人了。"她急于找到解决办法，于是开始想奇招。她当时刚开始和一个名叫艾德、也是 70 多岁的男人交往。一天早晨，艾德醒来后发现前门虚掩，但他昨晚上床前是锁了门的。看来杰姬夜里起来游荡没有把他吵醒。甚至当我和艾德谈起杰姬的梦游问题时，他还略带困惑地轻笑了一声。除了有一两次早晨杰姬留下了明显的梦游证据之外，艾德对夜里的事大体一无所知，因为他和杰姬正好相反，夜里睡得很沉。

杰姬想到的是这个办法：在公寓前门上装个铃铛。"有位朋友很帮忙，买了只铃铛给我，我把它挂在了安全链锁上。这样如果我哪晚外出，我老伴儿兴许能听见铃响，好阻止我去不该去的地方。"本来这个办法应该奏效，但令她沮丧的是，艾德实在睡得太死，全不为铃声所动。挂一只更响的铃铛或安装蜂鸣器也不是办法。她坦言："我需要的音量太大了，邻居们都会听见的，我可不能吵到他们。"经历了一些试错，杰姬和艾德终于想出了一个法子来解决她梦中开车的问题：杰姬买来了一只保险箱，把公寓前门和楼下大门的钥匙都锁了进去。但她又怕自己会在梦中打开保险箱，于是准备了第二重重要改进：她给保险箱装了一把时间锁，只要夜里锁上了，就只能等次日早晨6点才能打开——对于她，这是最保险的手段了。"我又在同层的一位邻居那里放了一副备用的车钥匙和门钥匙，因为如果夜里出了什么事，我们必须出门的话……"

我们已经很难知道，现在的杰姬是还在夜里起床、但出不了门呢，还是干脆就不再起床。也许潜意识里她已经察觉到自己拿不到钥匙。而艾德又睡得太死，做不了可靠的证人。

有趣的是，说起几年前的那次邮轮旅行，杰姬说她后来就不再出来夜游了，可能因为她已经隐约知道，她如果走出客舱就没法再进去。我本以为那是因为她被锁在了舱里，但我错了。她另外还告诉了我一件事：有一次她半夜离开了西福德的公寓楼，早晨发现楼下的大门垫了东西，开着。她猜那东西就是她在睡梦中放的，为的是能再进去。听起来，这显然说明她保留了一定的觉知，也许还证明了她的脑大部分是醒着的。果真如此，那她应该会像许多梦游者那样，醒来后觉得疲倦，可实际上她每次醒来都精力充沛，丝毫没有受这些事件的影响。

* * *

总之，这些源自极深睡眠的古怪行为，背后都有神经生物学的解释。人脑有这样一种能力：至少在一些人身上，它能在同一时刻既醒又睡，不同的脑区呈现不同的状态。事实上，这种情况很可能比我们认为的还要常见。最近一两年，我们还发现这种混合状态会延续到中午。所谓"局部睡眠"，即只影响脑的一些小区域而不波及全脑的睡眠活动，似乎也会在人完全清醒时出现。

在被迫长期保持清醒后，大鼠大脑皮层上的神经元会出现短暂的静默，一如它们在深度睡眠中时那样。在这些"关闭时段"中，大鼠更容易在特定任务上犯错。类似的，人缺乏睡眠时，脑的活动也会呈现一些变化，表明皮层上持续出现大小十分有限的睡眠区域，这意味着我们在疲倦时其实是"睡着了一半"或"睡着了一成"。和大鼠一样，一旦出现这些变化，我们执行特定任务时也容易出错，这当然也能解释为什么我们在缺觉时会感到能力下降。

* * *

可是为什么有的成年人会梦游，有的不会？简单的回答是，我们不知道。不过我们确实注意到了一个现象：那些梦游的成人，往往家族里也有人会梦游。一项针对双胞胎的梦游研究显示，如果你的双胞胎手足梦游，且你们是同卵双胞胎，那么你也梦游的概率要比你们是异卵双胞胎的情况大得多。这显然说明我们的基因里有什么东西使我们更容易梦游或进入其他 NRP。在一个四代人有 22 名梦游者的家族中，研究者发现了 22 号染色体上有一大段区域和梦游症有关，其中包含了 28 个基因。但到现在为止，研究者还没有为梦游症找到确切的遗传学原因。另有几项研究发现，梦游及其他 NRP，都和基因组上一个编码了 HLA 系统的区域之间存在关联，这个基因分组多涉及免疫功能。但为什么这和梦游有关，仍是一个不解之谜。

遗传易感性不是唯一的解释。

陷入 NRP 的人还有一个共同特征，就是某些环境因素或生活方式会令情况恶化。我的许多病人都表示，睡眠不足、酒精、白天的压力或焦虑都会增加发作的概率。我们已经知道这些发作的原因是患者没有从深度睡眠中完全觉醒，因而理论上说，这些行为的产生有两种可能。

第一种可能，是具有梦游遗传易感性的人会被某些事件部分地唤醒，而这些事件对非梦游者的睡眠几乎没有影响。梦游者的深度睡眠可能天生较浅或较不稳定。我就见过这样的患者，他们睡觉时只是有轻微的响动，比如床板的吱嘎声、一架飞机飞过上空或是远处有一辆货车的隆隆声，就被引起了梦游。也许放在床边柜上的手机半夜收到短信时的振动也会。

　　日间的压力也会降低夜间睡眠的深度。酒精通常被认为是镇静剂，但其实它的作用可能正好相反。酒精会使睡眠变得零碎，而且喝多了还会被尿憋醒，另外灌一肚子啤酒容易打鼾，鼾声响了也会把自己吵醒。同样的，我们都知道日间的压力会影响睡眠，使它变得断断续续。因此对有些人来说，任何能导致觉醒、使人的深度睡眠稍微中断的因素，都能使梦游更易发生。

　　第二种可能和第一种解释几乎相反：梦游者比非梦游者睡得更香，而通常会将人从深度睡眠中完全唤醒的刺激，只能将梦游者的脑部分地唤醒，结果就发生了梦游。睡眠不足是令深度睡眠变得更深的有力手段，有些助眠常用药完全可以引发梦游，有时甚至能使从没梦游过的人梦游。我见过的最夸张的例子是一位70多岁的妇女，在医生给她开了一种安眠药之后，开始半夜在睡梦中爬起来泡澡（被发现时她正在洗泡沫浴，下巴都没进了水里）。

　　事实上，两种解释很可能都有效。对于儿童，梦游和其他NRP都很常见，他们的深度睡眠也异常稳定，任何在半夜抱起过孩子的父母都明白这一点，睡得太深很可能就是有这么多儿童会表现出梦游行为的原因。而对于成人，更明显的解释或许就是深度睡眠受到了各种因素的干扰，再加上一个遗传易感性的背景。实际上，瞄准这些因素也常常是治疗成人NRP的有效手段。少喝点酒、减少日间压力、避免大的响声、换张舒服的床，可能都有效果。养成规律的睡眠模式，避免睡眠不足，或许也有用处，因为这样能减少过多的深度睡眠，使人更容易完全觉醒。治疗打鼾也常常是有用的措施。但是对于有些人，特别是当他的行为类型已经威胁到自身或别人时，服药就是唯一的选择。

那么，为治疗睡眠异态，杰姬和亚历克斯都做了什么呢？令我吃惊的是，杰姬从未想过治疗自己的梦中驾驶行为。她确实想知道自己为什么会做那些事，但她也想出了法子来使自己和西福德街上的其他人远离危险。从许多方面来说，这或许也是她的梦游症让我觉得最为可信的一个方面。

直到不久前，她都未曾为自己的这些梦游行为真正寻求过医疗帮助，她向来把这些看作她个人不可或缺的一部分。她从这个病里没得到过任何益处，看到我这么感兴趣也多少有些惊讶。她没对几个人说起过她的夜间活动，也没怎么让它们影响她的日间生活。她最关心的是自己和别人的安全。除了梦游，她还被诊断有轻微的睡眠呼吸暂停，她之前的几次治疗都是针对这种睡眠障碍，因为偶尔的呼吸停止可能引起梦游。

她参加了一种名为"持续气道正压通气"（CPAP）的疗法的试验，睡觉时脸上绑一只面罩，给她输送加压空气，以防气道塌陷。然而这是一种侵入式疗法，她觉得难以忍受，于是没有坚持下去。此外还有一种口腔设备，有点像拳击手戴的牙托，能把下颚朝前推，好给喉咙后部创造更多空间。但是目前，杰姬还没有采用这个办法，也不急着服用任何治疗梦游症的药物。在她看来，在保险箱上加一把时间锁已经解决了一切问题，没什么好担心的了。

而亚历克斯，他大体上觉得自己的梦游发作很有意思，对夜惊的态度也很放松。最近这几个月里，他的夜晚变得平静了一些，但原因还不知道。也许和一些人一样，他正在渐渐"成长"并摆脱 NRP，虽然时间比多数人都晚了一点。他对自己的睡眠问题很淡定。"我从小就有这些问题，已经习惯了。我不知道别的生活是怎样的。如果聚会时大家都要说出自己的一件怪事，我一般就会说这个。"他说。

亚历克斯主要想尝试非药物治疗。一个熟人向他推荐了催眠疗法，他决定试试。我和他约定，如果这个法子不灵，那就开始服药。起初我建议他服用褪黑素片，这种激素我们脑内就分泌，它会向身体发送睡眠信号，我们称之为"睡眠促进剂"。世界上许多国家都把这种药物看作健康补充剂，可以直接在超市和药房开架买到，但在英国要有处方才可购买。

要是他仍然做出冒险的行为，那就要服用抗抑郁药或是苯二氮䓬类药了，而这两样都不是绝无副作用。在决定使用这些药物之前必须仔细权衡。我们并不完全了解这些药物的作用原理，而因为缺乏研究，用药物治疗 NRP 的相关证据也十分有限。而不管采用什么疗法，都要同时避免可能诱发疾病的因素，比如噪声和睡眠不足，也要配备房门报警器、窗锁之类的实用工具。

我要亚历克斯努力思考他发作夜惊的原因，他说："许多人都对我说了他们的猜想，他们认为我在内心积攒了压力和焦虑，只能在睡觉时把它们释放出来。但我不太相信这种说法。"

根据我的印象，在我的门诊病人中，亚历克斯是非常淡定的一位。他很少因为什么事困扰。他的前女友凯蒂证实了我的看法："我好像从没见过他因为任何事而焦虑。我认识他六年了，从没发现他有压抑过什么。他对自己的任何遭遇总是能坦然接受。"

　　"我想这种心态帮助了我在现实生活中应付紧张的情况。"他沉思道，"我觉得，如果有一天我醒来，看见房里有一个拿着刀的男人，我大概也能抱持放松的态度，用清醒的头脑来应付这个情况。所以我猜我的这种心态也在帮我对那种情况做准备……"

＊ ＊ ＊

　　我们本来认为脑的状态是二元的，不是清醒就是沉睡，现在看来并非如此。这件事不是非黑即白，中间还夹杂着无数度灰。深夜里，杰姬、亚历克斯和其他类似的患者就占据着这片灰色领域。

迪士尼是对的

梦中伤人

　　童年时，我肯定把迪士尼的电影《灰姑娘》看了好几遍。我现在还隐约记得片中的一个场景：灰姑娘一边跳舞，她的动物伙伴一边帮她做一条裙子。几只小鸟抓着一块缎子，几只老鼠在上面穿针引线。然而 30 年后，当我和两个年幼的女儿一起重看这部电影时，我却忽然在其中发现了另一个细节。

　　如果你记性特别好，或者家里也有小孩子，那你或许还记得片中两个场景：一个是厨房的石地板上铺着块地毯，名叫布鲁诺的狗在地毯上睡觉，它在睡梦中呼噜了几声，腿也刨了两下，好像在奔跑或追逐什么。它梦见自己在追宿敌，灰姑娘继母养的那只邪恶猫咪路西法。忽然布鲁诺跳起来咬住了身下的地毯，然后一脸震惊地醒了。灰姑娘慈爱地摸了摸它的头，它平静了下来。另一个场景是，急着想让儿子白马王子娶妻的国王躺在他那张大床的中央睡觉，床头板金光闪闪，是华丽的巴洛克风格，被面是皇家红色。国王侧躺着，头下枕着枕头，发出大大小小的笑声，他梦见了几个孙子孙女正骑在他背上玩。梦中的孙子拿着不知是一根金色权杖还是拨浪鼓的东西，开始一下一下地打他的头。国王一下惊醒，从床上滚落，身子裹在了被子里。

* * *

　　两年前，我收到了一位精神科医生同行写来的电邮，向我转介一位病人："患者今年80岁，主要症状是他所谓的'暴力夜惊'，发作时间是凌晨2到4点，六个月前开始发作。他和妻子同榻而眠，也说妻子有骨质疏松症，他十分担心妻子的安全，因此想搬到另一间卧室睡觉。他此前有某种轻度的'睡眠困难'，时间超过半年。"

　　我第一次见到约翰和他的妻子丽兹时，一眼就看出他们因为最近的遭遇很受打击。约翰已经80多岁，但看起来要年轻得多。我很羡慕他那一头浓密的灰发。他仍在积极地工作，事业非常成功。他身材高挑，戴一副时髦的深棕色圆形粗框眼镜。他用轻柔从容的口吻对我诉说他的病情，但我明显听出了他的忧惧。坐在一旁的丽兹气质优雅，和她丈夫一样温和，她一边努力向我传达她对事态的忧虑和震惊，一边又留意不刺激约翰的心情。她解释了促使他们就医的最后一根稻草：

　　　　这一次，他径直来到我睡的这边，一把抓住了我的手臂，指甲掐进了我的肉里，把我吓坏了。我还没回过神，就被他拖下了床，我就拼命尖叫——平常我不会尖叫的。我浑身哆

嗓着大哭，说"我们不能再这样下去了"。这是我最后一次
忍受他发作，我知道自己再也忍不下去了。

约翰真把丽兹惹恼了。从那以后他们就分了床。

但这不是约翰第一次发作。他像这样"夜惊"已有两年，而
不只是转诊信里写的六个月。丽兹分析："我觉得他几年前就有预
兆了。在出现肢体暴力行为之前，他就曾在睡觉时发出非常古怪
的声音，简直像是从躯体深处发出来的。"接下来的几个月里，约
翰发作得越发剧烈了。

丽兹告诉我："他偶尔会睡觉时踢我，劲头极大，就像你走在
一匹马或驴子后面，那畜生突然尥蹶子猛踢你一样。这时的约翰
好像变了个人。就是这点叫我害怕，因为他在白天和晚上仿佛是
两个完全不同的人，这让他的病情变得更奇怪了。"

听到自己给妻子造成的痛苦，约翰局促地扭动身子，脸上现
出痛苦的表情。丽兹继续说起约翰发出的怪声："那就像是音乐里
的渐强，每次都很吓人。不知渐强达到顶点时，他会做出什么事来？
是会痛打我一顿还是怎么样？"

这种事每一两周就发生一次。即使分床后，丽兹仍能听见约
翰在床上扑打的动静。

约翰对我说："我知道自己会梦见一些事，但我不知道那些梦
境会这样明显地表现出来：又是扑打，又是跳下床，又是用极怪
的声音喊叫——我听丽兹说了才知道。"

我问他究竟梦见了什么。

都是常见的噩梦情节，像是突然发现置身于大片树林之中而对面来了只老虎。梦一开始，我总是在做着特别平凡、正常的事——不是说进了树林就反常，我其实常去树林。但接着，我会一下子发现周围有什么不应该在那儿的东西，那东西变得邪恶，我也害怕起来。那一般是其他动物，要么就是像蛇之类吓人的玩意儿，它们会吃你、咬你。一般来说，我会在感到它们的嘴咬上来时惊醒。

按丽兹的说法，约翰有时会发出一种"无可名状的嚎叫"，并随之猛打猛踢。用他自己的话说："我是在踢某个东西，通常是一只动物，想把它赶跑。"

丽兹起初害怕约翰得了癫痫，而约翰自己根本一头雾水："我现在总为自己的病感到难堪，自从妻子指出我会那样发作，发作时又那么狂暴，我就很是为此害怕。"

不过听下来，我觉得他们显然是在描述约翰将自己生动的美梦或噩梦执行出来的情景。他的梦有叙事结构，故事不断发展，就像电影或书本里的情节，会突然急转直下。恐惧或其他强烈的情绪诱使他穷踢猛打，这是约翰对头脑中那些情节的自然反应。

夫妇俩的第一个念头是寻求心理咨询的帮助。约翰说："有一个阶段，我去看丽兹的一个朋友推荐的治疗师。"那位治疗师显然采取了弗洛伊德式的观点，认为梦是通向潜意识的窗口，它们或许象征了压抑的念头或是心理创伤。"我去他那里咨询了几次，话题老是跑到老虎上面，老虎代表什么意思之类的，每次都举出很多细节。不过那恐怕是对我没多大用处。"

* * *

　　如果心理学不足以解释约翰在夜间的病情，那么神经病学可以吗？就像上一章探讨的那样，我们大多数的梦，尤其是那些有叙事内容的梦，都是在所谓的"REM 睡眠"阶段发生的。和其他许多科学发现一样，这一睡眠阶段的发现也系偶然。

　　尤金·阿瑟林斯基（Eugene Aserinsky）是 REM 睡眠的发现者之一，他回忆了 20 世纪 50 年代早期，他在芝加哥大学他那间小办公室见到纳撒尼尔·克莱特曼的情景，当时后者已经是世界著名的睡眠研究者，而阿瑟林斯基还是一名在物色研究课题的研究生。他谦逊地回忆道：

　　　　当他满意地发现我的头脑还是白板一块，没有自行产生任何观念之后，克莱特曼跟我说了一个故事。他说他在《自然》杂志（迄今仍是声誉极高的科学期刊）上读到了一篇文章，作者是位物理学家，名叫罗森（Lawson），此人声称在火车坐间里学会了一种本领，就是依靠眨眼频率判断同间乘客何时睡着。克莱特曼对罗森的一个说法很在意：他说睡眠开始的标志是眨眼的突然停止，而非逐渐停止。

　　而阿瑟林斯基比较在意的是《自然》居然会刊登这样一篇鸡毛蒜皮的观察文章。

但克莱特曼给他布置了一个任务，要他通读所有眨眼主题方面的论文，他就这么成了"这个狭窄领域的首席专家"，并检验了罗森的假说。在几周的时间里，他徒劳地想要建造一部记录眼皮运动的机器，但最后只能承认失败。不过克莱特曼向年轻的他建议了另一个方向：不如花些时间观察婴儿是怎么睡觉的（克莱特曼本人已经参与了一项对婴儿的研究，他们将设备固定在婴儿床上，记录婴儿睡眠时的身体动作）。没过多久，阿瑟林斯基就又灰溜溜地向导师复命去了，这回他又失败了。他注意到婴儿的眼皮即使在他们闭眼睡觉时仍在颤动，这算是真正的眨眼吗？

阿瑟林斯基用漂亮的文笔写下了当时的情况："我艰难跋涉了数月，为在这个课题上有所斩获……但对细枝末节孜孜不倦的艰苦探索往往会掘出'金色的肥料'，从而产生回报性成果。"经过几个月的观察后，他注意到每过 1 小时左右，婴儿的眼球就会静止约 20 分钟。又过了一段时间，他在别人的帮助下造出了一部眼动记录仪，并终于在睡着的成人身上测量到了眼球运动。

他开始注意到，即使看起来陷入深度睡眠的人，眼球也会剧烈抽动，并且这样的抽动在夜晚任何时候都可能发生。一次，他记录的一名被试似乎在这类眼动睡眠阶段的某一段中做起了噩梦，含混地呻吟了几声或是说了几句话。在叫醒被试、听他描述了刚才的噩梦之后，阿瑟林斯基认为他刚才的话显然与噩梦有关，并开始怀疑被试的眼动是否和他梦中所见的景象有关。

接下去的几年里，他又做了无数次实验，有些是与睡眠研究的另一位开山祖师威廉·德门特（William Dement）合作，其中一次他还用电视直播了一次睡眠实验，被试正是他的儿子，他发现被试如果从 REM 睡眠中被唤醒，常会报告自己正在做梦。

阿瑟林斯基曾有约十年时间离开了睡眠研究领域，但后来有件事重新激发了他的兴趣：他看见自己的圣伯纳犬（很巧，它和灰姑娘的伙伴一样，也叫布鲁诺）进入 REM 睡眠（此时已有这一名称）后，常会有肌肉抽动。他猜想布鲁诺在反复做同样的梦，且其肌肉活动与梦的内容存在某种联系。就这样，因为他的狗做了和约翰差不多的事，阿瑟林斯基又开始了对 REM 睡眠的研究。

* * *

听着约翰讲述他的梦境，我发现那些都是 REM 睡眠中的典型情节。但既然他的梦是任何人都会觉得耳熟的类型，那为什么大家没有都把自己的梦境表演出来呢？从被发现之后，REM 睡眠就是大量研究的主题，但在近 65 年后的今天，其功能仍是个谜（见第十三章）。不过我们毕竟还是知道了一些事：这个睡眠阶段每晚都会发生四到五次，在此期间，我们的脑波看起来接近醒着，脑对我们的血压、心率和呼吸的调节也会变化。虽然在 REM 睡眠中人脑显得如此活跃，但我们的身体基本是麻痹的。我们全身的肌肉，除了眼部肌肉、膈肌（负责大部分呼吸动作的那一大块肌肉）和消化道两头的括约肌之外，都变得毫无力气，其实就是都关闭了。REM 睡眠的这个特征是如此明显，以至于在睡眠实验室里，我们就是参考下颌或四肢电信号的消失来定义它的。

那么，约翰的睡眠是出了什么问题？显然，他在夜间的扑打或嚎叫都是做梦的表现，且是和 REM 睡眠有关的梦，但为什么他的肌肉没有麻痹，以至于在他梦见老虎、蛇或与人争执的时候，他的妻子丽兹要冒被拳打脚踢的风险？

约翰和丽兹描述的是典型的"REM 睡眠行为障碍"（RBD），即肌肉麻痹机制出了差错。研究者认为 RBD 的患者占总人口的不到 1%，发病时间往往在 50 多岁或更晚。这种障碍的一个稀奇之处是，它是少数先在动物、后在人类身上得到描述的病症之一。

20 世纪 50 年代，米歇尔·茹韦（Michel Jouvet）在里昂大学研究猫的睡眠，他开展了一系列实验，以求更好地理解脑是如何控制 REM 睡眠的。在实验中，他发现如果名为"脑干"的区域（脑部的狭长一束，脑的全部信号都要经它传至身体各处）受损，猫就会在 REM 睡眠中嘶叫、行走、打斗，或做出追逐猎物的行为。进一步研究发现，猫在此时，脑部活动与 REM 睡眠相符，但肌肉没有正常地麻痹。实际上，这些猫的行为正像《灰姑娘》中追逐猫咪路西法的布鲁诺。

奇妙的是，《灰姑娘》是 1950 年放映的，比茹韦发表他的研究结果早大约 15 年。看来迪士尼（至少它的某些编剧）在科学上颇有远见，至少对自然有着敏锐的观察。

研究者猜想：这种行为既然会在猫（及卡通狗）身上出现，那很可能在人类身上也有。在 20 世纪 60 年代，医学文献里还真有对这种行为的零星汇报，但要再等到 1986 年，这种情况才会正式获得定义，并被视为一种障碍，即 REM 睡眠行为障碍。

从某些方面看，RBD 有点像夜惊或梦游。但见到它的话，比如我们在睡眠实验室有时会目睹，又会觉得它和后两者很不相同。RBD 中，患者是闭着眼的，动作也常常漫无目的，只是一味地扑打猛击。他们和外界绝少交流，也不会从床上下来。他们的语言一般不完整，通常难以理解，说话的形式可能是喊叫或咒骂。而夜惊或梦游不是这样，患者往往会下床，能拿起物品，有时还能执行复杂的任务，比如我们在第二章见过的开汽车，而这时他们是睁着眼的。他们说话的方式也不一样，通常句子完整，外人能听明白；有的患者还能参与有限的对话，虽然内容往往不知所云。

这两类情况下，梦的性质也不相同。RBD 患者的梦是在时间中展开的故事；而对于夜惊或梦游患者，梦往往只是杂乱的视觉意象：倒塌的墙壁、自然灾害、昆虫和蜘蛛等等。另一个不同是两类情况的发作时机。我们的深度睡眠大多出现在上半夜，而 REM 睡眠多在下半夜，因此梦游和夜惊常发生在入睡后的几个小时，而 RBD 更可能在较晚的时间、醒来前的几小时出现。

* * *

约翰做过各种美梦噩梦，最后累积成了 REM 睡眠行为障碍。他告诉我："大概一个月前的样子，我做了个梦，梦里对一个常常惹我发火的人狠狠发了一次火。那人是真实存在的。当时我从床上跳了起来，差点就一拳打到他鼻子上。我平时实在不是暴力的人，当时的情况真的很不寻常。那种姿态说明我深受挫败，说明有什么东西是我没能理解的，同时我也没获得理解，没法将心意传达给别的人。毫无疑问，要是那个梦没有中断，我一定会真的一拳打中别人的。"

他其他梦的内容都是遭遇动物袭击，比如他之前告诉我的被老虎袭击的梦："我特怕水。有个念头一想到我就觉得恐怖，就是在邦代海滩前的海里游泳，被一条鲨鱼之类的东西追。那感觉非常真实。我显然很害怕大型动物，而大型动物也在我梦里出现过不止一次。"

就像茹韦的猫，约翰表现出的行为也包括战斗或逃跑。但和那些猫不同的是，约翰并没有任何脑部损伤的迹象。他是个活跃的人，在身体和精神上都是如此，看不出一点脑功能障碍的样子。

我们以前总说 RBD 是"特发性的"，意思是它没有明显的原因。在有的病人身上，我们认为发病原因是某些药物，主要是抗抑郁药。偶尔我们还会发现一些家族的内部有好几名成员有 RBD，说明至少有时候，其中有遗传因素在起作用。后来我们又了解到，在年轻人身上，RBD 可能是发作性睡病的一个症状，而发作性睡病这种神经系统障碍会使人的睡眠和做梦失控。RBD 还可能是脑干明显受损的结果，这种情况非常罕见，但不久前我见过这样一位年轻男子，他出生时就感染了人类免疫缺陷病毒（HIV），中脑和脑干上长了一枚肿瘤，会整夜整夜地将梦境剧烈地演绎出来。而 RBD 最常见的原因，或许是已知退行性脑功能障碍的患者睡眠受到了干扰，这些障碍包括帕金森病或和它相关的"路易体痴呆"，其患者既有动作迟缓和震颤之类的帕金森病症状，也表现出认知衰退和幻觉。

然而在过去几年里，我们对 RBD 的理解已发生剧变。我们了解到，在大多患者身上，RBD 不是"特发性的"，而常常是上述神经退行性病情的前兆，是帕金森病和路易体痴呆等脑部病情的极早期预警。为什么会有这样的因果关系，原因也在慢慢显现出来。

如果用显微镜观察这些病患的脑，就会发现其中堆积了一种"α-共核蛋白"。当这种蛋白在基底神经节（脑深部的一块区域，是控制动作的关键）中堆积，就会引起我们最熟悉的帕金森病的那些外部表现：身体震颤、动作迟缓、行走困难等。然而对帕金森病患的脑部研究显示，这些蛋白还会在神经系统的其他地方堆积，包括产生嗅觉的神经"嗅球"，还有向肠道及血管发送信号的神经。最要紧的是，这类蛋白的堆积也出现在了脑干中，而脑干正是在 REM 睡眠中使身体麻痹的区域。而且，此类变化在帕金森病或其他退行性脑疾发作前的几年甚至几十年前就会出现。因此有人会在这些脑功能障碍的极早阶段患上 RBD，也就很可理解了。

根据神经系统中 α-共核蛋白堆积位置的不同，病人在患上帕金森病之前的几年里还会出现其他一些症状，包括嗅觉丧失、严重便秘、排尿困难和血压异常。当然了，并不是所有 RBD 患者都会接着发作帕金森病或其他脑功能障碍，而且嗅觉丧失和便秘都是极常见的症状，但如果我们能用这些情况来预测某人患帕金森病的风险，我们就多了一些窗口时间。虽然目前还没有什么药物可以预防或延缓这些脑疾的进展，但相关的临床试验已在进行中。若此类药物真能问世，那第一批使用者就理应是相应障碍的高风险人群，要赶在他们的脑损伤进展到引发明显特征之前。因此在将来，如果我在神经科诊室里接待一位特定年龄的病人，而他有便秘、嗅觉丧失、RBD 等类问题，我就可以把他的详细情况输入电脑，让电脑计算出他在之后的五到十年患帕金森病的风险，再决定是否用药物预防。研究者正在努力开发此类算法，以期为所有人指明他们患帕金森病的风险大小，但在未来几年里，RBD 和其他症状可能还是会在这些失调的治疗中扮演不可或缺的角色。

那约翰又是个什么情况呢？他完全没有表现出帕金森病或任何退行性脑疾的特征。他的确在几年前丧失了嗅觉，排尿也有些困难，但那更可能是之前的一次膀胱手术造成的。

* * *

约翰担心妻子的安全，这很可理解：丽兹本就受骨质疏松症的困扰，就是说她的骨折风险很高。约翰担心自己会使她重伤。"有几次醒来时，我差一点就伤到了别人，但我从没伤过自己。"他说，"我当然很重视这个问题，在找到解决办法前，我们只能继续分床睡。过去九个月里，我都在睡沙发床。除非我确定自己不会在夜里发作，否则我不会睡到她的身边，再害得她整晚睡不着。"

另一方面，丽兹也对晚上可能发生的事感到害怕，因此很难与约翰同床。"那真的很可怕。我总是担心睡着了不安全。"丽兹说道，"现在分了床，我发现自己睡得好多了，这说明之前我还没意识到自己有多害怕。"分床之前，她有几次早上醒来时发现身上有瘀青和抓痕。

不过，分床虽然保护了丽兹也安慰了约翰，却显然不完全是件好事。任哪对夫妻不能同床，他们的心理一定都会遭受沉重的打击；我猜他们两个都对这个生活习惯的变化感到悲伤。尽管如此，丽兹还是在这个处境中发现了少许幽默的意味。"有一次他平躺着猛踢了一脚，然后掉下了床，我想幸好他没有侧躺着面对我，于是咯咯笑了出来。但是除了那次，别的时候就太不好玩了。"

* * *

在约翰和其他 RBD 患者身上，有两件事使我尤为在意。第一件是梦的内容：约翰和其他人都明确地表示在发病之后梦的内容有了极大的改变。在他们的梦中，受到攻击、进行战斗或逃跑都屡见不鲜。偶尔我们也会见到别的行为，像吸烟、爱抚小狗、大笑或唱歌，但这些非常少见。我们通常看到的还是 RBD 患者的典型行为，也就是丽兹形容的扑打或脚踢，常常还伴随着咒骂、大喊或尖叫。我们该怎么解释这种梦境内容的显著改变？它显然不是日间攻击行为的反映。就像丽兹所说："约翰极少表现出愤怒，我很少见他发火，所以到夜里他那么愤怒、那么害怕，这就真是一件怪事了。"

我眼中的约翰也是一个气质文雅、举止温柔的人。不只是他，数项研究都指出了 RBD 患者在清醒时攻击水平很低。那么，是 RBD 发作时的脑部变化直接造成了患者梦境情节的改变吗？有一些证据提示确实可能如此。

一项研究显示，同时患有帕金森病和 RBD 的人，在日间的攻击性要小于只有帕金森病而没有 RBD 的患者。这至少说明脑干的病变对人的攻击倾向有一些影响，但这肯定还不是完整的解释。

新近又有一个假说认为，确实是脑干的病变引起了那些扑打的动作。就像我们能将感官刺激纳入梦境——外界一声雷响会变成梦里的爆炸，有人碰我们的腿也会让我们梦见动物在抓我们——或许这些暴力的动作也会影响我们的 REM 睡眠中梦的情节。

研究者还认为，RBD 在男性中比女性更加普遍。确实，被转诊到睡眠中心来的病人，大约八成是男性。这是因为睾酮对脑的作用吗？还是单纯因为 RBD 在女性身上比较温和？我们已经明确了解到，男性的噩梦更可能包含语言或身体的自我防卫，而女性的噩梦更多是一种威胁或恐惧的感受，要么就是逃跑。这是否说明女性在梦中较少出击，也较少对自己或伴侣造成伤害？还是说明女性更容易对这些觉得尴尬，从而不愿寻求医学帮助？抑或是她们更喜欢敦促伴侣就医？答案我们还不知道。

RBD 患者的另一个显著特征，是他们白天和夜晚的动作对比。正如丽兹在约翰发病时的评价："我简直不敢相信他有这么大的力气。要是让他在白天做那些动作，他连 1/4 的力气也用不出来。"就约翰的情况来说，我猜这是刺激水平的不同造成的：害怕被老虎咬或被人攻击的恐惧，会激发出我们在平常生活中绝少需要的活动强度。我由此联想到在一些故事中，人们会在紧迫的环境下力量大增，比如抬起一辆轿车救出一个被压伤的行人。但真正神奇的是，那些帕金森病或相关疾病的患者，虽然白天被疾病大大削弱了行动能力，但若发作 RBD 却可以流畅快速地行动。白天时颤抖的身躯、缓慢的动作和微弱的嗓音，到夜里却变成了有力、迅速的行动和大声的叫喊。就好像在 REM 睡眠期间，他们的帕金森病被短暂治愈了似的!

在对这种现象的一项早期研究中，研究者就描述了这样一位病人：他们发现他蹲在床上扑打着手臂，仿佛是在飞行，嘴里还用鸭子的声音拉着警笛。这名病人白天时无法下蹲，动作非常缓慢，声音也很微弱，但到了梦里却变成了一只鸭警察，正飞在空中追捕一只小偷鸽子。还有的病人在白天表现出显著的帕金森病症状，到夜里却被人看见在大显身手：或者和无形的敌人击剑，或者在想象的独木舟里奋力划桨逃避鳄鱼，又或者高声发表政治演说。但这些究竟是何以可能的呢？

有的病人会表现出一种所谓的"反常运动"（paradoxical kinesis）：在处境危及生命时，他们会一下子恢复正常的行动能力，比如房子起火时，一个卧床不起的病人能突然起身逃到外面。所以在有的 RBD 患者身上，或许是带有强烈情绪性内容的梦压制了他们的帕金森病。但这个解释显然不适用于那个在空中捉贼的鸭警察，也不适用于其他一些例子，比如梦见自己正在洗澡，于是在半夜唱了一支流行歌。对这些现象我们还只能猜测，但已经有研究者提出，在 REM 睡眠期间，来自运动皮层（产生动作的脑区）的信号会绕开基底神经节，这个部分负责调节人清醒时的行动，也正是受帕金森病影响的地方。至于为什么会这样，就又是神经科学诸多未解之谜中的一个了，但它也是个美妙的问题。

* * *

约翰除了有 RBD 之外，对他的睡眠监测还显示他有轻微的睡眠呼吸暂停，就是打鼾太厉害，乃至间歇性地堵塞了部分气道。再加上他以前做过前列腺手术，夜里要起来排尿，他的睡眠质量就变得很差。不过，他已经在为治疗 RBD 开始服药了。以前，这种病主要靠一种叫"氯硝西泮"的镇静剂来治疗，这是一种苯二氮䓬类药物，原理类似安定®，对某些人效果很好。但这种药可能产生副作用，使人在早晨困倦无力。对于患帕金森病或路易体痴呆等神经系统障碍的人，它还会引起思维混乱，或使他们容易跌倒。

近些年我们开始首选用褪黑素来治疗 RBD。这种药效力温和，且和治疗梦游症时一样，对很大一部分 RBD 患者都有效，副作用也少得多。研究者提出了许多种褪黑素的潜在用法，但其作用原理尚不明确。眼下约翰已服用褪黑素数月，并产生了一些好处。

他告诉我："开始服褪黑素后，我的发作次数一直在减少，到现在已经不怎么发作了。"丽兹同意他的话："从他服药之后，我真想说也许他就是在好转。也许是他睡得更深了一点，但又没深到不知道自己在干什么的地步。我还是听见过他在睡着时大声哭喊，哭声很是奇怪，那是两周之前。也是在那周，我听见他在睡梦中笑得喘不过气。所以你看，发作起来已经不太暴力了，但还是有东西要发作出来。"

约翰和丽兹仍没有信心睡一张床，但情况在往好的方向发展。我们正慢慢加大褪黑素的剂量，并试着治疗他的睡眠呼吸暂停和尿频症状。夫妇俩都抱持着能再度同床的希望。此外，给约翰下一个明确的诊断还有其他好处：他在刚开始发病时的羞耻和尴尬也在减轻。丽兹简要地总结了他的心态：

　　这种病会给人带来许多羞耻感。因为得了病你会踢打身边的人，你的伴侣，妻子或丈夫，谁都免不了挨打。我丈夫总说："不，不要说出去，谁都不要告诉！"但我必须告诉他："我是不会保密的，因为这不是什么可耻的事。你在发病的时候没有意识，你的行动都不是有意做出的。"

＊　＊　＊

　　看来迪士尼是对的。卡通狗布鲁诺和那个国王都表现出了RBD 的症状，数年之后神经科学家才在猫身上报告了这种症状，而它得到医学界的正式承认更是几十年后的事了。你可以说这是艺术家的自由创作，但这也是医学记录的萌芽。当我多年之后重看《灰姑娘》时，我不禁想，有多少人曾和子辈孙辈一起观看这部电影，并从中看到了自己或伴侣在夜里做的事。

　　（后记：过去几个月里，约翰和丽兹睡回了同一张床，中间放了一只大枕头。丽兹说约翰只发作过几次：有一次他发出狮子般的咆哮，但并没有踢人。）

第四章

鼾声隆隆

总觉得累

　　每当我翻看病人的病历，就发现其中充满了各种缩写。有的比如 CADASIL（伴皮质下梗死和白质脑病的常染色体显性遗传性脑动脉病）和 SOREMPs（睡眠始发快速眼动睡眠时段）是绝对必要的，它们既能节约墨水和时间，也能让可怜的医务秘书在打字时不至于发疯。还有的深受医学生喜爱，却极度粗俗无礼，它们大多在几十年前就已不再使用，现在已经化为了都市传说。除此之外，还有一些缩写纯粹是病人对医生说的大白话。

　　在所有常用缩写中，有一种最能使刚打开病历准备记录的医生心头一沉，就是 TATT，即"总觉得累"（tired all the time）。当来访者诉称自己 TATT 时，你就知道这会是一次漫长的接诊。TATT 的可能原因几乎没法说尽，甲状腺活性不足、糖尿病、抑郁症、慢性疲劳、癌症、轮班工作、贫血、自身免疫疾病、一氧化碳中毒，等等等等。有些原因会危及生命，还有一些只是小毛病而已。但 TATT 又极为普遍，因此全科医生很大一部分时间会耗费在排查原因、找出有潜在重病的患者上，而这仿佛大海捞针。

我肯定，当玛丽亚第一次去看医生时，"TATT"这四个字母就被写进了她的病历，她诉说病情时，那位医生的心情也肯定一点点黯淡了下去。见到玛丽亚时，我只觉得她口才好，人活泼，充满干劲。但她描述的短短几个月前的情形，却实在难以想象。

她说："是这样：过去两年，我随时都感到筋疲力尽，全无精力。我总感觉病恹恹的，也一直在看医生。我起先以为是甲状腺的问题，或是得了贫血什么的，于是一遍遍地去做血液检测。我体重超标，不管怎么努力都减不下来。我也根本没有力气去锻炼。"

玛丽亚已年过40，正努力兼顾着做母亲的责任和一份富有挑战的医疗工作，但她的重度疲倦影响了她生活的方方面面，疲乏的感觉无孔不入："我感觉很难应付的一点，是我总在极度躁狂和极度愤怒之间摇摆。我完全分不清轻重缓急，也没有抗压能力。我真是什么也应付不来。"

她只能勉强应付工作和家庭生活，但是只要两者稍稍偏离正轨，造成了任何一点额外的压力，她就会难以承受。"生活的路上只要稍有颠簸，我就感觉天都塌了。我本来是个天性活泼的人，但那时我连幽默感都丧失了。"

玛丽亚的无精打采明显影响了她的夫妻关系。她回忆道：

> 我丈夫是个很闲散的人，但有几次他也忍不住说："我们必须想想办法，不能再这么下去了。"不过他也知道我已经倾尽全力了。我在尝试冥想和正念，还去参加了瑜伽课堂。

我有试着调整饮食，甚至把工作都换了。我试了很多办法，一直没有断过，只为找回本来的自己。

听着玛丽亚的自述，我被她努力改善健康的坚持深深打动：换工作毕竟非同小可，这可是人生中的一场剧烈震荡。

恶劣的健康对她的身心都造成了影响。她回忆了当时的痛苦："我的皮肤也出了问题。本来我的皮肤一直特别干净，但那时我手上突然就长了湿疹，后来还长到了脸上和眼睛上。我很苦恼，真感到自己快散架了。我心想：'就这样吧，我正在不受控制地滑向更年期，整个人都在破碎。'那真是糟糕的感觉。"

玛丽亚的丈夫也在苦苦挣扎：

我丈夫很担心我，但他也觉得很委屈，因为那时的我已经不能保持理性，没有精力做事，即便制订了计划也会因为太累而无法执行，而这些的后果都要由他来承担。我们的社交生活彻底完了，因为我哪儿都去不了。我太累了。有时我充满乐观地制订了一个计划，可到了时间，我又去不了了。这种事只能有几次，再往下别人定计划的时候就不带你了，因为他们知道你是靠不住的。

她回忆说，如果哪天休假，她会把孩子们送去学校，然后回家躺到床上，并把闹钟设在学校放学之前的 20 分钟。"我连读一本书的力气也没有，刚打开书本，读不到一页我就会睡过去。"

可以想见，出问题的不仅是她的家庭和社交生活。上班开会时，她必须在桌子底下掐自己的腿才能不睡着。"我觉得要保持清醒太难了，为了支撑下来，我要喝许多咖啡，吃许多葡萄糖能量甜食。"

玛丽亚继续抗争着。但一次次地走访医生并没有换来明确的诊断或治疗的希望。不过，就在初次就医后的大约 18 个月，她迎来了一个灵光一现的时刻。到现在她还清楚地记得当时的情景："我当时为了别的事情去看医生，候诊室的屏幕上在放一段科普录像，描述着某些症状，我一下子意识到：'老天！这听起来就是我的情况！'等到诊室里见到我的全科医生，我就对他说：'我觉得我得了睡眠呼吸暂停！'"

＊ ＊ ＊

打鼾可以是一出喜剧，也可以是一种折磨——尤其对那些和打鼾者同床的人。打鼾极为常见的。对于大部分人，打鼾都是因为气道狭窄或鼻道部分阻塞，干扰了口腔深处的气流，并导致喉部软组织共振，其中包括软腭、扁桃体、腺样体和悬雍垂（喉咙深处下垂的那一块）。人吸气时，紊乱的气流会造成气道中的这些部分一起振动，其结果可能是轻微的呼噜声，也可能是卡车开过一般的巨响。

但和一般打鼾相比，阻塞性睡眠呼吸暂停（OSA）的规模完全不同，这种不同不在于音量而在于效果。当你渐渐入睡时，撑起气道壁的无数块小肌肉会稍稍松弛。入睡时，如果气道狭窄到了一定地步或是松软到了一定地步，它就可能部分或者全部阻塞。

气道的塌陷会导致你体内的含氧量下降和心率上升，从睡眠的角度说，它会破坏你的睡眠。随着深度睡眠被打碎，气道中的肌张力会短暂恢复，让你能再度呼吸并入睡，这样的循环会持续一整夜。每个小时，这样的阻塞事件都可能发生十到二十次，极少数情况下甚至有百次之多。如果睡眠被破坏到了这种程度，那么你醒来时自然会觉得疲惫。

玛丽亚说："我也知道自己有打鼾的问题，我丈夫说我的鼾声特别响，但我当时没在意，因为根据我的经验，许多人都打鼾，我并不认为这是个多严重的问题。打鼾只是件有点滑稽的事，所以我很可能没给予它应有的重视，觉得那没什么大不了的。"

然而，打鼾破坏玛丽亚睡眠的证据已经显而易见。她的鼾声响到了丈夫要不时去婴儿房避难的程度，他也提到了玛丽亚偶尔会在睡眠中停止呼吸。

虽然知道自己有睡眠问题，但玛丽亚提出了另外一种解释。

虽然感到筋疲力尽，但我还是睡着了的。医生问过我"你睡得还好吗"，我说我睡得很好。我只要脑袋一碰枕头，就会像关了灯那样立刻睡着，不管什么时候上床都是如此。虽然我夜里常常醒来，但我觉得那只是我在哺乳期养成的坏习惯。我的两个孩子都睡得不很踏实，所以我觉得我只是养成了这么个频繁醒来的习惯。我觉得原因就是这样。但我确实没有精神饱满的感觉了，再也没有了。

睡眠呼吸暂停（SA）引起的嗜睡可能造成极其严重的后果。我们的睡眠中心接待过无数这样的病人，他们开车时睡在了方向盘上，出了车祸，这才发现了自己有 SA。我还清楚地记得我在癫痫门诊接待过一位病人，他当时正在接受癫痫检查，站着站着就跌倒了，好几次。一次他站在自己的办公桌旁，感到有些倦意。等回过神来，他发现自己已经躺在地上，办公桌和脸上都溅满了血，原来他刚才脸朝下栽倒了，鼻子撞到了桌子角。癫痫检查最后什么也没查出来，倒是查出了他有极严重的 SA。这种疾病一得到治疗，他突然跌倒的症状马上就消失了。

我们这个时代，睡眠呼吸暂停已经成了流行病。最近瑞士的一项社区研究显示，有多达 1/2 的男性和 1/4 的女性有显著的 SA。SA 的发病率和我们的腰围及颈围同步增长。随着我们变得更胖更重，睡眠呼吸障碍也变得越发常见。在英国，2014 年有 62% 的成人超重或肥胖，而 20 年前这个比例是 53%。近年来，这种体型增长在大多数发达国家都有体现。在美国，全美人口的肥胖图表显示了一条无情的上升曲线，尤其是自 20 世纪 80 年代初以后。

阻塞性睡眠呼吸暂停和肥胖的关系已是久为人知了。对维多利亚时代伦敦的疾病状况有敏锐观察的查尔斯·狄更斯就在他的《匹克威克外传》中这样写了肥仔乔："'又在睡！'老先生说，'这孩子老在睡觉，出去办事的时候很快就睡着，到桌边伺候客人时也睡得打呼噜。'"因为这个人物，一类名为"肥胖低通气综合征"的 SA 也被称作"匹克威克综合征"。其实在更早的时代，就已经有人把 SA 或类似的问题和肥胖联系了起来。比如在公元前 4 世纪统治本都赫拉克利亚（Helacrea Pontica）的僭主狄俄尼索斯，据说就是个身躯庞大、极度嗜睡的人，需要仆人用长针把他扎醒。另一个历史人物，昔兰尼（Cyrene）的马加斯，死于公元前 250 年，据修辞学家阿忒纳乌奥斯说，他"在最后的日子里被自己那超大一堆肥肉压垮了，实在是自己把自己憋死的"。

　　体重增加可能从几个方面促成或加深 SA。比如脂肪在颈部的局部堆积会使气道变窄、更易塌陷，而胸部的脂肪也会使呼吸更加费力，胸部的重量会使肺活量减小，又会使身体的代谢需求增加。减肥常常能改善 SA 的问题。

　　但肥胖不是唯一的元凶。有时睡眠科医生也会接待一些体重正常的病人，但他们的 SA 严重得惊人，会整晚整晚地呼吸暂停。而玛丽亚虽然超重，却也不算肥胖。SA 的致病因素还有很多。它可能在家族内遗传，还常与气道形状有关。舌根太大、下巴太短都会使气道变窄。扁桃体太大有时也是原因。SA 似乎在东南亚裔人群中更为常见，或许和他们的头形及由此塑造的气道形状有关。

＊　＊　＊

　　睡眠每小时都被打断几次，显然会使你极度困倦，白天无精打采。单是这点就能威胁你的健康。SA 患者遭遇交通事故的风险比常人高两三倍。但我们要担心的不仅仅是困倦。

　　我们知道，睡眠不足会对身体和精神造成许多影响，而整夜半睡半醒也是睡眠不足的一种形式。但这样的反复窒息除了破坏睡眠，还有其他更为严重的后果。每次气道阻塞，去甲肾上腺素都会飙升，心率和血压也会上升，胸腔压力会增大，动脉会变硬，血氧量也会降低。我们正逐渐明白，这些生理变化如果每晚发生数百次，将会产生怎样广泛的影响。每次呼吸暂停，流回心脏的血液成分都会改变，随之变化的还有一种由心房分泌的激素，叫"心房肽"（ANP），结果就是肾脏在夜间分泌更多尿液，使人更频繁地起夜。玛丽亚就回忆说："我每晚都要起来三五次（去上厕所）。"

我们已经知道，SA 和高血压及高血压可能引起的严重疾病，如心脏病和中风，都有密切的关系。睡眠反复遭到破坏本身就会使血压骤升，这并不是因为血氧含量的下降，但是间歇性的低血氧应该会加重危害。睡眠破坏加上血氧降低，身体就会在日间通过交感神经系统和肾脏激素的变化制造更高的血压（交感神经系统就是利用肾上腺素和去甲肾上腺素调节"恐惧—战斗—逃跑"反应的神经机制），而肾脏激素也调节血压。

虽然高血压本身就是诱发心血管疾病和中风的一大风险因素，但 SA 还会造成其他危害。我们的血管里有一层薄薄的内壁，称为"内皮"，它的一个重要功能是监测血流的变化，并释放相应的物质调节血管的口径。当血压过高时，内皮的这一正常功能就会破坏，而研究者认为内皮的这种功能障碍就是心血管疾病的早期阶段。间歇性缺氧（氧含量反复下降）的实验模型显示，氧含量的这种波动本身就会引起内皮功能障碍，并由此提高动脉问题的风险。

此外，有风险的还不仅是血管本身。我们的所有细胞中都包含了若干抗氧化机制，以保护我们不受氧代谢的有毒分解产物、即"活性氧"的危害。间歇性缺氧会削弱这些抗氧化机制，并在氧含量再次升高时将我们的组织置于这些活性氧的风险之中。

仿佛这还不够糟糕似的，SA 还会产生其他后果，加重风险。虽然我们已经知道 SA 和肥胖密切相关，但它本身或许就会导致体重上升及其相关问题。有研究显示，作为 SA 特征的间歇性缺氧会深刻影响胰岛素的作用，而胰岛素正是调节葡萄糖的分解和储存的激素，对防止糖尿病至关重要。SA 会降低身体对胰岛素的反应，造成所谓的"胰岛素抵抗"，这是走向糖尿病的第一步，结果就是血液中葡萄糖的含量变得更高。

SA 还会影响人体内两种激素的含量，分别是"瘦素"和"胃促生长素"，它们是调节食欲和代谢的重要因素。因此，SA 本身或许就促进了热量的摄入和加工，使人更容易增重。不仅如此，SA 造成的间歇性缺氧也会深刻地影响脂肪，会在脂肪组织中引起炎症，这可能增加和肥胖有关的风险。

由此可见，SA 可能代表了一场全方位的病理风暴，会严重破坏我们的血管。睡眠不足加上间歇性缺氧会引起糖尿病、高血压和炎症，并破坏我们的血管，导致的体重上升更是雪上加霜。

呼吸科大夫已经和 SA 及其危害周旋了几十年，我们这些神经科大夫算是来得晚的。我们只有在诊断发作性睡病时，才会考虑SA 的情况是否需要排除。我记得做住院医时曾被迫听了一场关于SA 的报告，当时无甚印象：这种疾病的诊断和治疗都平淡无奇，和我的病人也没多大关系。那时，大家对 SA 的种种后果还不甚明了，但今天我们已经知道，它在神经病学的各分支也都有深远影响。

除了会因高血压和血管疾病而引起中风之外，SA 也有引发心律不齐的风险，而这又会导致血块在心脏中凝结，并进而堵塞脑血管。SA 还和各种头痛、如偏头痛和晨间头痛有关，会引起颅内血压上升，还可能使帕金森病恶化。

　　根据我的临床实践，它还会引发梦游、睡眠麻痹和噩梦，并加重发作性睡病和失眠。或许最重要的一点，是我在癫痫门诊见到了许多病人，SA 加重了他们的癫痫。对某些人来说，睡眠不足是癫痫的重要诱因，而 SA 打断睡眠，再加上反复的低氧状态对脑部的刺激，都可能使控制癫痫的难度大大增加。如果能识别并治疗严重的 SA，将给一些癫痫患者带去很大的帮助。

　　对一般大众而言，最令人担忧，但或许也是最使人兴奋的关联之一，就是阿尔茨海默病。我们已经知道，SA 会在认知的多个方面造成严重退化，比如注意、警戒、长期的语言和视觉记忆、推理和问题解决力等，但它或许还对痴呆症的发展有直接影响。SA 看来会加快认知损伤与阿尔茨海默病的发展；为阿尔茨海默病患者治疗其 SA，能改善他们的认知功能。在老年人身上，研究发现，β-淀粉样蛋白的累积也和 SA 有关。这种蛋白会在脑内堆积，形成斑块，影响神经元之间的信号传递，并在脑内引发炎症；这些斑块正是阿尔茨海默病的一个微观特征。最近，或许已经有人对 SA 和痴呆症的关联提出了解释。

　　我还在医学院念书时，老师向我们介绍了淋巴系统，那是人体内的一系列管子和通道，能将组织内的液体重新排入循环。每天大约有三升液体流经这个系统，将组织中的废物和毒物运走，这些液体也会流过淋巴结，以增强免疫系统。例如乳腺癌手术会破坏淋巴系统，并在术后造成淋巴水肿，患者会手臂肿胀，就是因为这些液体排泄不畅造成的。足部的感染可能造成腹股沟的淋巴结肿起，因为免疫系统开始抗击感染，淋巴结也随之增大。在教授身体方面的知识时，老师还告诉我们有一个器官是没有淋巴系统的，那就是脑。然而在过去的短短几年，这条公认的知识却被推翻了——说来真是惊人，它居然这么晚才被推翻。

研究者在脑中发现了细微的管道，它们构成了一张纵横交错的网，仿佛为荷兰低地排水的运河系统，被称为"类淋巴系统"，相当于脑的排污溜槽。已有明确证据指出，该系统排泄的一类物质正是 β-淀粉样蛋白。那么这和睡眠又有什么关系呢？

有人研究了睡着或麻醉状态的小鼠，发现它们类淋巴系统中的管道会在睡眠时扩张，而且在这两种状态下，它们类淋巴网络中液体的流量都会比醒着的时候大。在人类身上，类淋巴管中的液体最终汇入脑脊液，而脑脊液中的 β-淀粉样蛋白含量早晨最高，说明人类也一样会在夜间冲刷出大量的 β-淀粉样蛋白。最近一项对人类的研究显示，就算只一晚睡眠不足，人脑一些区域的 β-淀粉样蛋白含量也会增加，其中就包括在阿尔茨海默病中常常受损的海马。再考虑到 SA 可能每晚破坏睡眠几百次，你就很容易理解为什么这会损坏类淋巴系统的运行，为什么脑内的 β-淀粉样蛋白会增多，以及为什么这会使人更易患阿尔茨海默病了。

不过，问题的症结可能不单在类淋巴系统。SA 不但会损坏血管，它引起的反复低氧状态也会危害脑部。除了在身体其他部位，SA 也会在脑内引起炎症和氧化应激，从而改动维持神经元健康的各种过程，以及神经回路的调节机制。

既然如此，为什么我又说这个关联使人兴奋？是这样的：鉴于阿尔茨海默病和 SA 都很常见且越发常见，有研究者提出了 SA 是阿尔茨海默病的一个重大的可修正风险因素。我们无法修改自身的基因（现在还不行！），但如果能尽早识别并治疗 SA，是否也能算对阿尔茨海默病的一种预防方法？

＊ ＊ ＊

在向她的全科医生表示自己得了 SA 后，玛丽亚被转诊到了我们中心。她在家时佩戴一部简单的设备，能在夜里监测她的呼吸、心率和血氧含量。设备显示，在整个夜晚，她的氧含量会每小时下跌惊人的 86 次。我问她第一次得到这个诊断是什么感觉，她说："说起来有点不好意思：听到以后不能再开车时，我马上哭了出来，因为我上班必须开车，而我丈夫又不会开。这让我有些想不开。但等我有了时间慢慢消化这件事后，我却大大松了一口气，因为幸好这不是更严重的病。"

玛丽亚自己也从事医疗业，我问她以前有没有听说过 SA。她说："这个病我熟悉。"但她接着又说道：

我觉得医生遇到我这样的病人未必会第一时间就下这个诊断，因为我是女的，年纪不大，脖子也并不算粗。我想这也是全科医生没有想到这种病的原因。我并不符合睡眠呼吸暂停患者的典型特征。虽然医生也问了我睡得好不好，但他们并没有追究我频繁起夜一类的情况。

针对 SA 有几种疗法。减肥肯定有用，对特定的病人还有一些别的办法，比如让他们尽量侧睡，或者用口腔设备将他们的下巴向前拉从而开放气道，还有就是手术。近年来还出现了一种针对非常严重病例的疗法，就是将一种电子设备植入患者颈部，刺激神经，使舌头在睡眠中能够后缩。但以玛丽亚的严重病情，能立即生效的疗法就只有一种："持续气道正压通气"。

该手段旨在防止气道塌陷，方法是在患者睡眠时撑开其气道，具体而言是在患者脸上绑一只密闭的面罩，面罩连接一部小型机器，向患者口鼻泵入加压空气，以使气道保持开放。在这种设备问世之前，有些 SA 病情极为严重的患者会接受气管切开术，就是用外科手段在颈部开一个洞口，使空气绕过阻塞部位。和这个相比，CPAP 的创伤算是极小了。不过睡觉时在脸上绑一只面罩并非毫无困难。有病人会因此感到幽闭恐惧或不舒服。玛丽亚对我说：

> 第一天早晨醒来时，我感觉脸仿佛被打了，因为面罩什么的有压迫感。我心想，这办法可不怎么样。但第二天醒来时，我却发现这是我八年来唯一在夜里只醒了一次的睡眠。我感觉好太多了，也高兴极了，这个办法真的有用，我感动得哭了。

接下来玛丽亚继续使用面罩和机器。我问她长期治疗的效果如何。她告诉我她的困倦完全消失了，还重新开上了车。"我的注意力比以前好了许多。我也又能开始读书，这真是件大好事。以前我一回家就打开电视——我半小时之内就会睡着，所以看不了什么有品质的东西。但我现在能读书了，正在读一部长篇小说。"

另外，从前的她稍微生一点气就很难受，现在却能一笑置之了。"还是有人会惹我生气，我也忍不住会有反应，但现在我变得坚韧了许多，遇事也更能应对了。我性格中的那部分回来了。我比以前放松了许多，也更能理解世情了。"

我问她是否觉得 CPAP 消除了 SA 的一切影响。她说：

> 我并没有恢复最初的自己。但毕竟八年过去了，我已经四十五六岁，生了两个小孩，也发胖了。和从前（发病前）比，我当然不一样了。但我觉得状态比以前好了许多。我很乐观，将来的状态一定会更好。或许经过锻炼、减掉足够的体重后，再过两年我就能摆脱 CPAP，现在这是个可以实现的目标。而就在几个月前，这还完全不可能。

交谈之间，玛丽亚还说了一番令我意外的话："我现在感到非常自责，后悔没有早听（我丈夫的）话、认真对待自己的病，我本可以早点研究它的。"说着她耸了耸肩。虽说她最终还是被诊断为睡眠呼吸暂停，CPAP 的治疗也很成功，但她的释然中还是不免带上了一丝悔意。她告诉我她在确诊后研究了自己的病情。"我阅读了相关资料，当然也和别人一样上谷歌搜了搜。看到结果我震惊了：没想到这病居然这么严重，而我居然没有早接受治疗，这很可能已经给我造成了很大的危害。"这不是我经常会从病人那里听到的感想，或许是因为玛丽亚自己从事的也是医疗行业吧。

如果 CPAP 真能消除 SA 对健康的所有影响，玛丽亚的后悔才有根据。如果 SA 真是引起这一切健康问题的元凶，那么对它的治疗就理应能降低你患心脏病、中风、阿尔茨海默病等等的风险，对吧？这看起来是个简单问题，而答案却非常复杂。CPAP 对 SA 患者的认知功能、心境和嗜睡症状确有改善作用，这方面已有明证。我们还知道 CPAP 能改善血压，减轻内皮功能障碍，而后者正是血管健康的指征，这些效果在服用数种高血压药物的人身上尤其显著。但这就能证明它会降低心血管疾病和中风的风险吗？

对这个问题已经有了多项研究，但结果并不一致。有的观察研究显示 CPAP 确实能降低病人死于心血管疾病的风险。但在几项比较晚近的对照试验中，病人被随机分配到 CPAP 组和非 CPAP 组，此类效果却没有出现。在痴呆症领域，有研究显示，CPAP 能引起脑容量的变化，尤其是在海马这个和记忆及阿尔茨海默病有关的脑区，只要短短几周的治疗就能使其容量变大，但至今还没有人发表对痴呆症的大规模随机对照试验。

为什么 CPAP 在心血管疾病上会出现矛盾的结果？这些试验凸显了和这类研究有关的方法论问题。首先我们知道，CPAP 的依从性（即病人能否坚持每晚始终使用 CPAP）非常多变且常常有限。在有的研究中，病人的平均依从性很低，每晚只使用三个小时。我们不知道对 CPAP 使用多久才是最佳，但想必你用得越多，收效越好，因此我们很难从 CPAP 使用较短的那些研究中得出可靠的结论。第二个问题是选择哪些病人加入研究。将某位非常嗜睡的病人随机分入无治疗组，在伦理上是不妥当的。因此有些试验选择了不嗜睡的病人作为对象，但有人指出这些对象本来就最不可能从 CPAP 中获益。第三，也许 SA 造成的一些伤害是不可逆的，因此用 CPAP 来修正未来的风险，作用就有限了。最后，我们还不确定这些试验应该持续多长时间。SA 造成的可逆后果会多久显现，是马上，三个月后，还是三年之后？

我们必须认识到 SA 不是铁板一块，它在程度上有轻有重，有的患者困倦嗜睡，有的则不会。有人主要在 REM 睡眠阶段出现此类呼吸困难，还有人光是平躺就会出现。有人大半辈子受其折磨，还有人因为增加了体重、直到最近才开始经历。因此，无论是 SA 对健康的危害，还是 CPAP 疗法的益处，都不可能人人一致。我们之所以对这种疾病的影响及相应治疗的功效还不确定，很可能就是因为它的这种多样性。

但有一点是肯定的：当我和玛丽亚相对而坐，我面前的这个人已经不是几个月前的她了。她描述的那个暴躁易怒、筋疲力尽的自己，已经换成了这个面带笑容、神采奕奕的新人，能在繁忙的家庭生活和工作中应对自如。"我不喜欢那个面罩，"她说，"我宁愿不戴着它也能睡觉，但它又实在给我的生活带来了太大的益处，我很感谢它。"对玛丽亚来说，CPAP 对她的睡眠、情绪和生活的好处显而易见。

至于 CPAP 的长期效果，无论对玛丽亚还是对其他 SA 患者，我们都希望未来的研究能揭晓答案。

第五章

大巴司机的梦话

梦呓还是其他？

　　事情并不总是表面看起来的样子。医学生在刚开始接受医学教育时，就明白了对眼前的现象要多一点审慎。在学校里学习全科医学时，老师告诉我们要寻找"幕后动机"，也就是一个病人来看医生的真正原因。病人前来就医，真的是因为肚子疼，还是因为他心情抑郁、家里有不顺心的事？他头疼仅仅是因为头疼，还是在工作中受了欺负？随着医学生涯的进展，我们渐渐熟悉了那些表面具有欺骗性的情况：急诊室的那个孩子，身上的瘀青不符合从秋千上跌落的创伤，倒更像是受了虐待；那个患痴呆症的老人，虽然入院的原因是病情急剧恶化，但其实过去几个月里一直情况稳定，只是家人再也忍受不了他住在家里了。还有一种情况我见了好几次：病人患有严重的难治性癫痫，用了许多药物都控制不住，一次次被送进重症监护室，在那里用全身麻醉治疗长时间的抽搐；但他贴上头皮电极后，脑波却显示完全正常。所谓的难治性癫痫原来是心理问题，并无神经病学基础。

有些病人会有意模仿特定的病情、症状和表现，以获得某些好处：士兵假装受伤以逃避艰苦的兵役，或是囚犯"诈病"以希图从主监区混去医疗区。还有"孟豪森综合征"，这种精神障碍的患者为获得医生的关注，会编造症状和病痛，比如他们会急切地想说服医生，自己的腹痛是阑尾即将爆裂的征兆。不过大多数人都不是在装病怠工，他们感到的症状是十分真实的，完全不受意识的控制，他们绝不是想恶意蒙蔽别人。

千百年来，围绕这些"非器质性"病变（即没有生理机能障碍作为基础的病变）的性质问题，一直有激烈的争论。现在回顾历史，我们发现 4000 年前的古埃及文本中就描述了一些能反映非器质性神经系统障碍的病例。在希波克拉底时代，这些病况被称为"癔症"（hysteria），该词由希腊语的"子宫"派生而来。当时由男性主导的医学界认为癔症是女性独有的病情，系由子宫离开了正常位置而引起；子宫在全身游走，就会引发各种症状。一直到 17 世纪最末尾，医生们才开始认为癔症不是一种身体疾病，而更接近情绪问题。

对这些疾病的正式研究始于 19 世纪，先行者是布里凯（P. Briquet）、让内（P. Janet）和沙可（Jean-Martin Charcot）等法国医生。在那时，癔症还被看作一种"神经退行性"疾病，用催眠就能治好。让-马丁·沙可曾带着患有癔症、癫痫、奇怪动作、瘫痪或麻木的病人公开展示，并当着付钱的观众为他们成功治疗。皮埃尔·布鲁耶（Pierre Brouillet）有一幅著名的画作，表现了沙可向一众研究生展示一名癔症女患者的情景，地点是巴黎的萨伯特慈善医院，这里当时是，现在依然是重要的神经病学中心。在台下凝神观看的是著名神经病学家，像是约瑟夫·巴宾斯基（Joseph Babinski）、德·拉·图雷特（Georges Gilles de la Tourette）、亨利·帕里诺（Henri Parinaud）、皮埃尔·马里（Pierre Marie）等，这几个名字出现在各种临床表现或障碍里，已是常用名词。这幅画作叫《萨伯特医院的一堂临床课》（*A Clinical Lesson at the Salpêtrière*），其复制品在我工作过的许多家神经科学机构的墙上都有悬挂。

不过，我们对这些疾病的看法，最主要还是受了西格蒙德·弗洛伊德的影响。弗洛伊德最初在沙可手下工作，后来又去奥地利开展研究，他认为癔症的源头在于心理，是被压抑的可怕经历转化成了躯体症状。弗洛伊德其实述说了一种万能解释：你要么回忆起了从前的巨大创伤，这能够解释你的癔症；要么将这些创伤压入了潜意识，这依然能解释你的癔症。因为这个将心理痛苦转换成躯体症状的观念，癔症又被称为"转换性障碍"。直到今天，弗洛伊德的观点仍有影响。不过，尽管精神科医生绞尽脑汁发掘心理创伤的证据，仍有一些此类病人，他们身上就是发现不了这样的生活经历，人会患上非器质性障碍，似乎有多种原因。

这些障碍现在又有了一个新名字叫"功能性神经系统障碍"（FND），这一方面反映了我们并不理解这些症状在许多病人身上的原因，一方面又表达了病人的神经系统结构正常，却在功能上出现了故障的观点。一个常用的比喻是硬件没有损坏，但软件出了问题。

历史上，心灵和身体一度被看作彼此独立的实体，这个观点叫"身心二元论",它认为人的体验源于灵魂,那是完全独立于"器质性"的或说身体的机能障碍的实体。但这个二元论的观念正在逐步瓦解,其实仔细想想,这也在意料之中。我们知道,人的心理状态和神经功能有着固有的联系。常听有癫痫或偏头痛患者说压力是促使他们发病的强大诱因。从更为日常的层面来看,我们也都熟悉害怕或激动时起鸡皮疙瘩、颈后毛发直竖及瞳孔放大的感觉。这些身体变化系由神经系统调节,但它们显然也受我们心理状态的影响。

就我个人而言,当要走上讲台发表一场重要演讲、心中充满忐忑时,我就会产生一种熟悉的感觉:忽然感到双腿不会自行走动,非要注意引导才行。我紧张地提醒自己不要在拾阶走上讲台的途中绊倒,本该由无意识操纵的双脚交替前行动作变成了一项需要用意识维持的工作,于是双脚变得又沉又笨。由此看来,我们的神经系统对加诸其上的注意很是敏感;觉察到身体的某个部位或某个动作,本身就可能引起症状。你不妨自己做个实验:先安静地坐在椅子上,不要分神。然后将注意力全力集中在脚上:你要留意脚的感受,袜子摩擦脚趾是什么感觉,鞋子压着脚跟或脚踝又是什么感觉。短短几分钟后,你就可能产生从未前没有的感觉,那或许是一种胀痛、一阵麻木或是一点不适。单单是注意这个行为,就可能引起症状。有可能对某些没有器质性症状的病人,尤其是没有明显心理诱因的病人,给他们造成问题的正是这个机制。

而且,非器质性的神经症状是极为普遍的。有研究显示,功能性问题是病人来神经科门诊就医的第二大原因,仅次于头痛。

睡眠医学领域自然也有同样的例子。在我接待的病人中间，就常有表面极度嗜睡，其实是严重抑郁的，或者表面有发作性睡病，其实这是其逃避压力处境的无意识机制的。我现在就能想到几个病人，他们转诊来我这里时都显出有睡眠方面的神经系统障碍，但起因都是童年时夜间在卧室里受到了情绪、身体或性的虐待。我接诊过不止一位会忽然瘫倒的病人，他们此前被诊断为发作性睡病，但最终诊断都是 FND。他们和我在普通神经科门诊接待的几乎所有病人一样，也对自身症状的潜在性质毫无觉察。

但我也记得刚当上主任医师时看过的第一例病患：一名年轻男子，在孩子出生后不久后就患上了无法治疗的深度嗜睡。过去的五年里，他大部分时间都在床上度过，每天睡 20 个小时，完全错过了孩子的童年成长。他的伴侣像单亲似的抚养儿子，一边每天辛苦照看孩子，一边还要努力保住工作。来我这里前的几年里，别处的神经科医生试了各种疗法让他保持清醒，但都不见效。

然而漫长的入院检查显示，虽然他一天里大部分时间都躺在床上"睡觉"，但脑电图的脑波分析却明白地表明他是醒着的。我费了好一番口舌才让他和伴侣相信，他的情况可能是心理问题而非神经问题。我安排他在一间神经精神科病房里住下，用四周的时间接受评估和治疗。但就在他入院前的三天，我收到了他的伴侣发来的一封电邮。"真是妙不可言，"她写道，"他忽然就醒了，状态好了很多！这几天他一直很清醒，参与了家庭生活，也找回了从前的自己。"我只能得出一个结论：在卧床几年逃避家庭责任之后，这个男人终于担心自己无法在住院病房的严密观察之下维持嗜睡的假象了。

医生，或者说几乎所有医生，内心都有帮助病人、陪伴病人的渴望。相信病人是我们无法违抗的本性，有时我们很难维持准确诊断所需的一点怀疑精神。作为医生，怀疑不足肯定比怀疑过度要好，要在两者间保持平衡有时真的很难。我的职业生涯中无疑也有几次着了来访者的道。

* * *

罗伯特也是个表里不一的人。他今年 72 岁，我第一次见他是六年前。他身材修长，一头短短的灰发，风度自信，博学多闻。他操着一副如雕花玻璃般清脆的上层口音，向我述说自己的青年时代。他在伦敦中部一个树木葱郁的街区出生，夏天时和大家庭一起去爱尔兰快乐地旅行，还在一家优质学研机构受了教育。尽管如此，他却在 16 岁辍了学。他急着开始工作，却无清晰的指导或目标。他在音乐、营销、出版等行业之间游走，对每份工作都很快厌倦，然后热切地尝试起别样的生活。

他说："我的厌倦阈值很低，没有头绪自己想干什么，全无方向。"他说年轻时一度想要从政。我问他当时想加入哪个政党。他哈哈一笑对我说："我见保守党的女人漂亮多了，就加入了保守党！"后来的谈话中他承认现在的人会说他"在政治上很不正确"。后来，他在伦敦一个非常富裕的区域为"青年保守党"组建了一个支部，结果是他再次感到厌倦，又去寻找新方向了。

看他的出身，我感觉他绝对是体制内的一员，但他最后居然做了大巴司机，这使我相当困惑。"这件事说来很有意思。如果20多岁时有人说我将来会开大巴，我肯定给他一拳。"他说。

他在伦敦漂泊了几年，然后去了美国。"我是60年代初期到中期那样去的美国。真是大开眼界。"说这话时他眼里发光。我问他在美国做了什么，他不动声色地回答："凡是能弄到的毒品，我全都试了。"

最终他又漂回英国，靠倒腾非法药物过上了好日子：他成了一名毒贩。我跟他说，他的经历让人想起霍华德·马克斯（Howard Marks），此人绰号"好好先生"，是个臭名昭著的毒品走私贩，他20世纪60年代在牛津念本科时开始向朋友和熟人出售大麻，并最终建起了他的大麻帝国。"哦对，我跟他很熟！"罗伯特应道，"我想他书里也写到了我。"他指的是马克斯在几年前出版的自传。

和马克斯一样，罗伯特的职业也把他送进了英国监狱。"政府决意要认为天生地长的东西也是非法的。因为我带了许多这种东西回国，他们就决定最好不让我再带了。我因为带进了可卡因被定了罪。"他告诉我。

罗伯特被判入狱九年，最后一年在一座开放式监狱度过。他当时已年过五旬，获准重新工作，但选择自然也很有限，所以才成了现在的大巴司机。随着他的生平渐渐展开，我也不得不快速调整对他的看法。

但当他告诉我为什么来看我的睡眠门诊时，我不禁纠结起更离奇的到底是他的人生经历还是他的睡眠障碍了：过去几个月里，罗伯特一直在睡梦中说话。他表示说话本身不是问题，但他说出的内容却令人担忧。

事情开始时，他刚和交往18个月的女友琳达同居了几个星期。"她说我睡觉时不停说话。"他之前没有梦呓或梦游的病史，所以听女友这么说有些意外。但琳达反感的主要是他说出的内容："我说的是自己对某个前女朋友乔安娜的感情。这真奇怪，我和乔安娜已经好几年不联系了。"

罗伯特感到困惑：在历任女朋友中，乔安娜并不是他会山盟海誓的那一个。一次，琳达说他在睡梦中背出了乔安娜的电话号码。而在醒着时，他这辈子都不记得这个号码。他回忆道："我觉得她完全疯了：就算对我用水刑，我也绝对想不起那个号码。"令他吃惊的是，琳达在他的旧电话簿里查到了乔安娜的号码，和他梦中报出的一模一样。不消说，这件事让他们心里都有了疙瘩。但和后来发生的事相比，这又不算什么了。

随着时间的推移，罗伯特渐渐常被琳达尖叫着弄醒，听琳达复述他梦中说出的骇人内容。"我在梦中扬言要残害乔安娜的家人，无论男女，她的孩子，甚至她父母。我说到了恋尸，甚至兽交！"

他梦呓的内容自然使两人频频争吵，此后他在附近旅馆过夜的次数越来越多，要不就是去他姐姐或朋友家里睡。罗伯特震惊于事情的发展，担心自己别真是出了什么严重状况，于是在见我之前已经去看了一个精神科医生。那位医生说他的精神一切正常，他又担心自己是不是出了神经问题，脑瘤或痴呆什么的，这才引起了他夜间行为的急剧变化。

听完他的故事，我也吃了一惊：我见过许多在夜间做出反常行为的病人，但从没遇到过像他这样的。他的情况在好几个层面都不寻常：几乎所有的梦呓都是梦游的某种变体，梦游是一种非REM 睡眠异态（NRP），儿童常见，成人罕有；类似于杰姬的梦游骑摩托或亚历克斯的夜惊，罗伯特的这种梦呓来自最深的睡眠阶段，这时脑的某些部分醒了，其他部分仍处在极深的睡眠之中。梦呓者可以睁开眼睛，与人完整地对话，无论从哪方面看都是醒着的，但他们的唠叨又常显得不适合周遭环境，而是和他们自己想象的处境相关。不过罗伯特的问题听上去不是典型的此类情况。

首先，我们第一次见面时他已经 67 岁。在这个年纪突然出现 NRP 而此前又从无征兆，这不禁使人警惕。另外他在梦中说出的内容，往最轻里说也是非同寻常。大多数梦呓者说的都是一些琐事，偶尔争执两句，如果是夜惊患者还会说有灾难迫近什么的。但像罗伯特这样连续谈论一个狭窄的话题，底色又如此黑暗的，我还是第一次听说。

还有一种可能是他得了 REM 睡眠行为障碍，也就是第三章约翰得的那种病。此类患者做梦时身体不会随之麻痹，且常是在上了年纪后发病。但他们很少会说出清晰的话语，多半都是些咒骂、喊叫或嘟囔。而且如果罗伯特得的真是 REM 睡眠行为障碍，他应该在被琳达吵醒时记得一些梦的内容。

带着几分茫然，我建议罗伯特来做睡眠监测，让我们观察观察他在夜里到底是怎么回事，我还提出也见见琳达，好了解更多细节。罗伯特很乐意到医院来过一夜，但对我要见琳达比较抵触。他说琳达不喜欢谈论他们的私事。

　　几周之后，我再次和罗伯特见面讨论他的睡眠监测结果。监测的确揭示了一些东西。罗伯特有比较严重的睡眠呼吸暂停，他的鼾声很响，每小时呼吸中断约 30 次。但他并没有说梦话，除了隆隆鼾声之外什么都没有，连一句低语或呻吟都没有。虽说在睡眠监测中常常发现不了 NRP 的证据，但琳达也说了他"每晚"都会梦呓。我倒是至少把 REM 睡眠行为障碍给排除了：检测期间，他在 REM 睡眠中的麻痹还是很明显的。不过在通向明确诊断的路上，我只取得了些许进展。

　　有一位爱开玩笑的高年资同事常常引用一句格言："如有犹豫，口鼻通气。"这话可以追溯到呼吸科大夫只有安眠药可用的年代，当时他们把一切都归结为睡眠呼吸暂停，即睡眠时的气道塌陷。格言里的"通气"是指 CPAP，即借助面罩给患者气道中注入加压空气，上一章的玛丽亚就从中大大受益。虽说是句老掉牙的格言，但这对罗伯特却颇为可行：我知道他有明显的睡眠呼吸暂停，而理论上说，每小时窒息 30 次对睡眠的干扰，确实可能诱发 NRP。无奈之下，我申请了一台面罩机，让他带回家使用，并暗暗祈祷他下次来时告诉我梦呓已经消失，也希望他会感谢我仗义出手挽救了他的恋情。

　　两个月后，我又见到了罗伯特。我问他 CPAP 的效果如何。他说他的睡眠质量有了一点好转，醒来后精神也好些了。那么梦呓呢？我问他。"哦，那个也解决了！"他回答。我正想恭喜自己治好了他，他却说出了另一番隐情。

　　"那次睡眠监测之后，我感到相当疑惑，就去阿尔戈斯百货店买了一台人声启动的录音机。"他告诉我，一天下午，他在沙发上打了个盹，脸上紧紧扣着 CPAP 面罩。突然琳达尖叫着把他粗暴地吵醒了，说他又扬言要性侵乔安娜的家人。刚才录音机是打开的，于是他回放磁带，听见的先是 CPAP 机轻柔的嗡嗡声，然后琳达尖厉的嗓音突然就插了进来。

"我当时睡在另一间房里，开着录音机，紧接着就被她吵醒了，她尖叫着说着'不要再说乔安娜啦'之类的话，一连咆哮了五到十分钟。我的机器就在边上。"然而在录音里，无论是乔安娜、虐待、恋尸或兽交都一概没有出现。他甚至压根没有说话。听到这里，我惊掉了下巴。

* * *

由于睡眠障碍的性质，患者能告诉你的情况是很有限的。他们和外界切断了联系，处于无意识状态，对睡梦没有回忆或仅能有限地回忆。人可以谈论醒着时的经历、白天的感受等等，可一旦睡着，你就掉线了。和重度的癫痫发作时类似，睡眠也是脑的特殊状态，期间人的觉察力降低或缺乏意识，因此为得出诊断，我很看重患者床伴的说法，也总假定床伴的说法是可靠的。看来我错了——至少就这个病例来说。

那么，我们该怎么解释琳达对罗伯特梦呓的虚假报告呢？这说来简直不可思议，但也有几种可能的解释。第一种最直白，就是琳达有精神病，她说的一切都是幻觉或妄想，但那些所谓的症状、她听见罗伯特说的那些话，对于她都是极真实的。她这可能是病态的嫉妒，一种心理障碍，患者深深地沉迷于伴侣对自己不忠的想法。这种障碍也叫"奥赛罗综合征"，患者常会不停地指责伴侣出轨，一遍遍检查伴侣的日记、衣服和电邮等物品，不让伴侣社交，偶尔还会上升为暴力行为。这可能是某种强迫观念，也可能是一种妄想、一种无法遏止的信念，无论有多少相反的证据都深信不疑。这常常和其他潜在的精神疾病或人格障碍有关。

　　另一种可能是代理型孟豪森综合征。前面写到，孟豪森综合征体现的是一种令人不安的行为模式，患者反复向医务人员诉说自己的病情，描述详细而夸张，还常常用几个假名到不同的医院就诊。这些患者往往会接受好几种手术或治疗，并让医生给自己开许多种药物，可是一旦医生开始调查他们的背景信息，他们就会百般阻挠，或转而去另一家医院或看另一个医生。有时患者还会用药物伪造症状。我就见过有患者滴眼药水扩大瞳孔，假装自己有神经方面的问题。还有病例报告称有患者往自己的膀胱里注射鸡蛋的蛋白，以此模拟肾病，或是给自己注射胰岛素引起昏迷。研究者认为这是一种极端的寻求关注的行为，发端于一种人格障碍。"孟豪森综合征"这个名字来自文学人物孟豪森男爵，此公以编造夸张又详尽的大话闻名，但作为医疗状况，它非常罕见。代理型孟豪森综合征就更罕见了。

　　有这种病情的人不是在自己身上模拟症状，而是在他人身上恶意地虚构症状，同样是为了博得关注。这是一种邪恶而危险的虐待行为，受害者的死亡率高达 1/10，死因包括中毒或不必要的医学干预引起的并发症。代理型孟豪森综合征的性质决定了其受害者都不太防备甚至比较依赖加害者，也无法自行汇报症状，不能阻止加害人下毒或破坏调查，所以几乎全是儿童。但和儿童一样，一个睡着的成年人也相当依赖别人来述说他们的症状，因此捏造睡眠障碍也成了少数成人有可能遭受此种恐怖侵害的情形。不过琳达从未在我面前现身，似乎也不愿和其他医疗从业者有什么来往，因此我很难对她下这个诊断。

几个月后，罗伯特告诉我他说服了琳达也去看了精神科医生。不可思议的是，那位医生认为她的精神完全健康。我不禁又怀疑这可能是一起"煤气灯事件"（gaslighting）。

这个名词描述的是另一种罕见的心理虐待，加害人诱导被害人怀疑自己的神志、记忆或感知，以此达到操纵对方的目的。加害人的最终目标也许只是控制对方或摧毁对方的自尊，但也可能是为了获得金钱或设计一场关系破裂。"煤气灯"一词出自1938年的一部戏剧，它在40年代改编成了两部电影，名字都叫《煤气灯下》，其中的一部由英格丽·褒曼主演。故事说的是一名丈夫努力说服妻子她正在慢慢变疯，目的是让妻子住进精神病院，别碍他的事，他就能寻找宅子里藏下的珠宝。他将妻子孤立起来，伪造她偷盗小物件的证据，和女佣调情以激起妻子的妒意，事后又告诉她这都是她的想象。在寻找失踪的珠宝时，他的动作使宅子里的煤气灯忽明忽暗，但他说服了妻子这个煤气灯的变化也是她的臆想。我怀疑琳达也在出于某种理由策划分手或操纵罗伯特。在对罗伯特做出诊断之后不久，我和同事就把他的病例作为可能的煤气灯事件写进了医学文献。

* * *

　　和这个病例的许多方面一样，后来我又不得不对它做了重新评估。我和罗伯特失联了很久，五年后才重又见到他。随着时间的推移，琳达的行为已经明显表现出，那可不仅仅是煤气灯事件。不出所料，在我上一次和罗伯特见面后不久，他的这段恋情就戛然而止了，但他却仍在受到琳达的折磨。他只得数次去法庭申请针对琳达的禁止令。琳达给他的工作单位和警察局打了好几次电话，对他提出了多项指控，都是性侵类的刑事指控。她在警察局和法庭上都极有操控手段。一次，罗伯特在驾驶大巴时被警察拦下。原来是琳达打电话报警，指控他借着驾驶大巴贩毒。警察很快放他走了。这些显然不是一个头脑正常的人的行动，但也不是煤气灯式加害者的作为。我怀疑琳达那份原始精神评估的正确性。

　　现在回想，罗伯特承认他在第一次见我之前已经有了些怀疑：

　　　　如果她只坚持说我在梦里谈到了以前那些女友，或是指责我和隔壁邻居有外遇，我还可能相信。但当她说起什么恋尸、兽交、性侵对方一家男女的时候，我就觉得她脑筋不正常了。我是有许多爱好，但同性恋从来不吸引我。

　　不过他还是轻信了琳达，并试了一些自己的办法。"我当然要尽力把自己搞昏，比如灌许多酒，还试了各种能够轻松搞到的药，有什么新的睡觉药都要试一下。"

　　不过他内心显然还留有不少疑惑，让他想寻找更确切的证据。那次正常的睡眠监测帮到了他。他告诉我："那次睡眠测试第一次让我找到了可以指望的东西。"我问他刚开始和琳达交往时有没有发现她心理失衡的迹象。他告诉我："她是我一个朋友的前女友，我那时觉得她可爱可亲，厨艺高超，精神也很正常。"那时他还全然不知后来会经历什么。现在他觉得琳达"就是疯了"。他说她后来虽然变得一肚子诡计，但当时应该真的相信自己听见了那些梦话，并不是故意要控制或操纵他。

我设身处地地思考了这件事。最宽宏的解释是罗伯特因为伴侣的精神疾病遭了罪，但也有可能，他是一桩极恶阴谋的受害者。我对他说，这段经历一定对他伤害很深，但他倒颇为淡然："也真没多苦恼，就是让我厌烦。在生活中，我已经对付了很多事，最后都扛过去了。她只是个疯女人罢了。"

* * *

医学生涯的教训，形式往往出人意料。能做出正确的诊断总是令人满足（对神经科医生而言，疾病越罕见就越满足），但最有价值的反而是作为医生的失误。罗伯特的病例教导我要谨慎，不能对信息照单全收，它也提醒了我人和人的关系可以多么复杂。虽然我总在心底告诫自己，门诊中看到的失调可能源于患者的心理状态，但我并不经常想到患者伴侣的心理健康也须考虑。我猜想就连弗洛伊德和沙可的诊断思路也并不重视这一点。

这个例子还显示了我们在睡着的时候有多脆弱：不仅我们会因为对周遭世界失去觉察而让身体面临危险，就连我们最亲最近的人都可能加害我们。和某人同床真是一种深刻的信任。

第六章

笑瘫在地

发作性睡病

"病人 39 岁，就诊时诉称一种奇怪症状，"转诊信上写道，"从大约两年前开始，他每次大笑或有时剧烈运动后，背部就会出现奇怪的感觉，接着感到身体虚弱，然后忽然失去平衡跌倒。"病人名叫阿德里安，读这封信时，我脑海中掠过了各种可能造成他跌倒的原因。是癫痫吗？还是昏厥或心律的突然变化？或是他的脊柱受了损伤？但在这封信里，我最在意的细节却是他的大笑。

当阿德里安走进我的普通神经科诊室时，我看见的是一名和我年纪相仿的男子。他比我略矮一些，头发花白，身穿半休闲套装，是下班直接过来的。他友善、开朗又幽默，但显然对自己的病情不明就里。他在我对面的椅子上坐下，开始诉说自己的经历。

他回忆了第一次跌倒的时候。当时他开车去看望父母："我轻轻走上车道，在那里我能看见母亲在后院照顾花草。她就站在后院篱笆旁边，我心想如果悄悄走上去敲打篱笆肯定很好玩，她会一下子跳起来，而别人会哈哈大笑。事情也的确这样发生了。"但事情还没完，"我没有料到的是，自己会全身瘫软，慢慢倒在了车库门前。我在车道上躺了 15 到 20 秒钟，身子微微打战。"

他继续说后来的事。

"我（后来又）发作过两次，一次是在一个朋友的 40 岁生日派对上。我承认当时喝了两杯啤酒，但时候还早，我还能好好站着。我就站在一张矮沙发旁，上面坐着几个朋友。我说话逗大家开心，但接着就倒向了沙发，就倒在了朋友们的腿上。"

另一次他在和家人度假。一家人围坐在一张野餐桌旁，他女儿吃着饼干派。"我们坐在那里，我又说了个笑话——应该算是笑话吧——"他说着咯咯笑了几声，"反正不管是什么，我说完了，结果下一刻却擦起了脸上的巧克力派，因为我刚刚又向前瘫倒了，脸正扣在派上。"

我们又更广泛地讨论了他跌倒的情况。可以肯定，他绝对没有失去意识，头脑始终清醒，能看见一切、听见一切。那就好像是有人突然拔掉了他的插头，他一下子就失去了全身的力气，肌肉变得虚弱，接着就像只布娃娃似的瘫倒在地：

> 我先是感觉好像有些悸动。这一切都发生得非常非常快，但有时我也能觉察到。然后（有）一股虚弱的感觉贯穿双腿，特别还有腰部。我的肌肉力量就好像蒸发了一样。这些不是在一瞬间发生的，和昏厥不同。我是慢慢瘫倒，拦都拦不住，就这样一直瘫到地上。我说"瘫倒"而不是"跌倒"，就因为这是一个缓慢的过程。

　　我问他发作快结束时是怎样的。他说："那感觉会慢慢缓解，但也不是一下子就能活过来。恢复也是逐渐恢复的。"

　　他瘫倒的诱因很清楚，之前的医生已经在转诊信里写明。阿德里安自己说："这个诱因一般是在我——这么说有点自大——在我发挥幽默的时候。比如我说了个笑话或做了什么（好玩的事）的时候。如果只是坐着看别人表演喜剧，我就算笑得死去活来也一点事没有。但如果我给你讲了什么我自认为很好玩的事，那我就很可能会瘫倒在地。所以这应该完全是我自身造成的。"

　　我后来见了阿德里安的妻子及女儿，她们也说了类似的情况。她的两个女儿，13 岁的苏菲和 10 岁的埃琳，和我讨论了他的幽默感。我问她们觉不觉得父亲有趣，埃琳坚定地回答了"不！"，我的女儿们肯定也会这么说我。苏菲稍微宽容一点点："有时他还挺有趣的，但这其实要依赖笑话的上下文。我比埃琳大，幽默感也比较成熟，所以有时能听出好笑的地方。但别的时候，不，一点都不好笑。"

　　接着苏菲又一路咯咯笑着向我列举了她可怜的父亲瘫倒的例子。她和妹妹一起讲了家里有一次去动物园。"我们在从猴山回来的路上经过了一个笼子。爸爸看见一块牌子上写着'blue tit'，蓝雀儿 *，他这所谓的笑话真不怎么样。"（此时我看见阿德里安的妻子躲在两个叽叽喳喳的女孩身后，正努力憋住一声大笑。）苏菲继续道："然后他就瘫倒在了（笼子前的）围栏上，吓了我们一跳。我

* 　tit 兼有山雀和乳房的意思。——译注

不知道其他路人怎么想。他的身子一半在围栏外，一半在里边！"

* * *

在医学院念书时，我用来准备期末考试的材料中有一本叫《图解神经内外科》（*Neurology and Neurosurgery Illustrated*）的教材。今天拿出来重新翻看，我不由觉得心虚，因为那基本上就是一本"神经病学傻瓜指南"。但仔细查看之下，我发现书脊在第 103 页的地方断开了，我于是记起了那一页的精彩内容。

这一页详细介绍了一种病情，名为"发作性睡病"，当时人们对这种神经系统障碍的了解还很少。它的症状包括在不恰当的场合产生无法抗拒的睡意，睡眠麻痹，在快要睡着时产生幻觉，以及"猝倒"。书中写道："患者会忽然丧失姿势性张力，瘫倒在地，期间仍有意识。某些情绪，如大笑或哭泣，可能引起发作。"

我还记得当时的惊讶：一种神经系统障碍居然有这么多离奇而出人意料的表现，这让我忍不住一遍遍地翻到这一页阅读。今天，我很庆幸自己对发作性睡病的知识已经不限于这本书的内容，在和阿德里安交谈时，我一下就听出他描述的是猝倒的症状。

他告诉我："我在发病的时候手臂瘫软，脑袋耷拉，身体还常常有些颤抖。但是我耳朵能听，眼睛能看，呼吸也没问题。我的意识完全清醒，就是身体麻痹，动弹不了。这个状态会持续 5—30 秒，长度视情况而定。但几乎每次都是彻底瘫倒。"

令人困惑的是，虽然他从事金融行业，工作时间很长，每天通勤就要花四个小时，因此睡眠严重不足，但他完全没有显示出发作性睡病的其他症状：没有嗜睡、没有幻觉，也没有睡眠麻痹。虽说猝倒其实就是发作性睡病的"诊断病征"，即凭后者就能明确诊断前者，但却再无别的迹象表明他得了发作性睡病。我对他说，他的情况像是典型的猝倒，但我们还要再做检测。我安排他验了血，给他的脑和脊髓做了磁共振成像（MRI），还用一次睡眠监测寻找了发作性睡病的典型标识。

＊ ＊ ＊

那么，什么是发作性睡病？它又是怎么引起这些奇怪现象的？当年我在医学院准备期末考试时，这种疾病很大程度上还笼罩在谜团之中。但经过了 20 年，我们对它的理解已彻底更新。在我看来，这就是纯粹得不能再纯粹的神经系统疾病，只和脑中央深处的一小撮神经元有关。但研究者是如何得出这个结论，又如何发现发作性睡病的关键特征的，却经历了一个有趣的过程。

关于发作性睡病及其猝倒症状，最早的描述可追溯至 19 世纪后半叶。"发作性睡病"（narcolepsy）一词来自希腊语，意为"被睡眠攫住"，由法国医生热利诺（J. B. É. Gélineau）在 1880 年首先提出。不过人们重拾对它的兴趣还要等到第一次世界大战之后，当时昏睡性脑炎流行，且被认为是由席卷全球的流感引起的。

直到今天，人们对昏睡性脑炎还有很大的争议。有研究者认为在这种状况的易感人群中，流感病毒诱发了一种自身免疫应答，即人体的免疫系统对自身展开了攻击，这会损坏人脑中控制觉醒和运动的部分，使人极度嗜睡，并引起和帕金森病相似的表现。（奥利弗·萨克斯在他的著作《睡人》中详细描述了昏睡性脑炎造成的人身损失，以及抗帕金森药物对此的疗效短暂得多么令人心碎。）

希腊裔罗马尼亚精神病及神经病学家康斯坦丁·冯·埃科诺莫（Constantin von Economo）发现，昏睡性脑炎患者的嗜睡症状似乎和一个叫"下丘脑后"的脑区受损有关。他尤其注意到昏睡性脑炎在某些方面和发作性睡病很像，但在后一类患者身上却找不到下丘脑后区的损伤。他由此敏锐地指出，在发作性睡病中，患者的下丘脑同样出现了病变，但这病变不为肉眼所见。他在1930年写道："虽然尚未证实，但热利诺、韦斯特法尔（C. F. O. Westphal）和雷德里希（E. Redlich）研究的发作性睡病，其主因很可能是那个脑区的某种目前未知的疾病。"

和许多疾病一样，发作性睡病的原因有很大一部分是由动物研究揭示的。20世纪70年代早期，研究者在狗身上发现了带有猝倒症状的发作性睡病。在YouTube上输入"狗"（dog）和"发作性睡病"（narcolepsy），你就会看到狗狗发病的数百条视频，其中有德国牧羊犬、斑点狗、拉布拉多和狼犬，它们全都在主人拿着一碗狗粮靠近时瘫倒在地，它们想要摆动尾巴，但猝倒使它们的肌肉完全丧失了力气。斯坦福大学的研究者曾发起一项针对发作性睡病犬的繁育计划，至70年代中期，他们已在杜宾犬和拉布拉多犬身上成功证明发作性睡病是一种遗传疾病。但是要直到八九十年代遗传学取得进展、至少是在犬类研究中取得进展之后，研究者才确认了基因组上的一个区域是引起发作性睡病的原因。此后，凭借对该区域基因的细致分析，至1999年，研究者终于确认，应该是某个功能未知的基因（后命名为"下丘脑分泌素受体 2 基因"）的突变在拉布拉多犬和杜宾犬身上引起了发作性睡病。

这类研究有多辛苦，怎么强调都不为过。我念博士时做的就是类似的研究，造成的创伤至今还未愈合。但我还算好，有机器人帮忙将数千份液体样本移进小瓶，而且我当时工作在剑桥大学的桑格研究所，那是全世界最大的人类基因组测序中心之一，许多工序都已经自动化了。而 20 世纪面临的困难，肯定比我多无数倍。

巧合的是，几乎在同一时候，有一支研究团队在研究下丘脑中的基因表达，他们发现了作用于上述受体的物质，"下丘脑分泌素"（或称"促食欲素"），而据冯·埃科诺莫的远见，下丘脑正是和发作性睡病有关的脑区。我们现在知道，产生下丘脑分泌素的神经元位于下丘脑侧区的一小块区域，但和脑内其他区域有着广泛的联系。尤其关键的是，它们和脑干中的一些区域直接相连，而脑干参与了睡眠、觉醒和做梦的调节。（见附图图 5）

然而，患发作性睡病的狗并没有为我们提供全部答案。在我的发作性睡病患者中，很少有人报告出明显的家族病史。虽说患者的一级亲属（父母子女，兄弟姐妹）同样患发作性睡病的概率比一般大众高 100 倍，但即便如此也只有 2%—10% 的亲属会患此病。如果某种疾病系由单一基因引起，情况将与此完全不同。这说明发作性睡病的出现虽受遗传因素影响，但在人类身上，基因还不是全部解释。其实人类中只有一名患者被查出了和杜宾犬有相同的基因突变，其发作性睡病在六个月大时就表现了出来。

后续的辛勤研究发现，在发作性睡病的人类患者身上，下丘脑分泌素虽然无疑在起作用，但它对人类的作用，性质与对犬类不同。在斯坦福研究的犬类身上，症结是下丘脑分泌素受体的组合方式出现了遗传错误；而在人类身上，是下丘脑分泌素本身的不足或缺失。人类的受体没有问题，但和受体结合的激素却太少或没有。这两种情况都会导致受下丘脑分泌素调节的神经回路活力不足，由此引起发作性睡病。在患发作性睡病的人类，尤其是有猝倒症状的人类体内，是产生下丘脑分泌素的神经元受了损坏，平均而言，猝倒患者已经丧失了 90% 的相应神经元。有某种因素使它们消失了、突然不见了。检查发作性睡病伴随猝倒的患者的脑脊液（一种包裹着脑和脊髓的液体，脊髓穿刺或称腰椎穿刺可提取），会发现他们几乎都有下丘脑分泌素缺失或稀少的情况。

* * *

在我们第一次见面后不久，阿德里安就住院接受了睡眠监测。这是发作性睡病的一种诊断测试，其间阿德里安的身体要连接各种传感器，监测他的呼吸、心率、肌肉活动和脑波。整个晚上，他要在这个不平常的环境里尽量像平常一样入睡。第二天，他还要接受一个"平均睡眠潜伏期测试"。每隔两小时，灯光就会变暗，让阿德里安尽量入睡。仪器会监测他在多短的时间内睡着，又会在 20 分钟内到达哪个睡眠阶段。

自 20 世纪 50 年代阿瑟林斯基和克莱特曼发现了 REM 睡眠（见第三章）以来，我们就开始对发作性睡病许多症状的原因有了一些洞察。就像我们听说的那样，在正常的 REM 睡眠（就是出现故事般梦境的睡眠阶段）中，我们的绝大部分肌肉都是麻痹的。虽然我们的脑和几乎醒着时一样活跃，身体却是掉线的。一般来说，我们在睡着 60—75 分钟后才会进入 REM 睡眠。短时的小睡很少会做梦，也少有人在刚刚睡着时做梦。

但发作性睡病却不是这样。那些阻止你在入睡后即刻进入 REM 的神经机制出了故障。患者可能在夜里很早的时候就进入 REM，有时甚至会从清醒状态直接进入。在平均睡眠潜伏期测试中，发作性睡病患者常常会在 20 分钟的小睡环节中多次进入 REM 睡眠。由此就不难看出发作性睡病为什么会引起某些症状了：如果你直接从清醒状态进入睡梦，那么这种醒时做梦的体验就可能表现为在你躺下的房间里看见或者听见事态。如果在你醒着的时候，REM 睡眠中的肌无力就已经启动，你就会感到浑身麻痹。如果运气特差，你还会同时有两种体验：一边是被压在床上不能动弹，一边又幻觉到屋里有什么人或东西，这种感觉真是非常难受。

想象儿童游乐场里的两块跷跷板。当它们两头都没有孩子而自行保持平衡时，一阵强风就会使某一头翘起。想象其中一块跷跷板控制着睡眠还是清醒的开关，另一块控制着 REM 还是非 REM 睡眠的开关。而下丘脑分泌素系统就相当于橄榄球赛中的一名体重 100 千克的支柱前锋，他轻巧地坐在两块跷跷板的一头，一边将控制清醒的一头牢牢压在地上，一边又在你睡着时镇住启动非 REM 睡眠的那头。一旦这个支柱前锋走开，两块跷跷板就会重新在微风中起伏。同样，失去了下丘脑分泌素，发作性睡病患者也会不受控制地在清醒和睡眠之间出入，在 REM 和非 REM

睡眠之间摇摆。因此，人一旦失去了产生下丘脑分泌素的神经元，就会在白天困倦嗜睡，有时还会无法抗拒地陷入发作性睡病，刚一入睡就出现睡眠麻痹和幻觉，即所谓的"入睡前幻觉"。

另外，整夜在 REM 睡眠和清醒之间滑进滑出，会制造出极端生动的梦境。大多数人只在从 REM 睡眠中醒来时才会想起梦到了什么，但对于发作性睡病的患者，他们整晚都在做这件事。而且尽管我们觉得发作性睡病患者非常嗜睡，但在一个 24 小时周期中，他们的睡眠时间并不比别人长。他们在白天睡得较多，但整个晚上，他们的睡眠又是破碎而低质的。

然而，当我查看阿德里安的睡眠监测结果时，我本以为他在夜里会早早开始 REM 睡眠或只用很短时间就能睡着，且在白天的小睡测试中也会出现 REM 睡眠，但结果我什么都没找到。任何发作性睡病的迹象都没有。他的睡眠监测除了显示出轻度打鼾和些许腿部动作之外，其余一切正常。猝倒往往和嗜睡一同出现，或在嗜睡开始后几年出现；像他这样在发作性睡病的其他症状表现之前就发生猝倒，实属罕见。

再次见面时，我和他讨论了这些结果。我告诉他，没有发作性睡病的人也常会在睡眠监测中表现为阳性，他们的阳性可能是睡眠不足导致的；但如果监测表现为阴性，那基本意味着当事人没有发作性睡病。我偶尔也见过几例心理因素导致的猝倒情况，在这里猝倒是心理痛苦的表现；但我觉得阿德里安的情绪稳定得惊人，看不出有什么心理上的诱因。我们决定做一次脊髓穿刺，看看他的脑脊液里下丘脑分泌素的情况。

两周后我又和他在门诊见面，看了化验结果。正常。我有点吃惊。几乎每个猝倒患者，下丘脑分泌素都会水平偏低乃至缺失。我们重新讨论了他的症状。我依然确信他描述的就是猝倒，虽然化验的阴性结果使我内心起疑，我还是给他开了专治猝倒的药物。

* * *

虽然我们很容易理解下丘脑分泌素缺乏为何会引起嗜睡、入睡前幻觉和睡眠麻痹，但要解释猝倒就有点难了。为什么要把这个白天出现的离奇症状和睡眠障碍联系在一起？这一点乍看上去就很难理解。但这样的联系还是有几点理由的。猝倒发作时的肌肉监测显示，病人的肌肉活动反复出现短暂的静默，这和 REM 睡眠时的肌张力消失非常相似。患者有时会描述自己发病时颤抖着倒下，说的就是这种反复发作的短暂乏力现象。乏力往往是逐渐加剧的，患者常常能主动放低身姿避免摔伤。如果是坐着的时候发作，患者的颈部肌肉可能短暂松弛，当患者和颈部乏力抗争时，就会出现点头的动作。如果发作牵涉面部，还会出现面部肌肉组织的松弛，看起来就像在抽搐。

猝倒的另一个特征也使我们对它的起因有了一些深入了解：偶尔，特别是长时发作时，患者会出现幻觉或梦境。由此可见，猝倒确实和 REM 睡眠有密切联系。就像发作性睡病患者在夜间睡觉时，REM 睡眠或至少它的一些特征会不恰当地提早出现一样，看来在白天醒着的时候，下丘脑分泌素的缺乏也会使患者突然出现 REM 睡眠的一些特征，或站或坐时，和 REM 睡眠相伴的麻痹就会启动。从很多方面看，这都和令约翰在夜间将睡梦表演出来的 REM 睡眠行为障碍正好相反。约翰的问题是在夜里进入 REM 睡眠时无法产生麻痹，阿德里安的问题则是在白天不受控制地开始麻痹。对于阿德里安，猝倒蔓延到了他的全身，但对有些患者，症状仅局限于一个部位，比如面部、颈部、手臂或双腿。

总之，猝倒的起因是 REM 睡眠的某些特征，以及和 REM 睡眠相伴的睡眠麻痹；它是人在清醒的状态下、在不恰当的时间启动了睡眠麻痹。然而这一切并不能解释为什么大笑会触发猝倒。实际上，猝倒不仅会为大笑触发，有时它还会自动发生，没有任何诱因。对另一些人，猝倒的诱因可能是惊讶、愤怒、悲伤或焦虑。我有几个病人曾在街上听见轿车鸣笛时瘫倒，还有的病人在和家人争执时发作。不过大笑，或者用阿德里安的说法叫"发自内心的欢欣"，确实是猝倒最常见的原因。

其实，大笑时伴随微弱的肌无力是正常的现象，所以才有"笑得瘫软"这种说法。对正常人肌肉电活动的监测显示，大笑会抑制一种"H 反射"，它本质上相当于神经科医生用锤子敲你膝盖时的反射，只是要在实验室条件下激发。很明显，相应的抑制在猝倒中会被极度放大，甚至在猝倒发作时，膝跳反射和类似反射会干脆消失。我很偶尔地在诊室里见过几次病人猝倒的情况，如果这时手边有反射锤，我会用它来检查病人的这些反应，以确认他们真的是猝倒。

实验显示，当我们体验强烈的情绪时，下丘脑中生产下丘脑分泌素的神经元会变得非常活跃。可见，面对强烈情绪引发乏力这种正常现象，下丘脑分泌素会以某种方式踩下刹车，降低乏力的程度。少了这些神经元，脑干对肌张力的调节就会被打乱。

不过这同样不是完整的解释。除了下丘脑，猝倒还涉及一个叫"杏仁核"的脑区。这个杏仁形状的结构在脑的两边各有一个，位于两侧颞叶深处，有着加工情绪刺激的重要功能。发生在杏仁核的癫痫发作常会使人突然体验到强烈的情绪，比如势不可当的恐惧。对发作性睡病患者的研究显示，他们在观看滑稽图片时，杏仁核的活动会发生变化。在患有发作性睡病的狗身上，杏仁核的电活动也会在猝倒发作时变化。其中的理论解释是，从杏仁核发出的回路连接着脑干中负责维持肌肉活动的一些区域，在清醒状态下，这些连接受下丘脑分泌素的抑制，但是在发作性睡病的状态下，下丘脑分泌素的缺乏使得这些回路不受抑制，于是强烈的杏仁核活动便会使肌肉失去力量。

然而这一切着实奇怪：情绪强烈和肌无力之间为什么会有关联？为什么在我们的脑内，杏仁核这个情绪的神经基础，会连接着引起肌无力的脑干核团？在情绪高涨时浑身乏力，从演化的角度实在说不过去：当你面对可怕的捕食者时，最不想发生的事就是双腿发软吧。大笑时浑身无力，对生存又有什么益处？

最近的一个有趣但未获证明的假说认为，猝倒和一个叫"强直性静止"的现象有关。这个现象是指许多动物会在遭受攻击时装死。负鼠在受到威胁时翻倒装死就是一个典型的例子，但强直性静止在多种动物身上都有发现，包括鲨鱼、鸡、猪、蛇等。有的动物虽然姿势不变，但肌肉常会变得特别松弛，还有的动物会干脆瘫软在地。虽然强直性静止尚未在人类身上得到汇报，但"吓得动弹不得"这个说法显示了我们或许也有类似的反应。

因此有人指出，强直性静止和猝倒之间存在相似，而杏仁核和脑干之间的连接是一种演化遗迹，但这依然没有解释为什么像大笑和喜悦这样的正面情绪会触发这条通路，也没有解释为什么猝倒更容易在朋友面前、在放松的状态下发生——门诊中很少能见到猝倒，因为人们往往是怀着焦虑来医院看医生的。但该理论至少对这个回路的存在、对情绪和麻痹的联系，提供了一种解释。

* * *

阿德里安开始治疗几周后，我又联系了他一次。药物的效果可喜得惊人。他只服了很少剂量，瘫倒的症状就几乎消失了。"（这药）简直像电灯开关。"他对我说。

> 开始服药后，我好像就没有过完全的瘫倒了。有几次情况我叫它"近乎瘫倒"，那是完全瘫倒之前的一种无力感。有几次我感觉自己已经到了失控的边缘，这几次都是我想稍微搞个笑，然后就觉得……那感觉很难描述，就像是我的后腰那里有种打转的感觉。不过那感觉刚一上来就消失了。

之后的两年里，阿德里安和我定期见面。他的猝倒始终控制得很好，但也看得出他变得有些嗜睡起来。起初他说这是工作压力大、睡眠少、通勤太久造成的，但后来我们意识到这些不是唯一的原因。我又把他叫回医院做了次睡眠监测，希望这一次能比较确定地诊断出他的发作性睡病。叫我意外的是，睡眠监测再次显示他完全正常。

但是他本人和我都对他的情况很好奇，所以我们决定再做一次脊髓穿刺来测量他的下丘脑分泌素水平。当我再次和他见面查看化验结果时，我发现他的下丘脑分泌素居然和两年前一样多，或者说，分，毫，不，差！再仔细查看，原来是实验室错把两年前的结果寄给了我……我打电话去问，他们说新的化验显示阿德里安的下丘脑分泌素已经少得几乎无法测到，而这是在他的猝倒症状出现大约三年之后……

* * *

虽然下丘脑分泌素的缺失解释了发作性睡病的猝倒症状，但为什么那些产生下丘脑分泌素的神经元会失踪，这个问题仍未得到解答。是什么导致了阿德里安下丘脑侧区的这些神经元凭空消失？这显然不像斯坦福犬类研究那么简单明了，不是因为单一的基因突变导致身体无法识别下丘脑分泌素的。在人体内并没有发现这样单一的遗传异常，只除了前面提到的那一个人。

20 世纪 80 年代，科学家在研究一系列原因不明的疾病时发现，大多数发作性睡病患者都携带一种特别的遗传标记。这些患者携带的是人类淋巴细胞抗原（HLA）的一种特定类型的遗传变异。HLA 是一种负责调节免疫系统的蛋白质复合体，是科学家在寻找器官移植后组织排异的解释时首次发现的。研究显示，大部分有猝倒症状的发作性睡病患者都有一种名为"HLA DR2"的变异，这种蛋白质复合体的功能是将感染因子（即抗原）的片段暴露给对抗感染的白细胞。

这是第一次有人指出免疫系统可能在发作性睡病的发展中有其作用。许多和特定 HLA 分型有关的疾病，如狼疮和类风湿性关节炎，都有明确的自身免疫基础。后续研究还发现猝倒与另一个相关的 HLA 分型之间有更强的联系，该分型名为"DQB1*0602"，在 98% 的猝倒者体内都有。不过这仍然不是完整的解释。总人口中约有 1/4 的人携带这种 HLA 分型，但发作性睡病患者的比例远少于 1/4，只有约 1/2000。此外，新近的遗传学研究还发现携带其他基因也会提高发作性睡病的风险，比如为 T 细胞上的受体编码的那些基因，而 T 细胞这种白细胞正是我们免疫系统的支柱。

所以，发作性睡病可能是一种自身免疫疾病。也许是阿德里安自己的免疫系统不知怎么就攻击了他体内产生下丘脑分泌素的神经元，造成了后者毁灭性的消失。但果真如此，如果这种毁灭和影响免疫系统功能的基因之间有如此强大的联系，那又是什么触发了这种反常的免疫反应？它又为什么只在携带特定 HLA 分型的一小撮人身上发生？可能的解释或许已经呼之欲出。长期以来的观察显示，发作性睡病的发作有季节性波动，且和冬季的感染，如流感和链球菌性咽喉感染有关。确实，发作性睡病患者常汇报自己在发病前一年得过流感。

不过，感染和发作性睡病有关的最强证据，还是来自 2009—2010 年 H1N1 猪流感的全球流行。我对那个冬天记忆犹新。当时的媒体充斥着这种席卷全球的新毒株如何凶猛的报道。英国国民保健署（NHS）也囤积了大量达菲*，据说这种药物能减轻流感的危害。我们的重症监护病房专门为猪流感病人空出了床位，空气中也弥漫着些许恐慌气息。没有人知道未来会发生什么，但看这势头肯定不是好事。不到两个月的时间，全世界已经有 30 个国家报道了 H1N1 病例。一场全球协同接种疫苗抗击 H1N1 流感毒株的运动开展了起来。我还记得在医院排队等待注射的情景。最终，那一年的流感季结束了，没有演变成人们害怕的公共卫生灾难，但我们的医院也的确收治了一些重病号，有几个终告不治。

　　而就在接种运动之后的一年里，研究者注意到了一件相当反常的事：有几个发作性睡病的病例似乎和一种 H1N1 疫苗有关，它在欧洲使用，名为 Pandemrix。在使用这种疫苗的国家里，发作性睡病的病例急剧上升，儿童尤甚；而在使用另一种疫苗的美国，却没有出现类似的上升。过了几年，欧洲的新病例数量又降至此接种项目之前的水平。不过，和发作性睡病的发作有关的不仅仅是疫苗接种。在中国，研究者发现发作性睡病和 H1N1 流感病毒本身就有关系。有趣的是，在有先天免疫系统缺陷的小鼠身上，研究者发现 H1N1 病毒迁移到了下丘脑和脑干，并直接引发了睡眠障碍。这两个脑区显现出来高水平的病毒成分，这可能使它们尤其易受自身免疫的打击，如果免疫系统完好的话。总之，引起发作性睡病的看来不单是 Pandemrix 疫苗，还有流感毒株本身。

　　后续研究（包括我们自己的）也显示了 Pandemrix 和发作性睡病之间的这种密切联系。据信，Pandemrix 会使发作性睡病的风险增加 2 到 20 倍。而另一种常用的 H1N1 疫苗则没有表现出这种病例数的显著增加。其中的原因我们尚不完全理解，不过两种疫苗之间确有细微差异，它们包含的病毒片段在性质和数量上都不相同。研究发现，H1N1 病毒片段在化学结构上和下丘脑分泌素受体的片段非常相似，这意味着在特定情况下，免疫系统在对病毒或疫苗发动免疫反应的同时，可能也错误地将下丘脑分泌素系统的一些方面视为了目标。那些产生下丘脑分泌素的细胞受到了"连带伤害"。

在神经病学领域，免疫系统造成连带伤害的概念并不新鲜。许多神经系统病况都有类似的基础。比如吉兰—巴雷综合征会极大地破坏周围神经（peripheral nerves），威胁患者生命，而我们早就知道其诱因是弯曲杆菌，一种会造成食物中毒的细菌；患者在感染或接种疫苗之后，脑部或周围神经或有损伤，这点已获公认。各种感染因子常采用"分子模拟"的手法，即假装和人体自身的分子具有相似的结构，来骗过免疫系统。但你的免疫系统如果拥有特定配置，就能识破这些"模拟"并摧毁感染因子，只是你自身的一些方面也会因化学结构和敌人雷同而被一并摧毁。

说回发作性睡病，如果你携带了 HLA 的 DQB1*0602 分型，那么和自然感染或另外那种广泛使用的疫苗相比，Pandemrix 似乎更容易引起免疫系统的这个反应。这或许要归咎于 Pandemrix 的生产过程。虽然这个免疫过程的确切性质尚不明确，但已经有人准备对 Pandermix 疫苗的生产者提出集体诉讼。

* * *

从我第一次见到阿德里安，至今已近六年，他的发作性睡病和猝倒始终控制得很好，靠的只是服用少量的治猝倒药物，和一种帮他在白天保持清醒的兴奋剂。虽是带病之身，但他过着非常充实而积极的生活。他在一家银行担任重要管理职务，工作时间很长，通勤体验很差，还是两个年幼孩子的父亲。发作性睡病并没有妨碍他做自己想做的事。他也很能体会猝倒中蕴含的幽默。他说："说老实话，我对猝倒从来没怎么怕过。其实想想过去，我发病都已经到了浑身麻痹的地步，或许我本应该害怕。但我发病无一例外都是在社交场合，气氛都挺愉快，发病时间也都很短。"他觉得这段求诊的经历很有意思。"过去这四五年让我觉得很有趣，我很享受这个学习过程。"

和他交谈，你会很容易低估发作性睡病，尤其是猝倒的危害。但即使乐观如阿德里安，也承认这种病有一些负面影响。他向我描述了猝倒者常有的经验：为预防发作，必须努力控制情绪。"我现在已经意识到，要尽量避免危险情况——希望我没想太多。这和周围的场合有关。如果是自己家里，氛围舒服轻松，我就会放松一点对自己的控制。但在潜意识里，我会渐渐远离那些肯定会让我失控瘫倒的东西，这真的挺可惜的。"

而对另一些人，猝倒却有着改变人生的严重后果。

* * *

菲尔已年近50，妻子金比他小几岁，他们有两个都还年幼的孩子，一家人生活在英格兰的美丽一隅。菲尔是一家大型电信公司的高级经理，直到不久前，他的人生还堪称完美。和夫妇俩闲聊时，我也明显看出二人关系异常亲密。

金告诉我："我们就是那种招大家忌恨的夫妻，因为我们真的亲，人生大部分时间都在一起。"她回忆说，"我好像从没见菲尔闹过情绪，他从不对任何人生没有必要的气。(他)总是乐观得可笑，总是积极上进，对生活中的一切都兴致勃勃。他是办派对肯定要请的人，因为他总是玩得很疯，每次都特别犯傻——你看，他就是这种人。"夫妇俩从很年轻时就在一起，明显对彼此知根知底。

但两年之前，在全家的一次滑雪旅行后，菲尔却因为流感病倒了，过了一阵子才康复。大约三四个礼拜之后，一天金和菲尔正坐在沙发上，边吃晚餐边看电视。菲尔回忆道："我吃着吃着眼睛就闭上了，几乎在吃饭的同时就睡着了，真是件怪事，金也注意到了。那一瞬间我甚至没意识到自己睡着了。我们都觉得这真是古怪，都忍不住大笑了起来。"金补充说："我们都觉得那是流感病毒的什么后遗症。"

没过多久，菲尔就注意到了另一件怪事。"一开始是偶然发生的。我注意到自己在大笑或有点生气的时候，膝盖会发软。一开始很轻微，只是种奇怪的感觉。我还以为可能是血压什么的不太正常……"

我问他是什么时候意识到问题的严重性的。他说："我记得一天晚上去几个朋友家喝酒。我们笑得很开心。我就记得当时笑的时候，我就渐渐两腿发软，要抓着桌子才能站住。我还记得当时暗自思忖：'这真是奇了怪了。'"他去看全科医生，结果被火速送进医院。医生发现他静息心率偏低，起初认为他有心脏问题。

但一位敏锐的心内科医生首先提出了发作性睡病和猝倒的可能，并建议菲尔来问问神经科的意见。我问菲尔和金，他们听到这种可能的诊断是否意外。但金说她已经咨询过了"谷歌医生"："我们已经深入了解了这种病，有点确信这就是我们的情况了。我们用谷歌搜了之后就自己下了诊断，因为发作性睡病和猝倒的几乎每一项特征他都符合。"

但等到菲尔来看神经科时，他的症状已经显著恶化。看他的表情，听他的声音，我就能感受到他那段回忆的痛苦：

> 当我有了完整的猝倒症状，就是在地上跌倒过之后，我才完全确定自己得的是这种病。我后来发展到每天要跌倒几次。车是不能开了，甚至连家门都不能出，也不能再照看孩子。任何事情都可能诱发我的病情。我再也不能接近哪怕稍微有点好笑的人。甚至光是在街上和人打招呼，有人走过来说一句"嗨，菲尔，最近怎么样"，我都会双膝瘫软。

金告诉我："就连市场调查员问一句'你好，能打扰你半分钟吗'，菲尔都会跌倒在地。有一次我们进城逛书店，我只听身后扑通一声，一看菲尔已经躺在地上，旁边围了一圈人。这时我们才真的意识到，让菲尔一个人出门太不安全了。"

我详细问了菲尔猝倒时的感觉。"我以前总说，那就像有人把手伸进了我脑袋，抓住我的脑子就是一捏，结果我的腿就不听使唤了。我意识健全，能看能听，所以知道自己没有昏厥。"他说。

从许多方面看，他的描述都和阿德里安的猝倒有明显的相似之处，但是对菲尔，猝倒的诱因要多得多。阿德里安的猝倒只被他自己的幽默感诱发，而菲尔的诱因不仅有大笑，还有各种负面情绪。他对我说了他早期的一次严重猝倒发作：

> 那次两个孩子在胡闹。我吼了他们两句，接着就倒在了地上，真真就是直接瘫倒的。但那感觉不是我一下子掉到了地上，而是慢慢倒下的。我就那么躺着，听见孩子们在大笑，因为他们以为我是在闹着玩。我记得当时神志清醒，能看能听。那感觉太可怕了。过了大概不到 20 秒钟吧，我又站了起来，一点不适的感觉也没有。

而金向我描述了几次更加惊人的猝倒发作：

> 他有时会像块石头似的栽倒，直接撞到地板上。有一次他正在楼上用健身机健身，孩子们从楼上跑下来叫我："妈妈，爸爸从健身机上掉下来了！"还有一次他冲一个孩子发火，随后就瘫在了一张高背椅上。他怎么也没法从椅子上下来，因为他正好倒在椅子背的最高部位，肋骨被狠狠撞到，让他几乎抽搐起来。

菲尔给我看了几段家庭录像，有的是他在玩蹦床，有的是在和孩子一起打迷你高尔夫。录像中的他忽然部分身体麻痹，并滑倒在地上。还有一段录像里他正挥舞着一只大锤，想要砸倒花园里的一堵墙。抡起大锤时，他忽然失去了力量，锤子几乎脱手，脚步也蹒跚起来。其他的诱发环境同样奇怪：

> 奇怪的是，就连一只苍蝇，一只飞进房子的普通家蝇，都会诱使我发作。我会看着苍蝇心想"啊，我可受不了苍蝇，得把它除掉"，就去拿苍蝇拍打苍蝇，接着就猝倒发作瘫倒在地。那一次我到现在都无法解释。还有就是热的东西。我去帮一个朋友弄烧烤，刚刚感觉到一点热气就差点倒在了烧烤架上，因为那说起来可能也是一种危险事物吧。还有一次做比萨，我几乎掉进了烤箱。还有不过是拿大扫帚在花园里扫落叶，我一开始扫，也会猝倒发作。还有和孩子们玩，就是抛球、放水泡澡之类的。诱因太多了，简直叫人发疯。

一旦微不足道的日常活动或情绪都会诱发你瘫倒，你对生活就很难再有指望了。

菲尔要应付的不仅仅是猝倒。他还讲了一件他患上发作性睡病后不久的事。当时他和金各开一辆轿车，菲尔那辆的后座上载着孩子，行驶在金的后面。菲尔说："我开车带着孩子，那是一辆敞篷车，车顶是掀开的。开到一个红灯前面时我睡着了，孩子们把我叫醒说：'爸爸爸爸，已经绿灯了！'我当时就想，天哪，这太奇怪了。"回家后他把事情告诉了金，金立即没收了他的车钥匙。

　　菲尔的症状大大冲击了他的生活。他变得筋疲力尽，无法开车，无法照看孩子或陪他们玩耍，也无法独自出门。曾经的他是个派对动物，热爱运动，积极活跃，事业有成，得病后就只成了从前的一抹影子。金说："我们知道菲尔不会病死，他得的不是癌或其他什么会死的绝症。"但是在诊断出发作性睡病之后，他们还是领教了这种疾病的厉害。"这病会吸干生活中的乐趣，"金继续说道，"任何你享受的事、好玩的事、给生活带来美好的事，都统统被吸走了，因为菲尔现在一样也干不成了。"

　　一经确诊，医生就给菲尔开了一种兴奋剂，好让他更清醒些。一些旧的兴奋剂也有改善猝倒的额外功效，比如安非他明。但菲尔服用的是莫达非尼，一种较新的兴奋剂，学生们对它很熟，当它是"增强头脑"的药，常有人在网上买它来帮助学习。然而猝倒没有改善，反而更严重了。

　　猝倒的标准疗法是采用抗抑郁药，它们会对脑内化学作用产生各种影响，比如提升血清素、去甲肾上腺素和多巴胺，有的还能降低乙酰胆碱。它们对于猝倒的准确作用机制尚不明确，但增加去甲肾上腺素会使脑干核团中一个名为"蓝斑"的区域增加活性，而蓝斑对维持肌张力具有基础作用。

　　但菲尔的病情实在严重，他的神经科医生为他争取了一种新药"羟丁酸钠"的资助。这种药和 γ-羟基丁酸（GHB）有关，这可以是一种街头毒品，会被一些健身者为增肌而滥用。作为药物制剂，羟丁酸钠非常昂贵，也很难搞到。它是一种味道超咸的液体，每晚喝两次，效果几乎等于麻醉剂，能使人进入非常深的睡眠。有时病人睡得太深，甚至会出现尿失禁，因为他们实在无法醒过来去排尿。不过这种药物往往效果极佳，能治疗夜间睡眠不佳、白天嗜睡和发作性睡病患者的猝倒症状。它的作用原理还不明确，但我们知道它能和一种神经递质的受体结合，这种递质名为"γ-氨基丁酸"（GABA），也被研究者认为能影响蓝斑。因此研究者提出，羟丁酸钠能降低蓝斑对杏仁核传来的信号的敏感，从而减少它对情绪性诱因的反应。

菲尔对羟丁酸钠立即产生了反应。他回忆道："那真是立竿见影。我第一天晚上服药，第二天醒来时就感到自己变了，变得更有活力了。真是惊人的效力。我读到过许多人在服这种药后苦苦挣扎，等了很久才见到效果，要不就是很不舒服。（我是）一点感觉都没有。完全没有副作用。立刻见效。"

服用羟丁酸钠之前，他大概每天要跌倒十次，但服药之后，他的情况大大改善了。"现在我大概每周跌倒一两次，而且大多数时候都不是真的跌倒。我还学会了一些应对技巧，像是抱住双臂或是自己坐到地上之类的。"但是他还远远没有彻底摆脱失控。这种药物明明功效极佳，但他却不愿增加剂量，现在都还有明显的嗜睡症状，猝倒也未消失，虽然程度已经轻多了。

和菲尔见面时，我劝他增加羟丁酸钠的剂量，以他的情况，目前的剂量还是太低。但他说他的猝倒已经好多了："我现在很少发作了，即使发作也很轻微，完全不会再跌倒。"他顿了顿，想了一想说，"其实吧，孩子们也掌握了分寸，不会闹到惹我生气跌倒的地步，但有时我还是会气得跪下。"他的一个孩子有时会惹得他恼火沮丧，这是任何一个家长都熟悉的感觉，也是仍会诱使菲尔发病的一个因素。

不过他依然嗜睡，我们还要再加把劲才能充分管理他的症状。我问这对夫妇，菲尔的病情是否影响了他们的关系、他们的家庭生活。金的坦率令我放心：

> 我觉得我必须习惯于自己的丈夫变成了另一个人这种情况。现在，从前的那个菲尔常会溜回来，这是好事。但这都要看他头天晚上睡得好不好，白天感觉怎么样，又要去干什么。这种病大大改变了我们夫妇的生活。我们现在不太出门了。出去吃饭已经没有了从前的那种乐趣，因为他吃完就立刻想睡觉。出门吃饭已经不是快乐的体验了。

她回想起对他们的完美夫妻关系自鸣得意的那些日子。"曾经妙不可言的关系现在已经大为不同。朋友们都打趣我说：'哈哈，欢迎来到真实的婚姻生活！'"夫妇俩都同意，之前的那个逍遥自在、热衷派对的菲尔已经消失，至少目前是如此。菲尔告诉我："要我说，我还是从前的那个我。但我也觉得沮丧，因为我还想做以前的事，但已经没有那个心思和力气了。我每天（从家里的办公室）下楼说一句：'你好吗？我要去小睡一会儿。'接着就又消失了。"

嗜睡也改变了他和孩子们的交往方式。他觉得自己更暴躁严厉了，之前的热情都已消失。以前总是他带着一家子出门，现在这个角色颠倒了过来。金说："现在的他和以前的菲尔比简直是南

北两极。以前总是我说：'啊？又要出去？就不能待在家里吗？'
这时菲尔就会说：'来嘛，走吧！'但现在他已经对一切都丧失了
欲望，要我来怂恿他了。"

这里的失落感显而易见，而他们头上还悬着对未来的不确定
感。但金补充道："我们说什么也不会分开。我们要作为朋友一起
努力，并尽量为对方着想。不过要菲尔做到这一点很难，因为他
光是生活下去就已经筋疲力尽了。"我告诉他们情况一定能继续改
善，我对此很乐观。

两个人都觉得，别人的态度在伤害之外更添羞辱。"因为这是
种隐形的疾病，在别人看来，菲尔显得又健康又正常。"金继续说：

　　别人一点都不理解这种病。这也使我们相当为难。可怜
的菲尔，他每次和某些人见面，都要重新解释一遍自己的状
况，解释了千次万次，因为他们就是不理解。我觉得别人并
不能体会这种病给我们的家庭、我们夫妇和我们个人造成的
压力和紧张，也不知道我们费了多大的力气和精神才打理好
一切并继续应对我们的生活、事业、孩子、家庭和朋友。

　　到现在还有人觉得这病很有意思。我们有时参加一些活
动，比如孩子的表演，完后就会有人开玩笑说："菲尔刚才
没睡着吧？"这时我就忍不住在心里质问："你觉得这很好
玩吗？为什么要问这个问题？为什么会想到这么问？如果菲
尔得了癌症，你会问我'刚才菲尔是不是不舒服'吗？'不
会的！所以现在你也别问。这并不好玩。"

在我看来，金的愤怒源于她想保护菲尔的欲望。菲尔本人更宽容一点。"我不介意用这件事来开玩笑。我觉得如果别人理解我的病情，那么笑笑也无妨。但是如果你不了解，对此完全无知，那我就觉得没什么好笑了。"他说。

* * *

回想起我对《图解神经内外科》中那一页的痴迷，也许不难预见我终会为发作性睡病患者经营一家大型诊所，虽然我是在无意之中走上这条路的，事先并未主动规划。在读医学院的那些日子里，大家都把发作性睡病看作一种古怪神秘的疾病，它不为人所理解，还常常成为笑料。但现在，我坐在诊室，每天接待此类病患，我清楚地看见了它对病人生活的几乎所有方面的摧毁。

不过，研究这种纯粹的神经系统障碍也使我们对正常睡眠的调控、对几种化学物质和神经回路的重要性有了更深的理解。它使我开始认识到，保持清醒是多么珍贵的能力。它也给了睡不着觉的人一些启示。因为发现了下丘脑分泌素对维持觉醒的作用，我们得以开发出新药物帮助人们睡眠：阻断下丘脑分泌素，在夜间引发短暂的"发作性睡病"，或许也是治疗失眠的一种方法。

在我看来，发作性睡病是一个绝佳的例子，它显示了神经系统中的一处显著但微小的病变（受损区域）可以给我们一个怎样的理解人脑工作原理的机会。通过一连串不幸的因素，比如一种遗传倾向、免疫系统的一种设置、一次对环境诱因的接触，这种疾病开展了一次自然的实验，并显示了少数脑细胞的缺乏就会怎样颠倒我们睡眠和清醒的体验。

对发作性睡病的新疗法正在开发之中，有些已经面市。治疗这种问题，最直接的手段就是补充缺失的下丘脑分泌素。在大鼠身上，研究者通过直接向鼠脑滴注下丘脑分泌素，已取得一些成果。但该方法对人类并不适用，有人试验了鼻腔给药，也就是将下丘脑分泌素喷入鼻孔，使其通过鼻黏膜吸收，但至今效果并不显著。

眼下发作性睡病还没有治愈手段。研究者尝试过抑制免疫系统，从而阻止它攻击下丘脑中产生相关激素的神经元，但发作性睡病的症状一旦出现，损伤应该就已经造成，干预的时机就过去了。

其他策略可能更有希望。或许可以用干细胞移植，使下丘脑重新长出产生下丘脑分泌素的细胞。或者靠基因置换疗法，利用病毒将活跃的下丘脑分泌素前体基因插入剩余的细胞，促使它们产生更多的此种激素。

这些技术虽尚在襁褓，但也要看到我们已经取得的成就：曾经我们只觉得这种疾病非常神秘，但短短几十年后，我们就对它的成因和起源有了实质性的理解。我们应该乐观，未来将有更好的发展。

蜜蜂嗡嗡

不宁腿综合征

在我和大卫见面之前很久，他就给我写了一封详细的自荐信。"尊敬的勒施齐纳大夫，"他写道，"从我的伴侣德布拉那里我了解到，您已经同意通过电话为我诊病。我目前有严重的睡眠问题，而且不幸的是，随着时间推移，病情正越发严重。"

他接着向我介绍了一些背景情况，详细说明了自己的年龄（72岁）、居住地（都柏林郊外）和他成功的事业。大卫显然是非常活跃的人，无论事业和身体都是如此，他每周都长途骑行，还定期驾船航行。他说他有一个支持他的伴侣，双方关系很好，他的人生听上去圆满而幸福。只有一点美中不足。

"睡眠困难无论对我还是我的同胞手足都并不新鲜，我的一个兄弟、两个姐妹都和我一样，向来就有睡眠困难。"他说自己20多岁就开始严重失眠。起初他以为那是因为他的人生太过充实："我每天都等不及第二天的到来，等不及将我的兴趣推向新的边界。"但随着年龄的增长，他的失眠却越发严重了。

"我现在每晚顶多睡两三个小时，而且断断续续。我最短的睡眠时间才 10 分钟，最长也绝不超过 1 小时，而这已经是相当奢侈的体验了。"

我明显能看出他这些年已经为此看了不少医生。他们有的诊断他是呼吸睡眠暂停，有的给他开了大量安眠药。"我服过短效安眠药、长效安眠药、安定®、利眠宁® 和几种抗抑郁药。最后我把这些药都停了，原因都是同一个：虽然它们对我的睡眠略有帮助，但第二天我的生活就报销了。"

这封信共有三页，每页都密密麻麻打满了字，我最强烈的印象是这是一个和失眠奋勇作战的人，他拼命想维系自己忙碌的生活，但现在已无法前进。在信的结尾，他告诉我他去看过都柏林的一位精神科医生，最后他消沉地写道："我（和那位医生）聊了一次，最后我问他下次复诊是什么时候，但他说我不必再去了，因为他感觉我的睡眠模式已经根深蒂固，他对此无能为力。这大约是 15 年前的事了。"

两天后就是我们约定的电话问诊时间，我在伦敦的诊室，大卫和德布拉在他们位于都柏林郊外的房中。大卫有一点爱尔兰口音，说到他的失眠时精神十足、滔滔不绝且富有哲理。他显然是健谈之人，用词精确又不乏诗意。他最大的心结是失眠使他无法释放人生的全部潜能。我们逐一讨论了信中的内容，引起我注意的是他的几项病情陈述，他的信中也有隐隐提到。

他重申了长期以来难以入睡、入睡后容易醒来的困境，说每晚都要起床约 20 次，但接着他描述了一种很不寻常的症状：他注意到上床后，胸部常会感到一种奇怪的振动。只要他动一动，振动就会停下，但当他重新躺下，振动马上会重新出现。另外，他最近还注意到当他静静躺在床上时，右腿也会出现躁动。他总有一种冲动要动右腿，一旦动过后也能马上舒服。为应付胸部和腿部的异常，他只能起床。不仅如此，德布拉还说在过去五年左右，大卫一到夜里就表现得兴奋激越。她形容他双臂和双腿不停扑腾，还用拳头砸床头板。这些行为往往在他上床后的 15 到 20 分钟内出现，有时会持续几个小时。大卫本人并不知道他在挥舞手臂，虽然有时他会打到自己。

　　电话问诊即将结束时，我说我也不确定他的手舞足蹈是怎么回事，不过这也许是他在表现梦里的情景。

　　然而我的心中毫无怀疑：他描述的是一种名为"不宁腿综合征"（RLS）的疾病，他很可能还患有不宁胸综合征。

* * *

　　医学史中散落着各种始终未获正式承认或广泛认可的诊断。有些障碍，比如纤维肌痛或慢性疲劳综合征，至今还在医生乃至患者中引发激烈的辩论和争议。还有一些被认为是制药公司为了推销而生造出来的，不宁腿综合征就是其中之一。2013 年，《英国医学期刊》（*British Medical Journal*）上的一位固定专栏作者兼全科医生就重申了这个意见。这位作者把 RLS 说成是"药企惯伎"，并无"可信的生物学基础"，基于的是完全主观的病人自诉症状量表，"转化成数字评分全系伪科学，无理无效"。他说"在 20 年的执业史中",他从未见过一个主诉 RLS 的病人。

其实就在前一年,我也为同一份期刊撰写了一篇关于 RLS 的综述,结果被美国密苏里州鹰岩市的一位退休医生教训说:

> "不宁腿"完全是个冗余概念。我们的腿上有大肌肉群,它们本就是为运动而生。根据我的经验,"不宁腿"用有氧训练就能很好地缓解,如走路、跑步、骑车、舞蹈、游泳等。我们不该用无穷的诊断把生活全盘医药化,那只是在为制药公司制造借口。

看罢此段,我在内心沮丧地拍了拍额头。

为了让 RLS 得到比较严肃的对待,美国的医生们尝试给它起了一个更庄重的名字,他们认为现在这个名字不利于它的推广。他们想出的新名是"威利斯—埃克邦氏病"(Willis-Ekbom disease),其中的威利斯是托马斯·威利斯(Thomas Willis),一位在 1685 年描述了 RLS 的英国医生,埃克邦是卡尔-阿克塞尔·埃克邦(Karl-Axel Ekbom),他在 20 世纪 40 年代提出了现代医学史上最权威的 RLS 描述之一。不出所料,这个绝不好记的名称一直没有流传开来。而对那些怀疑者,我想请他们来我的诊室见几位病人,比如大卫和玛丽·罗斯……

* * *

玛丽·罗斯是位性格活泼、目光炯炯的 85 岁老人,她是一位艺术史专家，这个岁数仍在写作和讲课，并且周游世界。她年龄是我的两倍，但精神比我好。从她的外表一点都看不出她在夜里经受的折磨，但其实她在白天也不容易。我们第一次见面是在她77 岁那年，当时她就已经得了好几年 RLS 了。

"我很早以前就有这问题了，"玛丽回忆说，"但那时候当然不知道它叫'不宁腿综合征'，别人都说：'哦，你腿抽筋了，得吃奎宁，或者睡觉的时候床上放几个软木塞。'"（我后来发现软木塞是针对夜间抽筋的传统疗法，但我怀疑该疗法没有充分的证据基础。）

我请玛丽·罗斯描述自己的症状。她说："这个很难描述，我想最接近的说法是有蜜蜂在腿部的皮肤下面嗡嗡嗡。你抓不住它们，只想挠腿。你如果本来在床上，这下只能起来走路，因为你的腿在不受控制地抽搐，已经不可能躺下睡觉了。"

她描述的是 RLS 的典型症状：患者有想动的强烈冲动，通常是在腿部，只有动起来才能平息这股冲动。这冲动还伴随着各种不适感——酥麻、蜜蜂嗡嗡感、疼痛、过电感或抽筋。从睡眠的角度来看，RLS 的症状坏就坏在它们会在傍晚和夜间加重，使人无法入睡。玛丽·罗斯说："我后来都害怕睡觉了。我开始找种种理由推迟上床，因为我一躺上床，脑袋一碰枕头，腿就开始抽搐。我太绝望了，不知该怎么熬过整个夜晚。"不适感和腿部的运动让她每晚只能睡三四个小时，而即使这三四个小时也只是短暂破碎的睡眠。她描述的腿部运动是相当典型的。

RLS 患者通常有两种腿部运动：一种是半自主的，目的是缓解不适感的折磨，这种运动可以抑制；但 RLS 还有一种标志性运动，或许也是最早证明了 RLS 是一种真实病情而非"生造"出来的证据，就是不自主的腿部运动，一种源于睡眠深处的踢腿或脚踝抽搐。

这种腿部抽动的正式名称是"睡眠期周期性肢体运动"（PLMS），会在八九成的 RLS 患者身上表现，会每隔 5—90 秒短暂发作一次，或是整晚持续发作。对患者夜间脑波活动的监测证实，他们在踢腿时是睡着的状态，但这些周期性肢体运动使他们的睡眠越发糟糕。患者不仅会因 RLS 的症状而无法入睡，即使终于入睡，腿部运动也会降低他们的睡眠品质，有时还会将他们惊醒。惊醒后折磨还会继续，因为一旦醒来，他们就能意识到自己的 RLS 症状了。不难想象，这种疾病在严重时会使人不堪忍受。

"我曾有过整晚都一点没睡着的情况，但平均而言，小段的睡眠还是有的。"玛丽·罗斯向我解释。

> 我在很累的时候还是睡得着的，但睡着一阵后就会醒来一两个小时，然后要么继续睡觉，要么起床。如果眼看没有希望睡着，我就起床去楼下的厨房调一杯酒，喝完再躺回床上，有时这能使我的大脑平静下来，但腿是平静不了的。我也不知道自己为什么会醒。我是说，只有醒了以后，我才会意识到是腿在阻止我睡觉。

虽然情况严重，但多年来玛丽·罗斯始终得不到诊断，也没有正规治疗。在放弃了奎宁和床上的软木塞之后，她找到了几个至少可以缓解症状的办法。"发病时，我就起床用双手用力地搓双腿，有时也涂一点什么软膏来按摩。一定程度上，这能（使不舒服的感觉）好一点。我过去常这么做，完后重新上床。"

玛丽·罗斯如今已经寡居。她丈夫在世时肯定有着圣人般的耐心。试想睡在身边的人整晚都在上床下床、踢腿抽筋。我惊叹于她对丈夫的描述："我先生很有同情心，始终抱着我能找到治愈之法的希望，也从没因为我闲不住的腿抱怨过。"不过她接着透露，他们很早就决定分房睡了。

在苦熬了几年之后，玛丽·罗斯在一位渊博的全科医生那里得到了 RLS 的诊断，从此开始了治疗，疗效也非常明显。医生给她开了一种叫"左旋多巴"的药物，那通常是开给帕金森病患者的，在她身上却产生了奇迹般的效果。

* * *

就像大卫和玛丽·罗斯，许多 RLS 患者都是历经数年才得到诊断，这一点殊为奇怪，尤其在这种疾病是如此普遍的情况下。最近几项研究显示，这种疾病在不同程度上影响着大约 1/10 的成年人，很可能也有数量可观的儿童。实际上，儿童的所谓"生长痛"往往会导致成年后的 RLS，也可能生长痛就是 RLS 在儿童身上的表现。有了这些数字，前面提到的那位全科医生兼专栏作者还说执业 20 年都没遇到过此类病人，就真是难以置信了。

那为什么这种病这么难以诊断？问题之一在于 RLS 有好几种表现形式。如果你夜里躺在床上难以入睡，同时又躁动不安，那么你自然会认为是某种失眠引起了你的不宁，而非相反。RLS 患者常常认识不到 RLS 的症状正是他们睡眠障碍的原因。另一个问题是患者描述的感觉，花样层出不穷：拖拉感、紧张感、蠕虫或飞虫移动的感觉、酥麻、痒痒、疼痛、冒泡、烦躁、电流感、紧绷、悸动等等。在有些人，疼痛可能就是 RLS 的最主要症状。因为这五花八门的表现，RLS 也常被误诊为抽筋、静脉曲张或神经症状。

不过还是有一些线索能为患者确诊 RLS，而非其他状况的。第一个就是发作时间多在傍晚和夜间。RLS 很少在早晨发作，而往往是在傍晚或夜间的特定时刻出现症状。患者常对我说，他们只有在晚上坐下吃饭或看电视时才会发现自己的 RLS 症状。第二个线索是症状和运动的关系。保持不动会推进症状，动起来就能带来短暂的缓和。比如玛丽·罗斯就发现，夜间在家里四处走动能使不适感有所减轻。与她类似，大卫对付症状的方法也是起床，但这个办法当然不利于一夜安睡。

* * *

RLS 难以诊断当然还有其他原因。大卫的症状是从胸部开始的，过了很久才蔓延到腿部。这是非常罕见的情况，但这些年来我也确实见过几位患者的症状主要发生在腿部以外，包括不宁臂，不宁腹，甚至还有两例不宁出现在生殖器。实际上，RLS 虽然字面上是不宁"腿"综合征，但在身体的任何部位都可能出现，甚至还有"幻肢 RLS"的病例报告：症状出现在了已经截掉的一肢上。

在大卫接受睡眠监测后不久，我又和他讨论了一次，我们一起查看了他在夜间住院检查的结果。那是一场彻头彻尾的灾难：

整个夜晚，他总共只睡着了 20 分钟，也根本没有 REM 睡眠，因此我无法判断他是否在表演梦境。就捕捉到的短暂睡眠来看，他似乎并没有显著的呼吸问题，然而短短 20 分钟的睡眠，还远不能推翻他之前在都柏林得到的睡眠呼吸暂停的诊断。但在仔细查看红外线摄像机拍下的夜间录像后，我还是发现了一个奇怪的现象：那段颗粒粗糙的黑白影像没有为大卫的夜间表现提供充分细节，而尽管德布拉描述他在睡觉过程中有挥舞手臂的动作，且他自己对此类动作毫无记忆，但我仍然看出他刚开始昏昏欲睡，肯定还没睡着的时候，右臂就开始在头顶挥动了。做了这个动作，他就醒过来，这个模式反反复复地出现。我以前也见过类似的现象。在我看来，大卫的这个动作可能是为了缓解他手臂的 RLS 症状，而且它介于自主和非自主之间。我猜想，他除了胸部及右腿的不宁之外，还有这种不宁臂的症状表现。

我们的对话不太顺利，我让他尽量别抱太高期望。我告诉他，我们需要治疗所有已知的症状，就是 RLS 在他身上的各种表现，但我也提醒他，就算能把 RLS 的症状全部治好，在多年的睡眠干扰中形成的失眠也往往会继续存在，并需要进一步的治疗。我建议他开始服用罗匹尼罗，这是治疗帕金森病的一种药物，但也得到了治疗 RLS 的批准。我让他开始服药之后再来复查。

* * *

我和玛丽·罗斯初次见面时，她的情况真的很糟。全科医生给她的药起初效果极佳，几乎完全消除了症状。但在服用了大约十年的左旋多巴之后，她的 RLS 症状又越发严重起来，每天的发作时间也提前了。来看我的门诊时，她的左旋多巴用量已经极大，同时还在服用大剂量罗匹尼罗，就是我开给大卫的那种药。

坐在我面前时，她简直一刻也无法保持静止，她一边讲自己的故事，一边蠕动、抽搐着双腿。她讲话时态度平淡，倒不是说她有多坚定沉着，但显然她想不带怨气地描述自己的病情。她虽然没说太多，但明显看出她的症状已经无法忍受：症状从她一早醒来就开始，只在活动时略有缓解。她已经完全被剥夺了坐在一张扶手椅上读一本书的乐趣。"蜜蜂嗡嗡"感也加剧了。"这比痒的感觉糟糕得多，我只能说那就像是被叮咬的感觉，不是细细地咬，而是狠狠地蜇，真的很痛。"

她现在很少睡觉，乘飞机时也无法坐在狭窄的航空座椅里，总忍不住扭动身体，在机舱过道里来回踱步或伸展双腿。"剧场里的那种小座椅我也没法坐。剧场要求绝对安静，我根本顾不上看剧情，全在痛苦地逼着自己别动。"家里的花园成了她的主要治疗场所，她刻意在那里除草，这样的运动才足以使她得到舒缓。

我注意到，她的情况和军事特种部队的训练之间有相似处，那些新兵被双手反绑扔进一个池子，如果不拼命踩水就会淹死。她也是这样，不能停止运动。我们见面才几分钟，她就明显表现出了一种叫"症状恶化"的现象。

RLS 的标准疗法是用一组药物来增加脑内一种名叫"多巴胺"的神经递质。我们早就知道，这些称为"多巴胺能"制剂的药物能快速有效地治疗 RLS，对这些药物的反应也成了 RLS 的一条诊断标准，它说明患者确实得了 RLS 而不是在模仿病情。左旋多巴的作用是提高脑内的多巴胺含量，罗匹尼罗等其他药物则是模拟多巴胺的作用。反过来说，那些阻断多巴胺的药物，如抗精神病药物，则会大大加剧 RLS。这当然可以加深我们对 RLS 成因的认识，也肯定说明了 RLS 患者在多巴胺调节上存在问题。虽然我们几十年前就知道了为 RLS 患者增加多巴胺的好处，但这些药物也有其黑暗的一面。尤其当剂量过高时，它们反而会严重加剧 RLS，这种现象就叫"症状恶化"。这些药物如果在体内的含量长期偏高，再加上一天 24 小时内的药物含量变化，就会导致 RLS 的症状（即伴随不适感的运动冲动）在一天中出现得更早，并变得更加剧烈。

不仅如此，这种恶化还会减弱运动带来的缓和效应，并使症状扩散到身体的其他部位，如手臂、躯干或面部等。就这样，你的药物救星反而成了你的灾星。当玛丽·罗斯来我这里就诊时，她服用的罗匹尼罗已经比我敢用的最大剂量高出了九倍，同时她还在服用大剂量的左旋多巴，而后者在英国已经不用于 RLS 的治疗，因为它在几乎所有病人身上都引起了恶化。从短期看，她每次增加剂量都会短暂好转，但长期来看这只会加剧潜在的症状。她是我见过的最严重的一例症状恶化。

这些药物还有别的惊人后果。多巴胺这种神经递质不但影响运动，还对脑的奖赏机制有基础性意义。比如购物或赌博带来的快感，即由多巴胺调节。但罗匹尼罗及其他拟多巴胺药物（称为"多巴胺受体激动剂"）会干扰这套奖赏机制，使它陷于混乱。

近些年，我们开始发现了这类药物的一种副作用，叫"冲动控制障碍"。偶有服用多巴胺受体激动剂的患者表现出显著的行为变化，比如会做出带来奖赏的举动：强迫性赌博、超量购物、强迫性进食或性欲亢进。这些患者往往觉察不到自己的行为改变，只有等停药后行为回归了正常，他们才会意识到服药期间的变化。

　　这种行为变化最先是在帕金森病患者身上发现的，他们服用这些药物的剂量极高，但我们现在知道此类变化在 RLS 患者身上也不鲜见。我有一位神经科同行专长帕金森病，她说她就有几个病人在服药后赌输了巨额钱财，或突然迷上了网络色情内容无法自拔。我见过的最严重病例倒还没这么惊人。那是我的一名患者，他本来每个月要花 50—100 英镑收集汽车模型，但在开始服药后的第一个月，他就花掉了 1000 镑。幸好我对他身边的人及其家属都提醒了这种潜在的副作用，他在藏品呈指数增长前停止了服药。

　　问诊快结束时，我和玛丽·罗斯讨论了如何改善她的情况。如果她不立即停药，至少连停几个月，情况就很难改善。如果让她继续像现在这样服药，很可能症状恶化还会加剧。但真的停药也很麻烦，如果没有替代的疗法，她一定会骂我让她情况更糟了。她现在已经每晚只睡两个小时，一旦停药将完全无法睡着。我别无办法，只能一边给她停药，一边用其他手段治疗她的症状。

* * *

　　那么，RLS 的本质到底是什么？它难道真是一种生造的病情，是制药公司为了向我们推销更多不必要的药物虚构出来的？ RLS 确实没有专门的诊断检验，不像心脏病发作可以看心电图、贫血可以看血检、脑瘤可以用 MRI。也许就是因为缺乏客观的检验，人们才心生疑点，认为 RLS 是心身状况，并不真实。但我们对偏头痛，还有其他一些已获承认的病状，也可以说同样的话。

在某些群体身上，RLS 比常人普遍得多。比如我们知道缺铁的人更容易得 RLS。中国古代有《黄帝内经》，托称黄帝和他的医生岐伯讨论医学，书中描述了一种和 RLS 非常相似的疾病，其治疗方法就是让患者在饭后服用铁粉。RLS 和铁的这种联系，埃克邦也注意到了，正是这位瑞典神经病学家首次对 RLS 做出了"现代"描述。他发现献血会诱发这种状况，而为患者补铁能治疗它。

和埃克邦同时代的尼尔斯·诺德兰德（Nils Nordlander）在 1953 年首先报告了静脉滴注铁质治疗 RLS 的做法。近年的影像研究非常一致地显示患者有多个脑区，尤其黑质部分，铁含量偏低。黑质是脑深部的一处区域，颜色偏黑，因为它的细胞被神经黑色素（也是为我们的皮肤着色的那种色素的一种形式）包裹（见附图图 6）。神经黑色素是多巴胺的预兆，说明这些细胞是生产多巴胺的神经元。尸体解剖显示，RLS 患者的黑质中确实缺乏铁质，这甚至可以解释为什么血液中铁含量正常的人也会得 RLS：在有些 RLS 患者身上，问题可能出在铁质运送到脑部的环节。

好了，我们认为脑部的铁含量和 RLS 有关，那么多巴胺呢？我们知道，提高脑内多巴胺含量的药物能治疗 RLS，而降低多巴胺含量或阻断多巴胺受体的药物会诱发或加剧 RLS。研究显示，在 RLS 患者的脑内，多巴胺的周转是增加的，多巴胺含量也较常人更高，但多巴胺受体数却减少了。乍看这似乎毫无道理：一种由超高多巴胺含量定义的疾病，为什么要用更多的多巴胺来治疗？

这就要说到目前的一种假说：它认为在有过多的多巴胺流动时，脑会减少对多巴胺敏感的受体数。这在白天没什么问题，但多巴胺水平还受昼夜节律的影响，白天含量较多，晚间则会下降。在受体数量减少的前提下，多巴胺水平一旦降低，RLS 症状就会出现。这个假说也可以解释症状恶化：给病人服用大量激发多巴胺的药物，可能进一步减少他们脑内的受体数量，并在多巴胺水平正常下降时助长这种不平衡，这意味着症状会加剧并在一天中更早开始。我之所以让玛丽·罗斯停掉这些药物，是因为多年来药物的兽医式剂量的过量刺激已经减少了她的多巴胺受体，而我希望降低她体内的多巴胺流通或可逆转这一情况。

那么多巴胺和铁的关联呢？这个该怎么解释？研究发现铁在多巴胺的合成中起重要作用。在脑内，铁和多巴胺的联系非常紧密。可既然这样，那么铁含量的降低肯定会导致多巴胺水平降低喽？这个问题还远远没有定论，但有几项大鼠研究显示，缺铁反而会导致细胞外的多巴胺水平偏高，并使多巴胺受体的密度下降，或许还会影响相应脑区的其他分子。这是个高度复杂的系统，我们对它的了解还很少。有关 RLS 的所谓"多巴胺能理论"名副其实，还只是一个理论，哪怕是最有道理的一个。

此外，RLS 在女性中更加普遍，尤其是孕期妇女。这可能部分是因为女性会在月经时流失铁质，或是把铁质给了发育的胎儿，但原因还不止于此。孕期发作 RLS 的妇女，情况往往会在生产后一周左右有很大改善，这不能用铁质突然上升来解释。其中肯定还有激素的作用。很不幸，在孕期患上 RLS 的女性，日后复发的风险更高。此外，肾脏问题及各种神经系统障碍，也会引起 RLS。

最重要的风险因素也许是 RLS 的家族史。大约一半的 RLS 患者家族里有别的成员也有 RLS。同卵双胞胎比异卵双胞胎更易患 RLS，这有力地说明了起作用的是遗传因素而非环境因素。大卫的各种睡眠问题都有极明显的家族史，这很可能也显示了 RLS 极强的遗传倾向。为确认导致 RLS 的基因，世界各国已经付出了巨大努力。据最近一次统计，这些研究涉及不同国家的 45000 名患者，已经找到了 19 个可能增加 RLS 风险的基因。这些基因都参与了神经系统的发育，影响神经元的生长、神经回路的形成及突触（神经细胞间的通讯节点）的制造。

但知道有哪些基因牵涉其中，哪些神经递质在起作用，不过是展示了几条诱人的线索及将来值得探索的研究方向，还不足以给我们提供 RLS 成因的最终解释。然而，知道了有基因在起作用，理解了脑内的一些化学变化，并且能借一次夜间监测展示睡眠期周期性肢体运动，至少也应该能说服我那些严苛同行相信，这种病确实存在，不是想象的虚构或只是一种营销策略了。

* * *

那次睡眠监测后不久，我就和大卫及德布拉首次在诊室见了面。他两都不是我想象中的样子。大卫服饰整洁，体格强壮，看不出一点一辈子都睡眠很糟的样子。我已经和德布拉通过电话，听过她的口音，我本以为她是个六七十岁的爱尔兰妇女，但其实她的样子很年轻，还带点异国情调。

起初我很高兴终于能和二人见面，但听了大卫的话，我的心又沉了下去：他说他只服了两剂罗匹尼罗就停了药。虽然剂量极低，但他告诉我，两次服药之后，他第二天醒来时情绪都非常低落，所以没有坚持下去。我们的关系看来不妙。不过在继续闲聊一阵之后，我越发确定他描述的确实是 RLS 不宁腿综合征、不宁胸综合征和不宁臂综合征。我们决定再试一次，这次仍用类似的药物，但改用皮肤贴片给药，这样就能让多巴胺受体激动剂以稳定的剂量渗入，透皮吸收，且一天 24 小时不间断。也许只要消除了药物浓度的波动，我们就能预防进一步的问题。我在心里祈祷着。

不出几天工夫，我在邮箱里看到了德布拉的一封来信，心里又是一沉。但点开之后，发现是一条喜讯。"大卫已经开始使用 1 毫克贴片了，"她写道：

那天晚上他睡得很香，除了中间上了一两趟厕所，他总共睡了将近 14 个小时……简直是奇迹！第二晚他依然睡得很香，只是早晨起来脚步稍稍不稳。第三晚，他决定不在和前两天同样的时候换贴片，但睡着一会儿后就醒了，上半身又略有躁动（这时距他上次换贴片大约过了 30 个小时），于是他换了贴片，又顺利地睡了一晚。我知道未来的日子还长，但在试了这么多办法之后终于有了效果，我们都感觉自己仿佛置身于不敢相信的美梦之中：看来终于找到办法了。

我不由得松了一口气：看来我们的治疗终于有了突破。用药之后，大卫的胸部振动感有了明显缓解，而贴片用完后该病情的重新出现，更使我心中确信了不宁胸综合征的诊断。我回了一封电邮，说未来确实日子还长，现在用药才几天工夫，大卫的步履不稳可能是他在偿还几十年来欠下的睡眠债，我们要继续观察这种情况是否会好转。

几周后，德布拉又来了一封电邮：

> 我只想说，这（疗法）已经彻底改变了大卫的生活。这么高的睡眠品质，完全是奇迹。希望效果长长久久！！得有六周了，他一直睡得很熟，生活品质也大大提高。大卫的一生几乎都是在睡不着的情况下苦撑。现在他像是获得了新生。

大卫的治疗也并非一帆风顺。贴片对他的皮肤有一定的刺激，但他已经不愿再试别的法子了。那么微小的一点剂量就产生了宛如重生的效果。一向被笼罩在严重失眠阴影下的他，现在感觉比从 20 多岁起的此前一辈子都更有活力，因此他宁愿用类固醇膏来缓解刺激性。贴片已经消除了他胸部和腿部的不适感，德布拉也说他夜里不再挥舞手臂。我后来给他短暂试用了一种非多巴胺药物，但他很快就重新用回了贴片。

最近，在初次联系后三年左右，我们又见了一面，大卫的生活已经和以前截然不同。他依然睡得很香，现在想做什么就做什么，不必担心晚上会睡得不好。他仍在使用低剂量的皮肤贴片，我也极力主张他这么做。以他的症状之严重，几年后若出现恶化，他肯定怪我，于是我还是给他加了少量没有恶化副作用的其他药物。

然而，许多这类其他药物都有各自的问题。我们用来治疗RLS的，包括某些抗癫痫药、阿片剂及可待因类止痛药，都会产生依赖问题。幸好，RLS患者产生药物依赖的证据少之又少，我的美国同行们在治疗最严重的患者时甚至用美沙酮，一种通常用来缓解海洛因戒断反应的药物。

除了夜里睡得更好之外，大卫还可能从治疗中获得了其他好处。越来越多证据表明，RLS就像睡眠呼吸暂停，会增加心血管疾病、高血压和中风的风险。在记录RLS患者的睡眠期肢体运动时，我们发现这些腿部动作无论是否干扰了睡眠，都会增加他们的血压和心率。可见，这些频繁的腿部运动可能会加快心血管系统的老化。不过在这个领域我们还所知甚少，也还不知道对RLS或是这些肢体运动的治疗是否能降低心血管疾病的风险。

玛丽·罗斯的情况又如何呢？她的RLS怎么样了？靠停用左旋多巴和罗匹尼罗来逆转症状恶化看来并不容易，但她的症状用其他药剂还能应付。在停用了一年的促多巴胺药物之后，她开始重新服用小剂量的罗匹尼罗，并配合其他几种药物。就这样过了八年，她的症状已经得到了相当的控制。现在她已经八十五六，仍努力过着忙碌的生活，还在全世界飞来飞去，也还在学术上保持着活跃。园艺也依然是她应对症状的独有手段。

"我的内心获得了平静，这是巨大的进步，"她对我说，因为我知道，只要我服药——有时我会忘记，但我很快就会知道，因为一旦漏服，蜜蜂就开始在我腿里嗡嗡——只要我遵守我们一起制定的方案，我就没有不宁腿的问题。有时我会严重地发作一次，只能整晚整晚地走动，但那都是我自己不好，是我忘了服药，这时症状会全力反弹，而我能做的无外乎只是补上漏吃的药，然后不停走动直到症状消失。

我并不完全相信她的症状已经消失。坐在我面前时，她腿部不停地动弹，有时转动脚踝，有时伸展小腿，身下的椅子也跟着吱嘎作响。当我向她指出这一点时，她哈哈笑了出来："只有你会注意到这个！我自己都不知道自己一直在动，完全没觉察到！"

她的睡眠仍是问题。即使没有 RLS 的症状，她的睡眠也不完美。几十年的睡眠障碍自有其恶果。"很遗憾，看来我的睡眠模式在中年时候就定下了，现在我年纪大了很多，但这个模式却保留了下来。那也许是在我生孩子时固定下来的，那时我凌晨 3 点就要起床照看孩子，"她沉思道，"好像一到凌晨 3 点，我就总是会醒。"

一旦醒来，嗡嗡作响的就不再是她腿里的蜜蜂，而是心里的念头，非得再过一阵她才能重新睡着。她学会了尽力避免为了睡着而刻意使劲，因为那样常常适得其反。"我把这当作一个被动的过程，听听有声书或音乐，直到我的脑子不再运转，我也就又有了睡意。"但她对现状已经十分感激：至少不用再受不宁腿的折磨。

* * *

大卫和玛丽·罗斯是我的 RLS 病人中特别突出的两个。我要强调，对大多数 RLS 患者而言，药物并非必需。考虑到 RLS 的普遍性，这是很令人宽慰的消息。接受药物治疗并不是一个简单的决定，因为一边是 RLS 的症状，一边是药物深不可测的潜在副作用，这是狼群和虎口之间的抉择。

其实，对于一般患者，略略调整生活方式就已足够。减少咖啡因的摄入，避免烟草和酒精，往往就能起到很好的效果。睡眠不足也会加剧 RLS，因此养成规律的睡眠模式也有帮助。但我常常遇到有一种情况，就是医生给患者开镇静剂或抗组胺药来治疗"失眠"，而其实他们的失眠系由 RLS 引起。镇静性的抗抑郁药、抗组胺药及许多其他药物都可能加剧或者诱发 RLS，因此只要简单地更换一下药物就能有显著的效果。寻找并治疗 RLS 背后的状况，比如缺铁，也能消除症状。不过要对付 RLS，首要的一点还是要承认它的存在——并说服一些医生承认它的存在。

很可惜，虽然我们已经了解了一些 RLS 的遗传基础、易感因素和化学层面的脑内变化，但其深层成因仍是谜团。有人主张，不管患者脑内发生了什么，它最终都会影响脊髓中的神经功能。也许从脑内投射出的神经纤维，会特别依靠多巴胺这种神经递质来抑制脊髓中负责加工感觉的神经回路。如果投射出的这些纤维活力不足，再加上晚间多巴胺含量下降，这时，这些感觉加工回路所受的抑制就会被解除，那些不适感就会自发出现。此种抑制解除还可能导致脊髓的其他区域过分活跃，而这或许又会释放平时被抑制的原始反射，并引发伴随 RLS 的睡眠期周期性肢体运动。

几年前，我在美国的明尼阿波利斯参加过一次睡眠研讨大会，我记得有一场报告是关于动物睡眠的。屏幕上播放了一只海狮浮在水上睡觉的视频，我吃惊地发现它的鳍足也在周期性地划水，其实就相当于人的踩水。我一下就看出了这和睡眠实验室中患者腿部运动间的相似。

也许（这完全是我的假想），正如神经病学及睡眠研究的许多领域一样，这些周期性肢体运动其实是一种返祖现象。在正常的生活中，这些反射会受到抑制，但当我们的脑部出了差错，或者更准确地说是脊髓出了差错，我们就会被自己演化史中的过去重新纠缠。

第八章

扼住喉咙

在窒息中惊醒

试想你接到了测绘全世界海床的任务，从最浅的沙滩到最深的马里亚纳海沟都要绘出。这时你自然有权要求使用最先进的设备：那些装备了声呐、潜艇和卫星图像的船队。然而你得到的只有一根呼吸管和一只面罩。当你潜入英吉利海峡开始工作，并将头没入海浪时，你只能偶尔看见浑浊的海水中自己的手，只能隐约辨出面部下方几英尺的泥泞海底。更远处，海床急剧下降，完全是一片虚无。

与之相似，我们平时研究神经系统时，也只能看见脑的浅表。它的深处往往深藏不露，难以窥见。

在神经病学和睡眠研究领域，我们的工具是头皮脑电图。我们把电线贴在头皮上来分析脑中传来的电信号，借此寻找脑波活动的起伏。这些起伏的频率和幅度再加上其他的特征，帮我们定义了睡眠的不同阶段。在探索脑部疾病或癫痫时，我们会寻找脑波的反常模式——波动的极度放慢及陡升，或说电活动棘波。

　　然而，在 20 世纪 20 年代首次应用于人类的脑电图，却只相当于我们的呼吸管和面罩。这些头皮电极要隔着皮肤、脂肪、头骨和脑脊液记录脑的活动。这些信号的强度实在微弱，远比不上眨眼或是牵动头面部的小型肌肉这样的简单动作产生的信号。不仅如此，这些曲线的波动（最初由钢笔画在纸上，现在是在电脑屏幕上生成）并非来自单一神经元的电流变化。它反映的是少则数千、多则数百万个神经元积聚的同步冲动，牵涉的大脑皮层（脑表面那薄薄的一层细胞）面积不止六七平方厘米，且全都沿着同一根轴线。因此，脑电图给予我们的细节是极其有限的。它能探测的只有位于或接近脑表面的大批量、同指向神经元的大规模变化。至于广阔的脑深部在发生什么，这种我们探索人脑的主打工具、我们在研究中如此倚重的技术，却几乎不能告诉我们什么。忘掉在英吉利海峡浮潜的例子吧，这更像是在大片的沼泽中跋涉。

＊　＊　＊

　　我在门诊时接待的一些病人已经像我的老朋友了。珍妮丝就是其中一位，我认识她已近十年。在我的印象里，她总是笑吟吟的，柔和的棕黄色脸庞挂着灿烂明快的笑容，十年来没添一条皱纹，但其实她已经 50 多岁了。但在她欢快的仪表背后，却隐藏着一段艰难忧愁的过往。对她饱受创伤的童年，珍妮丝毫无保留。她出生在英国，家里有七个孩子。她的父母是特立尼达人，在她出生前不久移民来了英国。

　　"我母亲有法国和英裔印度人血统，父亲是印度人和黑人的混血。我的曾祖父来自苏格兰,我们家的姓也是苏格兰姓。"她告诉我。

在珍妮丝的记忆中,家里的生活相当混乱。她母亲有精神问题,她记得自己遭受过虐待。比较愉快的记忆是舅舅带着她和家里的另一个孩子到海德公园玩过几次,现在想到伦敦中央的那片绿色,她还是会产生一种宁静无忧的感觉。她和姐姐常从家里偷跑出来,去海德公园的长凳上睡觉。"我们有时逃票坐大巴,有时走路去。也不是次次都去海德公园,有时就在尤斯顿站过夜。我和姐姐蜷在一起睡,然后警察就会过来发现我们。"

大约十一二岁的时候,珍妮丝和家里另外几个孩子被当局接管了抚养权,送进了一家儿童福利院。她还记得一点有几对白人夫妇想收养她。"但他们(官方)拒绝了,因为那些是白人,他们说:'你们不能养这样的孩子,行不通。'"她回忆道。

住进福利院对她的生活没有太多改善。"在福利院和在家里一样,我的整个生活都充斥着虐待和暴力。我身体也不好,常常生病,总在医院进进出出。我那会儿很瘦,饮食不正常,身体营养不良。但大家都不关心我,都绕着我走。"

所以无怪乎珍妮丝有行为障碍。她说她那时无法自控,面对暴力总是以牙还牙。"如果你推我撞我,我一定十倍奉还,我也知道这不好。"福利院则用药物对付她的情绪爆发。"他们逼我吃药,好让我安静听话。他们拿我实在没办法。"

她吃了好几年的镇静剂和抗精神病药,还记得去看过伯利恒精神病院的一位精神科医生。"我不想吃(药),但他们逼我吃,几个大人把我一个孩子按倒,围起来,然后强行给我喂药。我很害怕，就开始跟他们打。我说'我再也不吃药了'。一天晚上他们找来医生，给我打了一针。"

就是在这样充满创伤的狂暴童年时代，她的夜间发作开始了。

* * *

我初见珍妮丝，是在她四十大几的时候。问诊中，她向我大致介绍了她的过往，但完整的细节在之后的几个月才慢慢展现出来。转介她来我这里的是一位敏锐的呼吸睡眠同事，而他接待到她也是此前经伦敦另一家睡眠诊所的转介。

她讲了她可怕的夜间发作，它们从青少年时代起就一直折磨着她。而过去这两三年，她的情况又加重了许多。

我请她描述一下典型的发作。她对我说，就是在快要睡着的时候，她会感觉心跳变慢，几乎要停了。她说，发作的时候，"只要刚一睡着"，她就会忽然感到一阵挤压，或感到有人在勒她的脖子。那种强烈的窒息感非常恐怖，她会拼命挣扎着呼吸，直到那种感觉在几秒钟后消失。有时发作得特别厉害，她还会咬伤自己的舌头。不用说，她一直睡得很少。这种病只在她睡着的时候发作，清醒时从来没有，而且几乎每晚都发作。"最严重的时候会持续整晚，有时一晚上发作 50 甚至 100 次。"她说。

看她的症状像是睡眠呼吸暂停或说睡眠期气道塌陷，但介绍她来的机构已经为她做了睡眠监测，排除了这种可能，我那位同事重复做了睡眠监测，结论一致。随着我们进一步讨论她的症状，我脑袋里响起了警钟。她接着告诉我，她有几次窒息时还感到右腿在抽动，但几下就好了。此外她还有其他不寻常的症状："我感觉发作的时候舌头好像变大了，就好像要被自己的舌头噎死似的。醒来时我满嘴唾液，有时还会因为咬伤了舌头流血。"她还告诉我，她在经期前的几天里发作得最严重。

　　除了这些发作造成的恐惧之外，她还因为严重的睡眠不足备受摧残。"我必须去工作，努力表现得像个正常人。但那真是拼了老命。唯一使我坚持下来的是那些孩子们。"她目前的工作是照料有特殊需求的儿童，鉴于她的童年遭遇，这个职业选择很可理解。但是下班回家之后，她会一下子泄了气。这时的她只想睡觉，常常在沙发上就睡着了。但就算如此劳累，病情的发作还是会将她惊醒。她现在对睡觉本身都心怀恐惧。

　　我问她这样的症状持续了多久。她说："从上中学开始，我对这问题就有明确的记忆了。"我又问她为什么过了这么久才来就医，她告诉我："我跟父母说过这些发作，但他们完全不当回事。我们家里有这样的规矩：你病了是你不好，赶紧出门该干什么干什么，别在家里添乱。"后来进了儿童福利院，"我也记得跟他们明确说过'我每晚睡觉都呼吸困难'，但他们只当我是个有家庭问题、爱惹麻烦的小孩，觉得我这种人就是这样。'给她用镇静剂就好了。'"

　　珍妮丝还记得第一次有人认真对待她的症状的情形。那年她20多岁，在和姐姐住在一起时发作了一次。姐姐吓坏了，叫了救护车。"她真的相信我病了。"珍妮丝说。然而到了医院，医生对她的症状不予理会。"他们说肯定没那么严重，因为我看起来完全正常。"她只好继续带病生活。"我确实看过几次医生，也说了我发作的情况，但他们都说：'哦，是哮喘'，然后让我用吸入器。"

如果不是睡眠呼吸暂停，那么对夜间窒息的另一种解释就是反流：胃酸倒灌刺激喉咙，引起喉部肌肉痉挛。但是听她的描述，我又觉得一点都不像反流或者哮喘。也不是睡眠呼吸暂停。我告诉她，她的症状很像癫痫。

* * *

说到"癫痫"二字，我们想到的画面往往是剧烈抽搐、浑身颤抖、倒地扭动、面部发紫、口吐白沫和小便失禁。对某些癫痫患者，这确实是准确的描述。

人脑的电活动是一种受严格调控的精密现象，正是这种精密性，这种不同神经元间的细微互动，构成了我们一切神经机能的基础：我们的语言、视觉、理解、运动、意识等等，莫不如此。

癫痫反映的是这些电脉冲的失控。无论原因是遗传病，是肿瘤之类的东西刺激了脑部，还是感染或中风，只要严格控制这些脉冲的过程被削弱，大脑皮层（脑表面那层样子像核桃壳的灰质）就会不受控制地放电。神经元也变得同步，一股脑儿地发放（正常情况下它们会高度有序地相互交谈），于是扰乱了脑的正常活动。

试想一艘轮船的甲板上有数百人来回走动，方向各不相同。如果这些人忽然一起奔跑，从左舷跑到右舷然后折返，船身就会开始摇晃，最后还可能倾覆。同理，大面积的同步电活动扩散到全脑，就会引起抽搐，激活所有的肌肉群，使人无法控制动作和膀胱的机能，并失去意识。

　　然而出于一些我们还不完全理解的原因，有些人的癫痫不会扩散到全脑。它们发端于某一个脑区，只波及有限的范围。它们不会大面积扩散，反常的神经活动仅限于一个或少数几个脑区。这种情况下，此类癫痫（称为"局灶性癫痫发作"）引起的就不是全身抽搐。它有什么内在和外在的表现，要看影响的是哪些脑区。

　　也不是所有的癫痫都会使人颤抖。最常见的局灶性癫痫影响的是颞叶，这里有负责自传式记忆、语言、嗅觉和情绪的脑区。颞叶癫痫发作的病人可能会忽然闻到强烈的气味、难以说话或产生濒死感。当记忆区受到影响，病人就可能产生"似曾相识"感，突然觉得眼前的事仿佛经历过似的，这种感觉我们偶尔都会有；但他们也可能产生相反的"似不相识"感，即熟悉的环境变得新鲜，就好像从没见过似的。而癫痫如果扩散得更广，影响了运动区域，就可能使病人身体抽搐、思维混乱或失去觉知（awareness），但不会失去意识（consciousness）。

　　我清楚记得当住院医时在急诊部见过一位老年妇女，她是在街上游荡时被人发现并送进医院的。这种事司空见惯，全科医生的诊断是阿尔茨海默病。但是经过仔细检查，我们发现她除了思维混乱，右手还有节奏性抽动，这个小小的迹象说明她正在发作癫痫。我们给她静脉注射了一种抗癫痫药物，她立刻缓了过来，抽搐和思维混乱的情况都消失了。

　　这些年来，我已经见过了一些古怪而奇妙的癫痫表现，比如有一名年轻男子突然觉得自己的世界颠倒了，视野掉转了 180 度。他的癫痫影响了顶叶，而顶叶负责表征我们和世界的位置关系。

还有一名 60 岁的男子发作了颞叶癫痫，因而产生了一种强烈的宗教狂喜，感觉自己连接了上帝。他拒绝治疗，生怕会失去这些灵性体验。我还见过有几名病人因为癫痫影响枕叶产生了幻视，因为枕叶是视皮层的所在。

找到癫痫牵涉的脑区，并将它们与症状相对应，我们就能多了解一些人脑的组织方式，以及各种神经功能的"定位"方式。实际上，关于大脑皮层功能定位的知识，有许多就是通过人为诱发小型癫痫得来的。

20 世纪四五十年代，美国神经外科医生怀尔德·潘菲尔德（Wilder Penfield）准备对癫痫病人开展手术。在切除病变脑组织之前，他先小心翼翼地刺激大脑皮层的不同区域，以确保自己不会切掉哪块重要的脑组织。他只施用局部麻醉，以使病人保持清醒，然后用电探针刺激皮层上的小块区域，同时听取病人的汇报并观察他们是否活动。凭借这项技术，他绘出了一幅脑部的感觉及运动详图，也指出了刺激颞叶和顶叶会引起和这些部位癫痫发作时相似的症状：似曾相识感、恐惧、回忆和幻视。直到今天，这项技术的一个变体还在某些类型的癫痫手术中使用。

很罕见的情况下，刺激大脑皮层能引发类似癫痫的自然反应。有时，甚至用心理活动或外部手段刺激皮层也能诱发癫痫。最常见的手段是用闪光引起视皮层癫痫。在极少数情况下，就连聆听某种类型的音乐、写作、解答谜题或用热水泼洒头部和身体，也会引起所谓的"反射性癫痫"。

为什么珍妮丝的症状会使我想到癫痫？她的第一个特征是每

次发作都很相似甚至完全相同。局灶性癫痫起自特定脑区，该区域会有刺激症状或功能失常。因此，虽然同一个人的几次癫痫在脑内的扩散范围或许不同，但它们的初始发作位置都相同。珍妮丝说她在轻微发作时不会像严重发作时那样咬舌头，但其实它们都有着同样的症状。要是她的癫痫扩散得更广，就可能出现思维混乱或其他症状，如果波及全脑，她还可能浑身痉挛（迄今还未有过）。她描述的情况还是非常"典型"的。

还有她的发作会在经前加重的奇怪现象。我们早就知道，有些女性的癫痫病情会随着月经周期发生剧烈变化。女性的雌激素和孕激素对脑有深刻的影响。一般而言，雌激素会增加癫痫发生的可能，而孕激素对癫痫有保护作用。在经前的几天，雌激素对孕激素的比例达到最高值。许多女性发现，这也是她们一个月中癫痫发作风险最高的时候。在极端情况下，病人要一次性连续服用三个月的复合口服避孕药，以此缩短癫痫高风险的天数。

珍妮丝的发作还有一个不寻常的特征：只在睡着时发生。除了打盹的时候，珍妮丝从没在白天发作过。但癫痫应该也会在白天发生吧？其实未必。睡眠和癫痫的紧密联系在一百多年前就为人所知了。许多病人都说睡眠不足是他们发作癫痫的一个强大诱因，只有在睡得很晚或醒来很早的时候，他们才会发生或比较容易发生抽搐。我们在临床实践中也用这个线索来帮助诊断癫痫，在给病人拍脑电图之前，我们会先剥夺他们的睡眠。睡眠不足除了会诱发癫痫，还会在脑电图中留下癫痫易感性的电子印记。而睡眠呼吸暂停等因素引起的睡眠障碍，也可能使癫痫加剧。

不过，睡眠缺乏或受干扰并不是引发癫痫的唯一原因。睡眠本身也和引起癫痫的反常电脉冲不无关系。我们把病人领进睡眠实验室后，会从他们入睡前就开始记录他们的脑波，并持续记录整晚。我们常会看到病人在醒着的时候脑电图波形完全正常，但刚一睡着，有时甚至只是刚有了困意，脑电图就一下变成了另一种特别活跃的反常模式。看来入睡过程本身就会促发癫痫。一个可能的解释是，当我们进入非 REM 睡眠时，皮层中的神经元会变得更加同步，由此助长了大面积的神经元不受控制地一齐放电，从而导致癫痫。实际上，在 REM 睡眠期间，脑电图和我们清醒的时候最为相似，神经元同步放电的情况也最少，这时最不可能发生癫痫，也最不可能出现脑电图异常。

但情况不止于此。对于有些人和有些类型的癫痫，引起发作的是从一个睡眠阶段向另一个阶段的过渡。我就见过几个病人，当他们因为打鼾或其他刺激从较深的睡眠向浅睡眠过渡时，就会发作癫痫。但为什么会这样，恐怕我就答不上来了。

还有一类癫痫，和睡眠有特别紧密的联系，那就是额叶癫痫。额叶是正好位于额头后方、眼睛上方的脑区，这个脑区的癫痫在睡眠时发生的概率比清醒时要大得多，有的病人更是只在睡眠中发作。这种癫痫的原因有时是某些基因发生了突变，这些基因参与形成"离子通道"（负责把盐分透过细胞膜运入神经元的一类蛋白）。这些基因，会连同这种癫痫一起代代相传，全世界的医学文献中已经记录了超过 100 个大家族患有这种癫痫。但是对大多数患者来说，这种病都是散发而非遗传性的，往往没有明显的原因，只是偶尔和额叶的结构缺陷有关。

典型的额叶癫痫会在患者青少年期出现，整晚频繁发作。和其他局灶性癫痫一样，额叶癫痫也显示出了我们对额叶功能的认识。额叶除了在计划和行为中发挥作用之外，还和运动密切相关。额叶中最靠后的部分是初级运动皮层，这里发生的癫痫会导致身体某个部位的单纯抽搐或震颤。但是再往前靠近面部，是一些调控复杂运动的脑区，往往负责同时牵涉身体两侧的动作；还有就是控制语言生成的脑区。这里发生的癫痫会使人做出反常的、有时极为怪诞的行动。（见附图图7）

此类行动我们在睡眠实验室里就能看到。有的病人突然从睡眠中醒来，双腿在空中猛烈划圈，手臂也像风车似的狂转，往往还伴有喊声或尖叫。我照看过一名年轻女子，她会睡着睡着就从床上坐了起来，手臂扑打，身体前后摇晃，仿佛被恶魔附了身。我还在录像里看到过有病人不受控制地在床上向前翻跟斗，或者从床上跳下来，蹦蹦跶跶，还举起手臂，双手握拳，完全像是在体育馆里搏斗的拳击手。做所有这些动作时，病人都意识充沛但身体完全失控，单是癫痫发作就把他们惊醒了。

有时，额叶癫痫和非REM睡眠异态、如梦游、梦呓和夜惊之间也有一定的重合。额叶癫痫发作时的一些行为，几乎和梦游或类似障碍无法区分。这可能是因为有些NRP本来就是由小型癫痫发作诱发的，但也有可能是我们天生就有一些保障生存的行为模式，比如或战或逃，它们深深地编码在额叶之中，癫痫发作和NRP都能将其激发出来。在医疗实践中，要区分这两种疾病在有些情况下非常困难。给一群"专家"观看一个病人的录像，他们往往会对所见给出完全不同的看法。

不过珍妮丝的描述中并不包含癫痫的典型特征，虽然她每次发病的表现都非常相似。她没有思维混乱，没有言语不清，没有似曾相识感，也没有嗅幻觉——这些颞叶癫痫的典型症状她一概没有。她在发作中的恐惧也可以看作是对睡梦中突然窒息的反应，而不是癫痫的一种表现。她的情况听起来也不像是额叶癫痫，唯一相似之处大概是她同样只在睡眠时发作。那么，她如果真是癫痫发作，癫痫会是来自脑内哪个部位呢？

她在几次发作中右腿抽动，说明病灶可能位于左脑。如果真是癫痫，就说明她的皮层运动区受了牵连，而右侧身体是左脑控制的。她最突出的症状是窒息感：她的喉咙会一下收紧，好像突然被扼住。有一种罕见的癫痫会引起这种情况。

脑的深处有一个区域称为"岛叶皮层"。它在脑的左右两侧都有，大约就位于耳朵上方，它的下方覆盖着一大片颞叶，上方是顶叶和额叶，就像牙齿被上下嘴唇包裹。岛叶和这些区域都相连，也连接着边缘系统，这是脑中负责产生情绪的一些区域。由于它的这个位置，岛叶的癫痫可以很像其他形式的癫痫，取决于其癫痫活动是否及如何扩散。扩散到边缘系统，可能引起焦虑、惊恐、恐惧等。扩散到额叶，就可能引起那些与额叶癫痫相同的动作，像是前面提到的踢腿、划圈或摇晃等。如果扩散到颞叶，就可能罕见地触发听觉区域并造成幻听，比如听见口哨声。如果还波及了负责维持血压、心率和肠胃运动的自主神经系统，就可能引发胃部翻搅或起鸡皮疙瘩，极端情况下还会出现心律异常，甚至在短时间内心脏完全停跳。

然而岛叶癫痫最常见的表现还是和它向感觉皮层的扩散有关，感觉皮层是顶叶上的一小块区域，覆盖在岛叶上方。为了理解感觉在顶叶中的组织方式，你可以想象一幅身体向大脑的映射图。这幅图和身体的真实比例不同，因为触觉敏感的部位会画得比不敏感的部位大：腿部、腹部和躯干相对较小，而双手、面部、眼睛和舌头则放大了很多，就像一幅讽刺漫画。在感觉皮层上，代表腿部的区域将顶叶向下折成了矢状沟，也就是脑中央的那条深沟，而往两边依次是代表躯干、胳膊和手的区域。最后，最接近耳朵的是一个名为"岛盖"的区域，就是将岛叶盖住的那一块顶叶，它对应的是嘴唇、舌头和喉部。当癫痫活动从岛叶扩散到岛盖，就会在嘴唇、牙龈、舌头或喉部引起酥麻或其他不适感，往往还会伴随一种呛住、收紧或窒息的感觉。正是珍妮丝的情况。虽然近些年来，我们对岛叶癫痫的理解已经有了明显进步，但即便早在20世纪50年代，外科医生怀尔德·潘菲尔德在用电探针测绘皮层功能时，就写到了这种疾病："一种感觉……在喉部升起……那可能是一种恶心或压迫的感觉，最后还可能演变成窒息感。"

* * *

第一次和珍妮丝见面时，我告诉她我想找出癫痫的证据。当时她已经在睡眠实验室里过了一夜，也见过了我的呼吸科同事。睡眠监测只笼统地显示了她睡眠质量较差。好像这种监测总是躲不开出错。她一晚上都没发作，也许是因为监测不是在经前的那一周做的。我为她安排了一次脑部 MRI，想找找任何可能引起癫痫的异常。但结果依然正常。我们又做了一次常规脑电图，珍妮丝斜倚在一张长沙发上，我们记录了大概半个小时，结果也基本正常。我又安排了另一次脑电图，这次是在她睡眠不足的时候，我想看看能否记录她入睡时的脑波。这一次我们在她的左侧颞叶发现了一些略微反常的活动，这不是癫痫独有的，但至少说明她在这个区域有一些脑功能异常。我又申请了一次设备使用许可，记录了她整个晚上的脑波，我本想捕捉她的一次发作，但不巧的是我们又没成功。

因为无法确诊癫痫，我无比沮丧，珍妮丝也是。到后来她已经不关心自己发作的原因了，只要能治好就行。我在情急之下申请了一次正电子发射体层成像（PET）扫描。这种方法是把带有放射性标记物的葡萄糖注入体内，然后扫描脑部的放射性，以此观察脑对于注入的葡萄糖的利用模式。有时，频繁发作癫痫的脑区吸收的葡萄糖少于正常值，因而会显现出功能异常。当我和珍妮丝又一次在门诊见面查看她的扫描情况时，我发现结果已经确定无疑。在她的右脑，岛叶发出紫色和粉色的亮光，显示摄取的放射性葡萄糖含量正常。但在她的左脑，岛叶明显是蓝色和绿色，这些冷色调说明此处的活动比正常情况要少得多。我和珍妮丝都松了口气：岛叶癫痫的诊断确定了。接下来就可以开始治疗了。

* * *

　　脑电图是诊断癫痫的标准手段。即使在两次癫痫发作之间记录病人的脑波，也还是常常能揭示脑的某些部位有产生癫痫的倾向。对于某些种类的癫痫，这是一种极其有用的诊断测试，但它并不是每次都能给出答案。要做出明确诊断，就得给病人连上脑电图导线，并在癫痫发作之时记录到它。在癫痫开始发作并向全脑扩散时（这是癫痫的典型指征），我们能看到病人脑波的典型变化。然而脑电图也有其局限，不是每次都准。

　　对于某些类型的癫痫，比如遗传性癫痫或是颞叶癫痫，大多数病例做一两次标准的脑电图就能确诊，即使在发作间隙做也行。但是，就像我们之前说过的那样，要在脑电图上确认癫痫的特征，尤其是记录脑电图时病人没在发病的话，癫痫最初发作的位置至关重要。如果反常区域很小、很深甚至是方向不对，那么只在头皮上贴几个电极可能就测不出任何异常。这一点对睡眠中发作的癫痫尤其是个问题。人脑的褶皱缝隙在额叶会特别深，而额叶外侧的一些大脑皮层又和头皮有些距离，比起和脑表面，它们反倒和眼球比较接近。在这种额叶癫痫中，两次发作之间的脑电图往往显示正常。即使捕捉到了发作，这些病人中也有大约半数还是无法确诊，他们要么是脑波完全正常，要么就是癫痫引起的肌肉活动实在太多而将脑活动的信号完全淹没了。

　　这些睡梦中的癫痫还有其他并发症，使病人和伴侣常常无法对病情做出完整描述。对额叶癫痫的诊断问题严重，甚至直到最近几年，它的一些形式还被描述为"夜间阵发性呼吸困难"，这是一种运动障碍而非癫痫。直到有了将电极直接植入脑内的脑电图技术以后，我们才证明了这种病情本质上确系癫痫。岛叶癫痫也是这种情况。岛叶皮层埋得很深，上面盖着厚厚一层别的脑区，远离头皮，即使有问题也可能产生完全正常的脑电图。

即使现在，我和同行们还是常会争论我们看到的行为是夜发癫痫、非 REM 睡眠异态还是其他什么睡眠障碍。你或许要问：这有什么关系？直接给病人用抗癫痫药不就行了么？就拿珍妮丝的例子来说，有了今天的视野和经验，我或许就不会给她做 PET 扫描了。根据她的描述和略显异常的脑电图，我今天可能直接给她使用抗癫痫药物，并勇敢地坚持我的信念。但这种情况下，就连最有效的抗癫痫药物，也对约 1/3 的额叶癫痫患者不起作用，因此即使有病人在用药后症状依旧，也不能说明他得的不是癫痫。

* * *

抗癫痫药在珍妮丝身上效果惊人。她服药几个月后，我们又见了一面，她告诉我治疗产生了一些副作用，但大多已经解决。而重要的是，几十年来，她终于获得了高品质的睡眠。她的病情仍在继续，但发作的频率已经低了许多，程度也轻了许多。在接下去的一年里，我们逐渐给她增加剂量，直到她只在经前的一周，或因为感染而身体不适的时候，才会少许发作几次。她的转变令人惊叹。以前的她只有彻底的绝望，现在的她状态轻松，睡得很好，而且已经基本上不怎么发作了。

我们最近一次会面是在第一次相遇后的大约八年，我们稍稍讨论了癫痫对她生活的影响。她还在服药，也渐近更年期。她的激素波动已经几乎停止，癫痫也很少发作了。她已经三个月没有窒息性发作；以前她夜夜发作，每晚多次，现在已经完全没事了。她回忆了对睡眠的恐惧，被睡眠不足彻底压垮的感觉，以及工作之外没有力气做任何事的体验。

"现在的生活比过去好多了。"她告诉我，

　　　以前我是享受不了生活的。我试过和朋友们共度时光，但因为这病，我就是做不到。当时如果能经常和朋友们出去该多好。但是我无法像朋友们那样自由。那时我身不由己，没别的选择，只能限制自己的生活。现在我感觉我的一部分生活被还了回来，我好像已经可以哀悼从前失去的那些时光了。我开始了新生活，终于能做我想做的事了。

她身上的重生之感显而易见。我认为这样的结果，既要感谢规律性睡眠的恢复，也要归功于癫痫的缓解。但我也不禁悲哀：她在 30 多年的时间里都既无诊断也无治疗。"我不能怨恨自己青少年时期的遭遇，但我确实认为，如果能较早诊断出来，我的人生将有很大不同。我不是自怜，但我的人生确实荒废了这么多年，也错过了那么多东西。"

在第五章写到罗伯特和他的梦呓时，我提醒大家凡事不要只看表面。珍妮丝的经历则显示了事情的另一面。我猜想，要不是因为她痛苦的成长经历和行为问题，她可能会得到更严肃的对待。那样她就不会认为这些是她的心理痛苦的必然后果，可以用镇静剂和抗精神病药物治疗，而会更早地看神经科。那样，癫痫对她整个成年生活的影响可能也会减轻。

而对于我，珍妮丝给我的教训是要相信别人说的话，至少不要随便忽视。在临床中，有时很难将生理因素和心理因素分开，我确信我也和别人一样，在面对明显有精神疾病和心理困扰的患者时，会草草做出怀疑对方的判断。但是珍妮丝教会了我，医生的默认立场应该是相信而非怀疑，在诊断生理或心理疾病时，要寻找明确的证据。

在珍妮丝的例子中还有一项重要因素，就是她的病情十分罕见，没几个人熟悉。她也是由此产生了内驱力，产生了说出自己故事的强烈愿望：她要阻止其他有类似情况的人也像她一样，遭受数十年的痛苦。

飘浮的眼球

恶鬼压床

"我永远忘不了那一次，因为我就是在那时意识到自己病了。"伊芙琳说。她今年 24 岁，已经读完了学位，现在搬回家和母亲一起住。她讲话带伦敦南部口音，穿着入时，头上戴一条色彩鲜艳的非洲印花方巾，显示了她的乌干达背景。她看起来快乐、自信、放松，至少在开始谈论自己的经历之前是这样的：

> 读大学的时候，有一次我看到室友出现在了眼前。但问题是她根本就不在那里，她周末回家了。所以第二天见面时我问她："你昨天在我房间里干什么来着？"她说："我刚回来，昨天怎么会在你房间里？"我完全蒙了你知道吗？

伊芙琳坐在我对面，困惑地讲述了这段经历。过去五年左右，她在夜间一直受到一系列奇怪幻觉的困扰。自上大学起，这些可怕的现象已经搅乱了她的生活。"我看到的事情就像真的，但它们又不是真的，都是我想象出来的。想象把我带到了最狂野的地方，还把怪现象推到我的眼前。我在房间里见过恶魔的身影，看到那些东西时，我感觉简直是身处地狱。"

伊芙琳描述的幻觉不在白天发生，只在睡觉时出现。"对我而言，它们通常发生在我正从睡梦中醒来的时候。比如我可能在半夜睡着，过了一个小时突然醒了。"而当她醒来时，迎接她的就是这些可怕的景象。"有一次，我看到有亿万只眼睛在盯着我，它们就在我的面前。"按她的描述，那些眼球有大有小，就像她房间里的一个星系似的飘在她周围，注视着她。"这些景象都很详细——非常非常详细。"

对伊芙琳来说，最可怕的事情之一是看见一位刚刚去世的家人和自己一起待在房间里："他／她就那么看着我，面无表情。这种情况会让我有一段时间完全无法入睡。"

仿佛这还不够糟糕似的，她的幻觉还在变得越来越重。出现幻象时，伊芙琳会感到身子麻痹。她颤抖着对我说："我就只能躺在床上，盯着天花板。我不能呼吸，不能动弹。我努力移动，努力说话，但根本没用。我尝试说话的努力最多只能带来小声的哼哼，听着只像在睡梦中喃喃自语。接着我就开始看到那些生动的图像，那些疯狂的可怕的图像，它们就在我眼前，没完没了。"

这些经历显然使她受了创伤："而且发作时还不能眨眼，所以我不能闭上眼睛躲起来，只能盯着它们看。然后这些东西才会终于消失。"

虽然每晚都有这些极其严重的情况发生，但她却从未习惯。

不过她倒是学会了怎么应对它们："几个月来，我明白了一件事，如果我让自己冷静下来——虽然无论遇到多少次还是会害怕——如果冷静下来，发作的时间就会比以前短。"我问她会不会和幻觉抗争，她说："我会先试着移动胳膊，因为我的脚一点也动不了，所以我会先动动手指看看，但它们也动不了。然后我就试图尖叫，但也叫不出来。一般这种时候，我就会出现那种哼哼和喃喃自语。"

在身子麻痹的同时幻视到屋里有人，这想想就使人恐怖。伊芙琳解释说：

> 那感觉就像有股子力量压住了你，不让你对抗你看到的和感觉到的东西。你就觉得自己快要死了。那一刻你不能呼吸，不能移动，眼前是你不想看见的东西，是恶魔之类的黑暗幻象。你被压得死死的，感觉有什么东西在攻击你，在阻止你施展一切求生能力。

就连在白天，伊芙琳也没有喘息的机会。她后来晚上已经非常害怕睡觉，所以经常与睡意斗争，导致严重的睡眠不足。因此她开始在白天小睡，但这些现象一直紧跟着她。现在，她甚至在白天小睡时也会发作。"有时它们一天出现两次，都是在我小睡的时候。当小睡中也开始发作时，我就变得更害怕睡觉了。"

* * *

我的一些同事开玩笑说，我每次讲座要是不放亨利·菲斯利

（Henry Fuseli）的一幅画作就不罢休。菲斯利是一位生活在18与19世纪之交的瑞士艺术家。在这幅名为《梦魇》（*The Nightmare*）的画作中，一名年轻女子身上裹着一件白色长睡袍，动作夸张地斜躺在床上，头悬出床尾，双臂也伸开垂了下来。她闭着眼睛，看上去睡得很熟。熟睡的美人本该构成一幅宁静的画面，但画面上有一样东西却使人胆战心惊：黑暗中，一个样貌怪诞、形如猿猴的恶魔正蹲在她的胸口上。在恶魔身后，女人的腿旁，还有个马头飘在半空，马的双眼鼓出，在昏暗的房间里格外狰狞。

　　这幅画作在1782年首次展出时，引起的恐惧和沉迷同样强烈。它似乎反映了人们对噩梦的普遍看法，也对应了当时的民间传说，即噩梦代表了梦魇（incubus）的造访——这种雄性恶魔专在午夜与女性交合。即使在1782年，梦魇和女梦魇（succubus）的概念也并不新鲜。公元前2400年的美索不达米亚文献中就提到了这些恶魔，世界各地的民间传说也多有梦魇一类的特征，从德国和瑞典，到亚马孙盆地，再到非洲的许多部落都有。无论种族、文化或信仰如何，类似的描述似乎都源自人类的共同体验。

　　然而对我来说，这幅画里却包含了伊芙琳和许多其他病人描述的许多元素，比如被压得死死的感觉，胸口负重的感觉，动弹不得，外加房间里的那些令人胆战心惊的人或鬼的形象。这种体验的恐怖在《梦魇》中表现得很充分，但这种现象的普遍性表明，它在我们的生理之中、在我们脑内有其基础，而现在我们对它的成因已经略有了一些了解。

　　伊芙琳患有睡眠麻痹和入睡前幻觉。就像我在第六章提到的，从美索不达米亚时代至今，我们对睡眠麻痹的理解已经有了一些进步。随着 REM 睡眠（即我们产生故事一般的梦境，且肌肉几乎全部麻痹的睡眠阶段）的发现，我们已经认识到睡眠麻痹反映的是觉醒和 REM 睡眠间界限的模糊。试想，当你在一挡和二挡之间平稳切换时，汽车的离合器能有效断开连动。而离合器失灵时，齿轮会摩擦，汽车换挡也不再顺畅。同样的道理，睡眠麻痹也说明了患者的觉醒无法和 REM 睡眠完全断连，使 REM 期的一些特征进入了清醒的觉知当中。患者完全清醒，身体却处于麻痹，人也开始做梦。从许多方面看，这都和第三章约翰描述的 REM 睡眠行为障碍正好相反——他的情况是在 REM 睡眠期身体无法麻痹。如果做梦的心理过程在你完全入睡之前即已开始，或是在你醒来之后仍未结束，那就很容易理解为什么在幻觉中看到、有时甚至是触到或听到的东西会侵蚀你的清醒状态了。当睡眠麻痹在睡眠监测中发生时，对象的脑波通常显示为放松的清醒状态，但肌肉活动是缺失的，就像他正在 REM 睡眠中一样。

在罕见情况下，我们发现带有幻觉的睡眠麻痹系由癫痫引起，但和伊芙琳不同，在那些个别情况下，每次出现的幻视都完全相同。虽然癫痫常和运动有关，但脑部还有一些鲜为人知的"负运动区"，它们一经刺激，就会使人无力或麻痹。

偶尔我也会遇到视力很差的病人出现夜间幻觉。在黑暗中，视觉信号的缺失使大脑生造出了视觉图像。这些幻觉被称为查尔斯—邦纳综合征。患者有时会看到简单的光亮或几何图形，但更多的是人、物体、面孔或动物的高度复杂详细的形象，他们有时还会看见微缩形象，称为"小人儿"（Lilliputian），这是借用了斯威夫特《格列佛游记》中"小人国"的说法。查尔斯—邦纳综合征的幻觉可以持续几秒到数小时，并在完全清醒的状态下出现。与入睡前幻觉不同，患者很少因此感到恐惧焦虑，而且很快会认识到那是假的。但伊芙琳视力正常，而且是在开灯睡觉的时候产生幻觉的。看她的症状立即可以判断，这是 REM 睡眠侵入清醒状态的典型表现。

　　睡眠麻痹和入睡前幻觉都是发作性睡病——就是困扰阿德里安和菲尔的那种神经系统障碍——的主要特征。在发作性睡病中，控制清醒和睡眠以及 REM 和非 REM 睡眠的开关遭到了破坏，患者常会从清醒状态直接进入 REM 睡眠，而不像正常人那样，在入睡 60—75 分钟后才进入 REM 睡眠。在这些情况下，患者会有那些体验不足为奇。但为什么没有发作性睡病的人也会体验到这些可怕的幻觉呢？

　　这种情况绝不罕见，许多人在人生的某个阶段都经历过。这个领域的研究还很有限，但似乎确有一些因素容易引起睡眠麻痹和相关的幻觉。这和年龄、性别及种族似乎关系不大，但从家族史和双胞胎研究来看，其中应该是有遗传因素。更重要的是，它还常和睡眠障碍有关。轮班工作、夜间抽筋、睡眠呼吸暂停和一般的睡眠质量不佳，以及某些精神疾病，如创伤后应激障碍（PTSD）和焦虑，似乎都会增加幻觉出现的可能。这些因素的共性在于它们会使你更容易快速进入 REM 睡眠，或者会导致睡眠不稳定，或许还会使你更容易直接从 REM 睡眠中醒来。

在伊芙琳身上，睡眠监测并未证实她有发作性睡病，她也没有明显的嗜睡症状，而嗜睡是诊断发作性睡病的最重要特征。但她身上确实有一些其他因素可能引起了那些症状。

在刚开始发作时，她正一边上大学，一边倒班工作。"我感觉就是那时候开始发病的。"她说，"后来有一段时间我没有工作，可以自由地生活，尽情做我想做的事。那段时间我什么事都没有。"但当她大学毕业，开始在伦敦的一个旅游景点工作之后，她的睡眠麻痹和入睡前幻觉就恶化了："刚开始在那里工作时，我只做一班，因为我还是学生，时间有限。但拿到（学位）之后，我有了更多时间，任何一天及一天中任何时候都可以接受工作，生活就变得有点忙碌失衡了。我的睡眠问题也是从那时起变严重的。"

雪上加霜的是，对发病的恐惧使她睡得更少了。

> 我开始讨厌睡觉。我本来很喜欢睡觉的。认识我的人都知道我有多喜欢睡觉。那段日子真是很难，因为我根本不想再睡了。我会花很多时间醒着（在客厅这里）干这干那，只要能避免睡觉就行。我尽量不躺下，因为我觉得只要躺下，就一定会睡着。我完全就是在把自己弄得越累越好。我在网飞上看剧集。我一部部地看电影，直到累得不行。我喜欢去上班并借此耗尽体力，因为我知道这样回家后我就会很累。

然而这没有帮助她改善睡眠，很可能反而加重了她的问题。

＊ ＊ ＊

　　梦有各种各样的形式。有些梦的主题反复出现，但大多数人都会记得不同类型的梦。那么，为什么那些伴随睡眠麻痹而来的幻觉，那些被我们当作清醒时做梦的心理过程，竟会如此相似和普遍？这些幻觉的内容一般是房间里的人或类人的形象，是站在床边的闯入者，是雌雄梦魔趁夜色来勾引我们，是被另一个人压在床上。一种可能的解释，是我们把外部感觉整合进了梦里。家里的一扇门砰然合上的声音可能进入我们的梦境，成为一场爆炸；狗用鼻子蹭你的手，变成了你在抚摸一只老虎。所以那种麻痹之感，那种因为某些呼吸肌松弛而产生的呼吸困难感，或许也融入了你的梦境。你感觉自己仿佛被压住了，或是有什么东西坐在胸口，而这种感觉就会影响你做梦的过程。

　　到头来，任何理论都只是猜测，但著名的加州神经科学家 V. S. 拉马钱德兰（Ramachandran）提出了一个有趣的假说。针对睡眠麻痹期，有人会描述灵魂出窍、飘在床的上方观察自己睡觉的体验，还有人感到身体在运动或是变了形。拉马钱德兰主张，许多这些症状都与一些脑区之间的沟通错误有关，而这些脑区会表达我们的身体在空间中的位置。大脑皮层上有一个叫"顶上小叶"的区域，容纳着我们对自己身体的表征。在正常生活中，运动脑区会发出信号移动我们的身体，这些运动指令即由顶上小叶监控。但在睡眠麻痹期间，四肢没有活动，也没有关于身体位置变化或运动的反馈。这种混乱导致脑区无法确定你的身体处在什么空间位置。

　　不过，对身体的此种表征似乎是与生俱来，不会随我们的成熟而发展。有种现象叫"幻肢"，即病人在截掉一肢的情况下仍想象自己的身体是完整的，那条不复存在的肢体上也仍有感觉和疼痛，这表明我们对身体的三维投射在生活中是不变的。令人惊讶的是，连生来就缺少手臂的人也会感到幻肢，这说明这套投射在我们的头脑中根深蒂固，甚至在我们出生前就写在了相应的基因里。拉马钱德兰提出，经典的入侵者幻觉，就是我们将这个"小人儿"（即神经系统对身体各部位的表征）投射到了自己的视觉世界，其原因是顶上小叶和负责运动及视觉的脑区间的连接被扰乱了。

然而，为了解释梦魇幻觉，他把这个假设又推进了惊人的一步。他提出，这种对自己身体的表征还投射进了脑的情绪回路，并投射到了视觉区上。他与合著者巴兰德·贾拉尔（Baland Jalal）写道，这个网络可能"决定了一个人对身体'类型'的审美视觉偏好，这或许能为某些身体形态的性吸引力或它们说引起的视觉偏好提供一个解释，比如为什么人类（一般）会被人类所吸引，为什么猪喜欢和猪交配等等"。

为了证明这个观点，他们举了一类人为例，这类人强烈渴望截掉自己的肢体（称为"截肢癖"）并会对截肢者产生性欲。他们强烈感到自己的一条肢体不是自己的一部分，研究者认为这反映了他们的"小人儿"在顶上小叶中的表征和常人不同，所以才会被具有相似身体的人吸引。贾拉尔和拉马钱德兰认为，这种"天生的、原始的对自身'固有'身体形象的性亲和"或许能解释为什么入睡前幻觉常包含性的内容。

睡眠麻痹和清醒梦之间也有联系，清醒梦是指做梦时察觉到了自己在做梦。做这些梦时，人保持了一定的洞察力，能对梦境梦施加一定程度的控制，也能访问清醒时的记忆。这两种状态都多少可以认为是 REM 睡眠和清醒的混合。事实上，睡眠麻痹的人确实也经常描述清醒梦，研究也证实了这种联系。伊芙琳就报告了至少一段可以认为是清醒梦的情节——一场梦中梦：

> 这听起来会很离谱。那天我睡着之后，梦见了和睡着前一模一样的场景：我梦见自己就躺在这张沙发上。我梦见的是现实，就好像正常的生活延续到了梦里，然后我在梦中睡眠麻痹了，又从这梦中醒了过来。

具体而言，清醒梦和睡眠麻痹时的"灵魂出窍体验"有密切关系，而和入侵者幻觉或梦魔幻觉关系不大，这使一些研究者提出，灵魂出窍体验是积极情绪的特征，关乎做梦本身的意象，而不属于可怕的负面情绪，如房间里的陌生人或性侵之类的幻觉。

* * *

当我去伊芙琳家拜访时，我看到墙上铺满了美丽的非洲蜡染，上面挂着斯瓦希里语横幅、家庭肖像和代表这家人基督教信仰的宗教画。我坐到沙发上，与伊芙琳和她母亲聊天，问到她刚开始出现睡眠麻痹时她们是怎么想的。伊芙琳对我说："我和妈妈都认为可能是房间里有某种灵，或是有人想诅咒我。我们也不知该怎么想。所以起初我们祈祷它消失，把圣水洒在我床上。"

伊芙琳的母亲确认了这一点："我直接说：'我们必须祈祷，

再看看你的问题会不会消失。'我记得当时有一个从乌干达来的牧师。他为我女儿祈祷了将近半个小时，说她是有点问题。"

周围的人也对她说了类似的话：

> 这个话题我们谈过很多次。我们的电视上有尼莱坞（"尼日利亚好莱坞"）的电影，都是关于黑魔法的——人们喜欢叫它"祖祖"（juju）。尤其像我这样的情况，如果你告诉别人你看到了幻觉，尤其是有那种文化背景的人——不管他们来自非洲、加勒比还是亚洲——很多人都会直接联想到黑魔法或说祖祖。他们会说有人诅咒了你。所以当你告诉人们这样的事情时，他们通常会直接说："哦，这是灵异事件。"

想想这类体验的性质，周围人的反应很容易理解。无论是房间里出现了别人、有时是死去的亲人，还是夜晚的恶魔，灵魂出窍，或是被死死压住的感觉——这些体验都有一种超自然的意味，就连不信教的人也会认为这类幻觉或许可以解释夜里被外星人绑架的报道。伊芙琳继续说："有很多人问我：'你确定这不是祖祖吗？你确定不是有人在诅咒你？'"

伊芙琳还说了一段有点惊悚的经历。当时她乘在一辆大巴上，正和一个朋友打电话诉说自己的睡眠问题。坐在前排的一位女士显然一直在偷听：

> 然后那个女人转过身来，递给我一张纸条，上面写着：

"这真的很危险。如果你是做这个的（她的意思是我的幻觉是一种主动的通灵行为），那你可不应该。因为有人在通灵时会被缠住，陷在里面，然后那东西就永远待在他们里面了。"我记得我不得不挂了电话。我（对朋友）说："我得挂了。我要和这个女人谈谈。"那个女人告诉我应该怎样多加小心。她告诉我她哥哥就搞过通灵，后来出了问题。他就像是离开了自己的身体，有了一种灵魂出窍的体验。照那女人的说法，通灵的人，灵魂会永远无法回到体内，这种情况就会变得非常危险。"你必须要祈祷才行！"

然而祈祷的力量、圣水和那位家庭牧师的关照都对她的睡眠问题无甚帮助。伊芙琳回忆说：

> 然后，当我们意识到这一切都不管用时，我不得不接受了这样一个看法：这可能不仅仅是灵异现象，而可能是真正的睡眠问题。几个月又几个月，我一直在想办法。后来我在脸书上看到一个视频，有人就睡眠麻痹做了分享，我这才意识到这正是我的经历。所以我才会去对我的医生说："我认为我有睡眠麻痹。"要不然我真不知道该说什么。

对于其他人对她症状的超自然解释，伊芙琳很看得开：

> 你不能因为别人认为这是灵异事件或是有人在诅咒你就

怪他们，因为你确实看到了那些幻象。我一上来也当那是灵异事件。但做过一些研究以后，我对这一状况的无知就减少了一些。我明白了这不是什么灵异的事，而可能就是生活中真实存在的问题。我也因此意识到了这是许多人都有的经历。

单只是明白了症状的性质，就带给了她明显的好处。既然知道了自己身上在发生什么，每次发作时的恐惧感虽未彻底消失，却也着实减轻了。排除发作性睡病也是一种安慰。而知道了康复的关键是改善睡眠模式和睡眠质量，更是为治疗开辟了一条道路。睡眠麻痹和入睡前幻觉都有对症的药物。抗抑郁药能抑制 REM 睡眠并将其延后，这也常是应对睡眠麻痹的一种高效疗法。不过一般来说，我不愿让病人立即服药，尤其是对今后可能想要怀孕的年轻女性而言。如果还有药物之外的替代手段，就应该先试试那些。

伊芙琳仍在倒班工作，这也仍在影响她的睡眠，所以她的病情还在继续就不足为奇了。但她的睡眠质量已经有了改善，她也越来越认识到保持规律睡眠模式的必要性。结果就是，以前她的睡眠麻痹和幻觉每晚都发生，而现在大约一个月才发生一次。为进一步提高睡眠质量，她还将接受一种名为睡眠认知行为疗法的心理治疗。

* * *

我们不要忘了：睡眠麻痹非常普遍。我就经历过一次。当时我刚从澳大利亚飞回来，旅途劳顿，睡眠不足，还顶着时差。对我而言，这种经历一次就足够了。虽然我很清楚那是什么，但它在我的印象中仍是一次极不愉快的体验。和睡眠医学的许多领域一样，比如杰姬和亚历克斯的梦游、菲尔和阿德里安的猝倒等，伊芙琳的症状（和我自己的睡眠麻痹）也和正常睡眠调节的失灵有关。同样的，当脑的不同部位发生冲突，当这些部位处于不同的睡眠或觉醒阶段时，睡眠麻痹的症状就会出现。正常的睡眠机制会漫溢进清醒状态，从而进入意识。理解了这一点，就理解了我们的脑及其功能，并为治疗甚至治愈这些睡眠障碍创造了机会。

杰克尔博士和海德先生

好人睡着竟变坏

　　和汤姆在一起的第一个晚上，甚至在二人正式确定关系之前，萨拉就看出了他的睡眠并不完全正常。她还记得汤姆在半夜突然起来，一蹦一跳地穿上裤子，说他要走了。"他上身什么都没穿，"萨拉说，然后说他又睡着了，"然后到了早上他什么都不记得。所以，从很早的时候起，我就知道他身上很有一些古怪。"

　　萨拉和汤姆相逢于一次聚会，彼此一见倾心。汤姆大概有轻度阿斯伯格综合征，有点害羞，但他显然很亲近萨拉，萨拉则周到而沉着。两人看着很是般配。汤姆身材苗条，现年40多岁，皮肤晒成褐色，样子很健康。萨拉和他年龄相仿，穿着考究，留着长长的黑发。两人之前都有小孩子。他们之间的恋情迅速升温。有几次汤姆在半夜主动求欢，但萨拉以为他只是"有点调皮"。但这段关系持续了大约三个月后，情况却显出了不妙。

　　"一次我们去了一个派对，都喝了一杯，所以回家后我睡得很沉很沉。但后来我被他弄醒了，他正要隔着内衣进入我的身体。"

说到这里，萨拉往后缩了缩，"被他吵醒我气坏了，他却又直接睡了过去。我又痛又生气，想着早上跟他谈谈。"但到了第二天，汤姆却说他不记得有这回事，还变得很戒备。萨拉说："他根本不明白我在说什么。"她的第一反应是恐惧，想当即结束这段关系，但最终汤姆还是说服了她继续交往。

汤姆清楚地记得那件事。他说："听罢我只觉得生理不适，"他迟疑了片刻继续道，"那一刻我就好像灵魂出了窍。我听了萨拉的描述，觉得自己竟做出那样的事，真该惩罚自己。我一般对人有很强的保护心，因此更觉得那样的行为可耻。我把自己看成了一只可憎的畜生，因为给萨拉带来的痛苦，我一文不值。"

事情平息了一阵，没再起什么波澜。但几个月后，类似的事又发生了。在萨拉看来，这一次汤姆更明显地像是变了个人，她也更相信他对自己的行为没有记忆了。尽管如此，萨拉仍感到非常痛苦。接下来的几个月里，汤姆也时不时会出现夜间性行为。

汤姆低头看着地面说："我知道这些事，全是因为萨拉会突然很嫌弃我、非常烦心和非常生气。我能感受到她的态度变化，但要花很久才能从她嘴里问出到底发生了什么。那时，她就会和我坐下来，详细地聊某晚到底是怎么回事。"

又过了几个月，萨拉更加相信事发时汤姆是睡着的了。她说：

> 渐渐地我明白了。因为他醒着的时候不会做他睡着时做的那些事；在有意识的时候，他的行为完全不同。他觉察不到我穿着内衣，只是一个劲地要侵犯我，没有任何目标，就

像动物一样。他不狂暴，也不凶猛，只是笨拙而讨厌——讨
厌得很，但他肯定没有恶意。

　　她强调了在白天和晚上，汤姆的行为有鲜明的不同。"我不知
该怎么说。他不是个性欲旺盛的人，所以这很不符合他的个性。"
还有一些线索也表明他当时可能还在睡梦之中。"事发时我有问过
他'你醒了吗'，他还真说'醒了'，我就接着问他"你确定吗'，
他就不答话了，因为他没有真醒，只是在自动地回应。第二天早
上我问'你还记得昨晚试过做这样那样的事吗'，他也会不明就里。"
　　萨拉意识到汤姆是在睡梦中尝试性交，于是陪他来了盖伊医
院的睡眠障碍中心。我第一次见到他俩时，汤姆已经在医院住了
一晚。为监测脑波、呼吸、心率和腿部运动，他身上还连着电极。
头天晚上他睡在一间病房里，我们有睡眠技师一直通过他床对面
墙上的一部红外摄像机看护他。查看监测结果时我们发现，仅仅
一晚的时间，他就好几次从最深的睡眠中突然醒来。这是非 REM
睡眠异态（NRP）的典型指征，这种状态包括梦游和夜惊等一系
列行为，就是第二章杰姬和亚历克斯经历的情况。
　　也许更不寻常的是，汤姆的身上还有一种明显的倾向，会同
时表现出清醒和睡眠这两种活动。在夜间的某些时段，通常是在
突然醒来之前，他脑波中缓慢的 δ 振荡（即 δ 波，深度睡眠的标
志）与快得多的 α 波（通常只在清醒时出现）叠加在一起。汤姆
的脑看来是同时睡着和醒着，这种状态有时一次会持续达一分钟。
在睡眠实验室里，我们很少在成年人身上观察到这个现象，这有

力地证实了汤姆有 NRP 的倾向。萨拉在网上读了许多材料，听到我给汤姆的诊断是"睡眠性交"时，她并不怎么惊讶。

＊　＊　＊

正如我们已经讨论过的，NRP 有许多表现形式。这些形式的本质都是无法从深度睡眠中完全醒来的潜在倾向。当深度睡眠被破坏时，脑的不同部位看起来会以不同的方式醒来。对于容易出现这种情况的人，脑内控制运动和情绪的部分更容易完全清醒，而影响理性思维和记忆的脑区则继续睡着。在这种状态下，患者就可能行出各种事来。

梦游是此类现象中最著名的一种，梦呓和夜惊也是常见形式。我还见过有人在睡梦中吃饭、做饭、给家用电器更换电线、小便，以及前面的章节描述过的，边睡边开车或骑摩托。偶尔它还会表现为"意识不清的唤醒"，即人在醒来后会有一段时间明显迷糊错乱或是不像本人。有些病人会表现出 NRP 的多种形式或少见的形式。我记得有位不幸的年轻女子，她失去了不止一个男朋友，因为她会半夜站起来在床上小便，而她的伴侣往往还在床上。但据我们所知，在睡梦中发生性行为的人很少见。他们的 NRP 以性活动的形式表现出来，这就是"睡眠性交"。

在最广泛的意义上，睡眠性交指睡眠中出现的任何性行为，包括爱抚、谈论性内容或呻吟、自慰、骨盆推送、试图性交乃至完成性交。无论是代表 REM 睡眠行为障碍（见第三章）的梦中行为，还是癫痫发作，我们都很少在其中看到对睡眠性交的描述。有报告称，感觉皮层癫痫会使生殖器产生快感并引发性高潮，而额叶癫痫会使患者推送骨盆、抓摸胯下，这些都在睡眠中发生。然而在大多数情况下，这都被视为 NRP。

和其他 NRP 一样，早晨不记得昨晚的事也是典型的表现。虽然许多睡眠性交患者有其他类型 NRP 的表现，但不是每个人都有。这种疾病有巨大的性别差异（60%—80%的患者是男性），通常在二三十岁开始发病。它可能真是一种罕见病，但也可能是得这种病的人常常不愿曝光。在我们中心，每年接诊新的睡眠问题患者约 3500 人，而其中睡眠性交总共才 40 例左右。其他睡眠中心公布的数据也是这样的比例。然而，在一篇关于睡眠性交的全国性报道发表之后，我就被电子邮件和推特淹没了，发送人有男有女，都说自己也有这种病。也确实有一项研究发现，在睡眠门诊中，有近一成的患者自称在睡眠中有过性行为。

汤姆的睡眠监测显示了睡眠性交的显著特征。他会在深度睡眠中突然地部分醒来，有时还伴有脑电图上快波和慢波节律同时出现的波形，这都是医学文献中睡眠性交的典型表现。我们很少在睡眠实验室中亲眼见到性活动，但这或许是因为接受睡眠监测的病人都是独自躺在床上，而研究认为睡眠性交经常需要床伴的触摸来引发，或需要某种别的外部刺激将病人从极深的睡眠中部分唤醒。因此，睡眠性交常被看作是一种意识不清的唤醒，是从极深睡眠中不完全醒来所引起的一种行为变化或意识模糊状态。

对大多数人来说，如果只是发生在他们的长期伴侣身上，那么睡眠性交并不一定是个大问题（也许这就是我们很少看到这种情况的一个原因，也是它在男性身上比女性多见的原因之一：可能是女性就像萨拉一样，会更多地鼓励伴侣寻求医疗帮助）。但这种情况如果发生在非固定伴侣的身上，或者更糟糕的，发生在陌生人身上，就可能造成毁灭性的后果，无论患者还是同床者，人生都会因之巨变。事实上，这也解释了为什么萨拉要如此坚决地催促汤姆来看医生。因为几年前，在他俩认识之前很久，汤姆曾被指控强奸了他的前任。他受了陪审团的审判，最后入狱七年。

萨拉在他们在一起前很久就知道了汤姆的过去。"第一次见面时，我们只是待在一起，还没什么关系，他就很快告诉了我他和前任之间的事。"

汤姆给我讲了案发当晚的情况。

他和前任有一个女儿，每到周末就去前任家中和女儿共处一段时间。他自己家离女儿太远，不可能当天来回，所以要留下过夜。一天晚上，他和前任二人找了一部电影看，还开了一瓶伏特加。汤姆继续说道："我前任说她要去睡觉了，明天还要早起。于是她就去了，我继续看了大概半小时的电影。然后我困了，也去睡了。我是光着身子上床的，前任穿的是丁字裤。我上了床就睡了。那好像是晚上11点的样子。"

汤姆记得自己很快就睡着了："不知过了半小时还是三刻钟，前任尖叫着把我摇醒，叫我下床，还说：'快停下，你弄疼我了。'"

我问他记不记得自己做了什么。

不不，一点都不记得。就听见她一个劲冲我尖叫："你在干什么？这不像你，这不是你！"一遍遍地叫个没完。我记得这时我下了楼，她也跟着下来了，我们就吵了起来，还动了两下手。动手的不是我，是她。她把我推来搡去，拽我头发，还冲我尖叫。我完全不知是怎么回事，彻底蒙了。

汤姆对我说他于是变得非常戒备，从屋子里逃了出去："我步行来到火车站，感到既困惑又震惊。那大概是半夜 1 点，我坐在火车站里，等五点半第一班回伦敦的火车。"

之后汤姆都再没有前任的消息，直到两周后，他去外地参加一个工作上的活动。想到那天，他就一脸苦相："我想，这个为期一周的活动开始大约三天之后，警察就出现了。那是位相当和善的当地警察，他也不知道为什么要把我带走，只是接到了找到我并（以涉嫌强奸）逮捕我的命令，把我带到了当地警局。"

第一次庭审因故中断，但再开庭后汤姆被判强奸罪，入狱服刑了三年半，此后三年半是假释。

是萨拉第一个将汤姆的夜间行为和他的定罪联系了起来。经过这些年，她已经成了一名业余研究者。在阅读审理笔录时，她发现了一个非常熟悉的故事。萨拉说：

读到她（汤姆前任）对那晚的描述，我就很清楚了：汤姆大概翻到了她身上，她努力想把汤姆弄醒，但她说汤姆没有反应。我看这很明显是汤姆发病了，要是他们能好好谈谈就好了……她自己也说了，"这不是你"，她想告诉汤姆他做了什么，但没有用合适的说法。他们要是能好好谈一谈，就能马上搞清楚发生了什么，但是显然，那时候对这种病（睡眠性交）还没有多少了解。

她还告诉我，汤姆的前任说他想隔着内裤对她"无礼"："她当时穿着内裤，布料擦伤了她。汤姆是对她做了对我做过的事。"

* * *

我们痴迷于《化身博士》和《绿巨人》这样的故事是有原因的。这类故事浓缩了我们体内的善恶二元对立。一想到人人都可能有隐藏的黑暗本性，内心都有个"海德先生"，我们就会既震惊又好奇。

但对汤姆来说，明白这一点却带来了巨大的冲击。过去十多年里，他始终认为那起案子系由前任捏造，是她自认为受了亏欠而在扭曲地报复他。我不由觉得他对前任的愤怒其实帮他熬过了那段艰难岁月。但现在有了睡眠性交的诊断，他意识到那天晚上他可能真的做了什么，一下子彻底动摇了。这下他必须承认他的内心有某种东西，有一股在夜里出现的黑暗力量，而且他控制不了。萨拉的分析说到了他的痛处：

> 这些年来，他一直以为这一切都是谎言，对他的指控是子虚乌有。这整件事，以及人们对他的看法，都使他非常不解，备受创伤。现在他要接受自己确实做了一件他完全不记得的事，还要放下以前的愤恨，应对新生的内疚。他要根据

这个知识重新了解自己、评价自己。

　　我要强调一点：汤姆已经在法庭上被陪审团定了罪。在他选择上诉之前，在法律看来他都是有罪的。我不是法官或者律师，也不了解所有的证据，因此不能断言他的睡眠性交就是那起案件的原因。但根据临床判断，我认为萨拉的描述和睡眠监测的结果都有力地指向了非 REM 睡眠异态的诊断，而睡眠性交就是它在汤姆身上的一种表现。实际上，汤姆显然还有别的睡眠异态。萨拉描述的他们第一晚共处时，他衣衫不整地起床离开屋子的行为，就是一个典型的例子。她还描述了最近的一次事件：

　　　　他最近一次（发作）是在他女儿上次来的时候。因为要照顾女儿，他压力很大。他半夜起了床，以为自己在待命工作，要马上去一趟医院，因为那边需要他。他用力起身，挪到床边坐了起来，并告诉我他要去医院。我说："不，你别去，继续睡。"第二天他什么都不记得了。这都是因为女儿在，他有压力。

（补充一点：汤姆不是医生，也不在医院工作。）
　　然而，只是断定了某人有睡眠性交还不够。我们很难证明某人在实施被控罪行的当时正处于睡眠性交状态，这至今仍是睡眠法医学中一个争议极大、极其困难的领域。汤姆不是第一个触犯法律的睡眠性交患者。最早的例子之一发生在 1897 年，当时一名男子被控在梦游时暴露身体。但这些年来，已经有几起案件的被告辩护援引了睡眠性交。批评者指出这只是性犯罪者的方便借口，关键还是要确定睡眠性交和受起诉行为之间的关系。然而，只要嫌疑人在被控罪行发生时没有贴着测量脑波的电极，这一点就不可能确定。不过也有几个案子中，被告因为有睡眠性交的诊断而被判无罪。其实被当作辩护理由的不仅是睡眠性交。梦游也在法医学领域有很长的历史，或许也和犯罪行为有点关系。对睡眠中暴力行为的记载可追溯至千百年前。在中世纪，就有报告说西里西亚（当时属德意志，现在波兰境内）有一名樵夫在半夜醒来，抄起斧子对准了想象中的入侵者，醒来后发现自己砍死了妻子。

现代神经病学的创始人之一沙可就曾受托给一个仆人做医学鉴定，1893 年，该名仆人在入睡后不久开枪射伤了他的女主人和另一名家庭成员，这看来是一个梦中射击的病例。

最著名或说最著恶名的一起案件，也许是肯尼思·帕克斯（Kenneth Parks）。案子发生时，帕克斯居住在加拿大安大略省的皮克林市，23 岁的他婚姻美满，育有一名女婴。1987 年 5 月 24 日凌晨，帕克斯起床穿好衣服（没穿袜子和内裤），沿安大略湖向西驱车 23 公里，去到附近斯卡布罗市他岳父母的家中。那晚上床之后，他能清楚记得的第一件事就是在警察局里自首："我刚才杀了人，没用枪，杀了两个。"原来他走进岳父母的宅子，带着从汽车后备厢取出的一根拆轮胎棒和几把刀，又刺又打将岳母杀死，还将岳父掐得失去意识并补了几刀。后来案情生出了波折：警方发现，帕克斯在案发前一年染上了赌瘾，为弥补巨额损失，他擅动了家中的保险柜，还挪用了单位的公款。案发前，他正要去法院应付雇主的诉讼。虽然大家都说他和岳父母关系亲密，但出于显而易见的原因，他自称杀人时一定是在睡觉的说法受到了医生和司法系统的一致怀疑。

　　然而，虽然控方多次试图让他露出破绽，他的说法却始终出奇地连贯一致，之后对他睡眠时脑部活动的记录据说也十分反常，且符合NRP的特征。他的妻子在法庭上说他睡得很沉，常常极难叫醒。家人都知道他会说梦话，还梦游过一次。调查发现他的家族有多种NRP的显著病史。案发前，由于庭审迫近，他严重地焦虑且睡眠不足，几位睡眠科和精神科医生对他做了评估，结果并不能给出其他解释。于是令人惊讶的是，他最终被无罪释放了。

　　作为神经科医生，我当然见过病人在脑功能失调时表现出极为反常的攻击或暴力行为。病人会在血糖很低时暴跳如雷，还有人会在癫痫发作后明显而短暂地精神失常。没人会主张这类行为反映了当事人道德懦弱或人性泯灭，这不过是脑功能的一种障碍罢了。脑损伤后的行为变化很常见，比如前言中描写的那位著名的菲尼亚斯·盖奇。

　　我接诊过的一名因受袭击而脑组织重伤的男子，他给我留下了深刻的印象。他已经结婚，经营一家小生意，本来常去教堂礼拜，但受袭之后却成了一个吸食大麻的危险分子，短短几年内就被判了97项罪名。我们很容易理解这些例子中的反常行为，因为那些人的脑子明显出了问题，病变、损伤或是其他因素改变了他们脑部的正常功能；但从直觉上说，要把此类行为理解成睡眠引起的现象，就要困难多了。可实际上，这也是脑的一种病变，就像盖奇被铁棒穿透了额叶，或某人被袭击者打坏了脑袋那样。这不是结构性的病变，而是电信号的或说功能性的病变，但总归是病变。病人脑部的固有结构，他的神经元、通路和连接都还是老样子，但脑的整体功能却被暂时扰乱了。脑的一些部分仍在正常工作，而其他部分却失常了，在极少数情况下（幸好极少），这会使病人做出那些古怪、暴力而危险的动作，让他们在缺少有意识的念头或理性思维时行走、说话、刺杀、开枪或交合。

　　运用医学的眼光，并借其他神经系统疾病外推，大部分医生都能理解在睡眠中实施暴力是可能的。但法律又怎么看待这个问题呢？在大多数司法辖区，确定刑事责任都要基于两个必要元素：一是你的确实施了犯罪，这叫"犯罪行为"，还有一点是你必须有一颗有罪的心，即"犯罪意图"，就是说你有实施犯罪的有意识愿望。对于大多数上诉到法庭的此类精神类案件来说，犯罪行为的事实及实施人都没有疑问。但要确认犯罪意图就困难多了，这最终需要法庭在医学专家的指导下裁决。要使犯罪意图成立，犯人须有实施行为的想法，还要理解行为的性质，以及行为的后果。因此，大部分法庭辩论都围绕当事人在实施行为时是否发作了睡眠异态，因为这和意识完全清醒是矛盾的。

　　所以从法律的角度说，睡眠异态被看作一种"自动症"，可以用作辩护的理由，那么睡眠性交自然也可以。自动症的定义是：一种意识严重受损的状态，一个人在这种状态下的行为可能完全缺乏有意识愿望，不过是在像"自动机"一般行事。这个行为本身是非自主、无意识的。但问题到这里就变得更加复杂混乱了。如果你知道喝酒会诱发你的睡眠异态，这就可以看作是一种自我诱导（self-induced），因此不是有效的辩护理由。不仅如此，在实施习惯法的国家如英国和加拿大，自动症还可分为"精神失常型"（insane）和"非精神失常型"（non-insane）。在这个语境中，"精神失常"指的不是一种精神障碍，关键问题是自动症系由内部还是外部因素引发。触发因素如果来自外部，如头部受伤或医生开的药物这样无法预知，也不太可能再度出现的因素，就可以看作是非精神失常型。如果是内部因素，如癫痫或梦游，这种自动症就是精神失常型的。当然，梦游也可能由外部因素引发，如噪声、异常的压力或药物，这就是法律辩论的灰色地带了。但这个区分很重要。精神失常型的自动症意味着嫌疑人有精神疾病，理论上可能导致无限期拘留，因为犯罪行为的潜在原因可能永久存在；而非精神失常型自动症只和外部因素有关，是可以避免的。然而在英国，做精神失常型自动症辩护可能引出的是监管令，规定你只要接受门诊医疗即可，甚至在极少的情况下会无条件释放，取决于法官的判断。但在许多这类问题上，法律仍然不太明确，体现为此类辩护理由在法庭上会引出林林总总的结果。

　　睡眠专家可以松一口气了，因为一例自动症是不是精神失常型，是由法官和陪审团裁决的。但从临床的角度而言，为了确定一次暴力或性侵事件能否用睡眠异态来解释，还要问一些重要的问题。这方面没有人人接受的指导标准，但有些特征显然指向了特定的答案。有几个因素能有力地佐证睡眠异态不是案发的原因，包括事先计划、主动寻找受害者或性伙伴、对事件的清晰记忆、企图掩盖非法行为等。同样的，在不熟悉的环境中行走，有明确的动机，行为与嫌疑人品格相符等，这些都能支持案件行为不是发生在睡眠异态之中。而如果嫌疑人事前曾被诊断为睡眠障碍，对案情的描述和以前的事件相仿，行为混乱，案发时难以绕过家具之类的障碍物，或者了解案情后表现出震惊和恐惧，那就说明睡眠异态的解释更有可能成立。

对于汤姆，没人否认他的睡眠监测非常支持睡眠异态的解释。他后来又在睡眠实验室过了两夜，两次都出现了和第一次监测时相同的脑波指征。萨拉对他的行为描述完全符合睡眠性交的症状，也包含了其他 NRP 的证据。汤姆的前任说他的行为与他的性情极不相符（"这不像你！"），这同样支持睡眠异态说。

但还有几件事需要汤姆辩解，最突出的是案发前他没有睡眠性交或睡眠异态的病史。汤姆说他没谈过几次恋爱，唯一能详述他以往睡眠模式的或许就是那位前任。对于那个命运攸关的夜晚，最近的睡眠性交诊断至少给了汤姆和他的前任一个可能的解释。汤姆希望她能帮自己推翻定罪，在两人最近的通信中，前任明确提到了之前的一件事，她当时将其归因给某些过去的创伤体验。

同样需要解释的是他面对前任的质问时逃离了她家。我个人认为，放在当时的情境里，他的这个反应是可以理解的。认识汤姆之后，我就认为他有创伤后应激障碍，由过去的一次事件引发。他年轻时参过军，并卷入了一场训练事故，导致了一个朋友死亡。出于保密原因，我对那件事不能透露更多细节，总之汤姆后来去看了专科，确认了 PTSD 的诊断。如果汤姆的说法可信，他恢复意识后前任就在对他尖叫，还揪着他头发满屋子跑，那么他的 PTSD 加上可能的阿斯伯格综合征，就完全可以解释他面对质问时强烈的逃跑欲望。

还有一个疑点是汤姆和前任在当天夜里喝了酒。我和大部分同行都认为，酒精是睡眠异态的强烈诱因，但这还不是公认的观点。酒精在睡眠法医学领域中饱受争议，也在医学文献中引发了气急败坏的辩论。有的专家主张，要区分一个带着醉意醒来并犯罪的人和一个睡眠异态发作的人是不可能的。

* * *

对汤姆的睡眠性交诊断及之后的 PTSD 诊断，至少为治疗的可能性打开了大门。诊断之前，他的感想是："我再也不能和萨拉睡一张床上了，因为我决不想让她再有这种经历。"在我们初次会面之后，他表示不想用药物治疗，于是我们商量了几条避免今后再次发作的策略，比如远离酒精、减少压力和保证睡眠。有时单是穿点衣服睡觉也有帮助。汤姆说：

> 和伴侣同床睡觉时，要是两个人都裸睡，那对发作睡眠性交的影响就会非常大。此外还有酒精、有压力的环境、有压力的工作场所乃至一个非常陌生的睡眠环境。如果我们住进旅馆休息或是怎么样，这也会影响我是否发作睡眠性交。

为治疗他的 PTSD，我给他吃了一小阵子抗抑郁药，这种药也被用来治疗 NRP。但药物产生了副作用，他很快就不吃了。他还接受了认知行为治疗，并被告诫要调整一些生活方式的因素，他知道这些因素会诱发病情。

汤姆继续说："我现在变得非常自信了。完全是因为您和萨拉的帮助，我现在能非常有信心地说……"他顿了顿说，"我是说，我也不敢保证以后绝不会再有睡眠性交，因为……"

萨拉莞尔一笑，她证实汤姆已经两年没有发作睡眠性交了。

* * *

无论如何，作为他的医生，我也无法判断汤姆是无辜还是有罪。这件事应由法庭在参考所有证据之后裁决——如果汤姆和萨拉决定上诉的话。我只能说汤姆的故事是完全可能的。有一点是明确的：对于汤姆的前任、汤姆本人和他们身边的每一个人，他的睡眠性交或许都造成了伤害。对前任而言，这个诊断或许使她明白了，汤姆不是她一度认为的那样，是个会趁她睡着时强奸她的恶魔。

对于汤姆，当下的理解使他大受震动。他现在必须面对这样的事实：案子不像他一直认为的那样，系由前任凭空捏造，他的内心确实有些黑暗的东西是他无法控制或彻底治愈的。他很可能真的做了前任指控的事。

那么萨拉呢，她又怎么样了？我们知道，在和汤姆恋爱前很久，她就已经清楚他的过去，但是在她轻声细语的外表之下，我看到了她内心的坚韧，她是一心要为和此事相关的每一个人找到解决办法。但这无疑也对她、对她和汤姆的关系造成了伤害。她在一封电邮中写道："避免汤姆发病的努力或许使我们不再亲密，最终还可能毁掉这段关系。因为我们的'防范措施'和他对发病的恐惧，两年来他完全不曾靠近我的身旁。如果连这点亲近都没有，我们的关系迟早会崩溃。"

事实上，对我们任何人而言，只要给予足够的刺激，脑内都很可能诱发出睡眠异态。比如睡眠不足、焦虑、一些酒精、或许再来点处方药，各种此类不安定因素如果一齐袭来，就可能导致和汤姆相似的情况。幸运的是，这样的情况极其罕见，但恐惧、暴力或性等基本行为存在于每个人的体内，都有可能在睡眠之中暴露出来。正如柏拉图在《理想国》第九卷里借苏格拉底之口所说的："……在我们每个人内心，甚至好人也不例外，都有不守法纪的野兽本性，在我们睡着的时候向外凝视。"

［后记：在最近一封电邮中，萨拉告诉我，睡眠性交的诊断使汤姆和他前任的关系有所恢复。萨拉写道，考虑到参军时诱发他PTSD的那次意外："她（前任）现在认为，自己更像是战争的受害者，而不是强奸的受害者了。"］

第十一章

咖啡果然提神

睡眠进食

　　我能理解，为什么弗洛伊德等精神分析学家会得出"睡眠能揭示我们潜藏的欲望或焦虑"这样的看法。无论是我们梦的内容还是我们的夜间行为，都常常有一个原始、根本的主题：性、愤怒、恐惧和暴力，总之都是强烈的情绪和冲动。在汤姆的睡眠性交、亚历克斯的夜惊，以及约翰和伊芙琳的恐怖或暴力的梦境里，我们已经看到了这些。但除此之外还有一种原始本能：食欲。在我接诊的病人中，把这种欲望体现得最为淋漓尽致的，就是唐。他的例子会表明，睡眠的世界里有许多模糊的边界，包括心理和生理各自从哪里开始又在哪里结束。

* * *

　　我第一次见唐时，他已经被诊断为"睡食"(sleep-eating)。唐个子高挑，体格匀称，头上的金发有些稀薄，戴一副眼镜，身上有股淡淡的贵族气派。虽在英国生活多年，他说话仍是美国乡音未改。现已年过六旬的他回忆说，自己和食物的恩怨在 20 岁出头就开始了。

唐告诉我，他的童年很不容易。他在佛蒙特州长大，后来到父亲任教的一所寄宿学校上学。"学校虽地处小城，但是所顶尖的人文中学。"听起来像是一所权势子弟的学校。"鲍比·肯尼迪*把女儿们送去那里上学，但儿子们没送来。是这所学校的教育还不够严格吧。连拉丁语都不教！"唐说着大笑起来。他没有和其他学生一起寄宿，而是和父亲住在教工宿舍，这也造成了他和班上的其他孩子有些疏远。

虽然成长环境不凡，但少年的他却有很多烦恼。"父母在我 8 岁那年离了婚，母亲直接跑了。那年她 28 岁，搬去了另一个州，把我和小我三岁的妹妹扔给了我父亲。"

他后来形容母亲"不是好人""是个浑球"。他到现在还忘不了一段伤心往事：一次放假，他和妹妹被送去母亲那里住了几个礼拜，等假期结束，母亲把他送还给父亲，把妹妹留在了身边。

被母亲抛弃的感觉在父亲身上得到了弥补，他于是很亲近父亲。"他是个了不起的父亲，我们关系特别好。我 15 岁那年，他和我的法语老师结了婚，我也很喜欢那个老师。"然而在他 17 岁那年，事情起了变化，那是一个暑假，他回到家里和父亲还有父亲的新妻子同住，这时父亲已经离开了教育岗位。"他急切地翻看报纸，想给我找份工作，有一次他还把我拉到外面说：'如果有人

---

* 指美国第 64 任总统罗伯特·F. 肯尼迪，鲍比是罗伯特的昵称。——编注

问起，我就说你是我的兄弟。如果有人问"这是你儿子吗"，我会说"不是'"。"唐觉得是父亲的新妻子不乐意让别人都知道自己的丈夫以前结过婚，还有孩子。"他匆匆翻看《纽约时报》，给我找了个夏令营辅导员的职位，工作地点在树林里，谁也见不到我。"

被双亲拒斥的感觉显然深深影响了唐。他说："先被母亲送走，又被父亲送走，我心想这是最了解我的两个人了，既然这么了解还要送我走，看来他们是真不喜欢我吧。"

然而就在那个树林夏令营里，唐开启了一段将影响他终生的孽缘：他发现了酒精。"我和同事们每两周就去一次酒吧。我还没到喝酒的年龄，但也没人查我的证件。第一次进酒吧时，我想到了电影里的台词'苏格兰威士忌加冰'，于是要了几杯。我总共喝了八杯十杯吧。这正是我一直在找的东西！喝了就忘了，你懂的。"

那个暑假之后，他开始了本科学习，在一所常青藤大学里主修政府管理。但是父母造成的心理打击给他留下了创伤。他很快产生了自杀意念，于是去看咨询师。"老实说，我课是上的，但书一本没看。那一年里我吸了许多大麻，还胖了 50 磅。然后我意识到我考试一门都过不了，于是辍学跑了。后来我回去过一次，但基本还是做同样的事。"

此时，他的父亲已经和第二任妻子，也就是唐以前的法语老师离了婚。看来是遇到了中年危机，父亲决定带着唐搭便车横跨美国的东西海岸，沿途打些零工维持。唐想起那段日子就觉得开心："那都是些临时的体力活，清洗游泳池啦，帮人往卡车上装货啦，还有在华盛顿州和外国劳工一起摘苹果什么的。"但类似的情况又发生了。他们有一阵待在科罗拉多州博尔德市，唐在一家墨西哥餐厅里打工。"一天我父亲突然说：'我要去非洲了。'然后就坐上大巴，又一次消失了……"他后来对我说，"如果从心理学的角度看，你可以说我是又添新伤。"他指的是自己这第三次被抛弃。

就在这时，唐表现出了睡食行为。当时他和几个工友合租房子，按他的回忆，他和同事们手里都有现钱，薪水之外还有不报税的小费。他不记得是什么时候第一次意识到自己会在睡眠中吃东西的，但他的室友总是发现有食物失踪。起初他否认是他吃的，但因为每次醒来都很难受，他很快明白了这是怎么回事。

"我偶尔有些零碎的记忆，但通常什么都不记得。还有一些证据，比如柜面上的保鲜膜，我睡醒后会觉得腹胀，别人也抱怨又有吃的不见了。"

唐在夜里吃的东西肯定数量巨大。"我要到下午 5 点左右才会觉得舒服一点，因为我夜里吃了太多东西，身体根本消化不了这个量。（我）肚子胀得老大，白天总要去厕所，体重也增加了许多。"

到后来，为了弥补夜间的消耗，他须得购买双人份的食物。"我感觉不仅要为白天的自己买吃的，也要为晚上的另一个自己买。我知道那个我喜欢什么：吃起来方便的东西，通常是乳制品、酸奶。"

* * *

唐得的是睡眠进食障碍，这种病在医学文献中出现的时间较晚，1991 年才第一次有人描述。唐的表现相当典型：非自主进食，自己无法控制，事后常常没有记忆，发病时难以醒转。这种病的许多特征都和梦游相似，比如行为复杂却没有意识或觉知。病人常吃下奇奇怪怪的食物组合，有时甚至是不能食用的东西。在他人生的有几个时期，唐过着苦行僧般的生活，但凡是稍微能吃的东西，他统统要从屋子里拿走。他最近还试过这个法子，后来被嘴里的苦味惊醒：原来他在用勺子往嘴里送速溶咖啡粉——那是他手边唯一"能吃"的东西了。以前他甚至吃下过整块猪油。我去过他家，我们说话时，他养的宠物绿鹦鹉帕科就蹲在他身后的笼子里。看到没人跟它说话，帕科很是沮丧，每过一阵就呱呱叫着打断我们。但就算是帕科也躲不过唐的夜间行为。最近一两个月，唐曾在早晨下楼时发现一碗吃剩的鸟食，上面还加了色拉酱。

睡眠进食障碍患者常会在准备食物时做出危险举动，像是用生肉做菜，或者把东西烤焦之类。我就有这样一位病人，消防队常常半夜里登她的家门，因为她习惯了把塑料碟子放进烤炉，结果点燃厨房。唐也有这种经历。在他住处的厨房里，他给我看了一只咖啡滤壶上熔化的塑料把手。他说："我什么都不记得了，只能靠推测。"他觉得自己肯定是在夜里想煮点茶喝。"我当时一定浑浑噩噩的，把这个滤壶放到了灶上，烧着了塑料把手。等我醒来时，突然发现滤壶着火了，于是赶紧灭火。"

还有一次，他应该是半夜里要做意大利面。他描述了当时的情况，细节都是后来推测的："我用的是一只高帮煎锅，把面条放进水里，放到灶上煮。这些我都完全没印象了。后来我在长沙发上醒了过来，水已经烧干，锅上留下了永久的焦痕。我是被响声吵醒的，走进（厨房）一看，意大利面正在一只没有水的锅里干烧。"

危险不仅来自烹饪食物的过程，也来自吃喝本身。有报告称，有患者喝滚热液体而被烫伤，或是吃下有毒的东西。还有唐描述的早晨腹胀、白天缺乏食欲及体重上升，都是相当典型的危害。

睡眠进食障碍似乎在本来就有饮食障碍的人身上更加常见，也往往和心理问题（精神障碍）及物质滥用后的戒断反应有关。虽然它需要诱因来激发，但一旦出现就往往无法停止，大多数病人每晚都要发病，有时更是一晚发作几次，病情会持续数年甚至数十年。病人当时没有意识，事后无法回忆，研究者认为这和他们的梦游行为或出于别的原因服用的镇静药有关。这种疾病可以在睡眠实验室中观察到，这时，它是从非 REM 睡眠中产生的，就像梦游和其他非 REM 睡眠异态。因此和梦游一样，任何可以扰乱非 REM 睡眠的因素，比如睡眠呼吸暂停，或者和不宁腿综合征有关的周期性肢体运动障碍引起的踢腿，都可能引起进食行为。

那么，睡眠进食障碍是否就像梦游、睡眠性交、夜惊和梦呓一样，只是非 REM 睡眠异态的又一种变体呢？也许是的，但也有证据表明，其中可能还混杂了潜在的心理因素，尤其考虑到住院的进食障碍患者中，超过 15% 都会在睡梦中进食。

* * *

从在科罗拉多州的墨西哥餐馆打工、买两人份的食物到现在，唐的生活已经发生了巨大的变化。他有了孩子，结了两次婚，还搬到了国外生活。其间他有过可怕的酗酒阶段，但也有几年滴酒未沾。他陷入过绝望的深渊，也因为新鲜的爱情体验过令人晕眩的幸福之巅。现在他已经在英国住了近 20 年。但不管生活如何起伏，夜间进食却始终不变。

我问他多久发病一次。他苦笑着说："真要数的话，我看一年也有 364 天。"不仅如此，他在睡眠中进食的欲望已经强到了匪夷所思的地步。到一定程度他就把食物锁起来，有时甚至在冰箱上绑自行车锁。"我曾经交往过一个女朋友，后来成了我第一任妻子。一天半夜，女朋友走出卧室，看见我正浑身赤裸站在一把椅子上，拼命伸手想从（冰箱门的）缝隙里拿东西。"

唐似乎很喜欢乳制品，比如奶酪和酸奶之类。他能在一夜之间轻松吃下一整块奶酪或喝下一大桶酸奶。"我觉得那首先要是吃起来方便的东西，奶酪和酸奶吃起来都很方便。"但他过去两年断断续续看了几位分析师，他们则都另有解释。他这样回顾自己的婴儿时期：

> 就我所知，那时候我对乳汁过敏，对我妈的母乳过敏，对任何乳汁都过敏。因为这个，她（指他母亲）从没原谅过我。我认真的，她从没原谅过我。到我九个月大时，大概是营养不足吧，我因为脱水被送进了医院。大人告诉我，那时我的皮肤可以用手指掐着提起来。

精神分析师们对他的这段经历极感兴趣。"总的来说，就是我在婴儿期就没吃饱过。而分析师你知道的，他们很重视婴儿和主要看护者或主要喂食者的分离，他们认为和主要看护者分开会在生理层面改变婴儿的脑子。"也许他对乳制品的偏爱就反映了婴儿期的乳汁缺乏。

当我们继续探索他的心理动力时,我问了他清醒时和食物的关系,他说白日里他的进食完全正常。我问他家族里有没有别人有进食问题,他说:"我的大女儿有进食障碍。她有一阵肥胖到了病态的地步,还会藏匿食物,会强迫性进食。最近她做了胃旁路手术,靠这个恢复了正常体重。"

唐显然对自己的心理构成有许多深刻见解,也从不羞于自我审视。我问他怎么看自己夜间进食的成因。鉴于他对生活中创伤的直言不讳,他接下来的回答倒使我有些意外:"我认为是神经方面的问题。我是对你说了我的过去,但那是因为我也不确定那有没有关系。我有过好转的时期,就是你称为'虚幻曙光'的那一段。"

他说的那段日子为期一年,在几种药物的联合作用下,他的睡食问题停止了,但后又复发:"我不会说那是虚幻的曙光,因为当时我确实痊愈了,虽然只维持了一年。因为这件事,我认识到了我的病或许有化学方面的原因,因为吃药后它说停就停了。"

接着他重申了之前提到的一点:"我之所以认为应该用化学来解释,还在于我的病情几乎始终不变。我并不否认它时重时轻。但是无论我喝酒还是戒酒,是抑郁还是因为爱上了第二任妻子而狂喜,这病始终都在。"

这些年,唐已经看了好几个医生:

在美国时,我去了亚特兰大的一家睡眠中心。那儿的医生试了许多法子，他先给我服镇静剂，但接着我汇报说病情更严重了。于是他又给了我利他林®，或者和利他林类似的什么药，问题倒是消失了，因为我干脆睡不着了。总之什么都不管用。那位医生气馁了，对我说："你连烟都戒了，只要有心，也戒得了这个。"我听了有点生气。

过了几年，他又去比利时看了一个睡眠科医生。"但他们压根没听说过这种病。"他说。

他最抱憾的是没有早一点谈起他的睡眠进食障碍。直到病情持续多年后，他才跟一位医生说起自己的睡眠问题，而这种病其实许多年前在医学界就有记录。"我觉得相当遗憾，没有早点提起它，这种病之所以能列入（诊断手册），就是因为有人说起过它。"他认为，他的沉默也是人们对这种疾病缺乏认识的一个原因。

* * *

近来，唐注意到了一个细微的变化：原本他是在睡梦中进食，醒来后记忆模糊或没有记忆，这个情况依然如故，但除此之外，他有时也会在半夜醒来以后去吃东西了。"我已经完全清醒，但进食的冲动完全无法抑制。"他形容自己醒来后有一种难以抵挡的饥饿感，好像是不吃东西就再也睡不着了。"要是妻子在我身边，她会说'回去躺好'，但五分钟后我还是会起来（吃东西）。"

唐现在的情况不同于他一贯的睡眠进食障碍，而是"夜间进食综合征"（NES）。相比于前者，夜间进食综合征是一种强迫行为，它并非从深度睡眠中产生，患者发病时意识清醒。唐对他的行为完全清楚，但就是无法克制。

这或许和我在他的睡眠监测中发现的周期性肢体运动障碍有关。他两次在睡眠实验室过夜时，我们都发现他在中度的睡眠呼吸暂停之外，还有严重的周期性肢体运动障碍。在一次监测中，他每小时踢腿 110 次，持续了一整晚。睡眠监测还显示他有梦游的情况：他会从深度睡眠中突然"惊醒"，然后迷迷糊糊重新入睡。但除此之外，我们也有几次见到他显然是醒了，起来吃了根香蕉，最后又睡下了。

夜间进食和不宁腿关系密切，经常与周期性肢体运动障碍并存，它不仅是在患者醒着时发生这么简单。它在简单的失眠患者身上比较罕见，虽然失眠者醒着的时间更多。有的研究者指出了夜间进食综合征和不宁腿综合征的一些相似：二者都使人心痒欲搔，都有一种强迫的感觉。在 RLS，患者的迫切欲望是活动，这种迫切不断积累，最后除了活动之外别无选择。类似的，在 NES，"痒处"是进食的需求，这种需求越发迫切，最后只有进食才能平息。实际上，对 RLS 的治疗往往也能改善 NES。但也有人说 RLS 的标准疗法，即多巴胺受体激动剂，或许才是夜间进食的原因，就像它有时会在白天引起购物、赌博或性欲亢进等强迫行为。不过也有证据表明，多巴胺受体激动剂正可治疗 NES，并且这种夜间强迫性进食的原因正是 RLS 引起的昼夜节律紊乱。

还有的研究将睡眠进食障碍，也就是缺乏完整意识并发生在非 REM 睡眠阶段的这种问题，和 RLS 联系了起来。睡眠进食障碍和 NES 间也有明显的重叠：前种障碍的患者约半数也有 NES，这说明二者有深层的共同原因。它们的表现截然不同：一个不带记忆，患者常常吃下在白天绝不会吃的食物或干脆不能食用的东西；另一个发病时完全清醒，患者也不会吃下反常的食物。但是也许，这两类问题是同一种障碍的两个极端。这种障碍也许是和食物有关的昼夜节律反常，是神经系统的进食奖赏出了故障，在患者分别处于清醒或非 REM 睡眠状态时，它就会各有不同的表现。

那么，我是否同意唐的观点，认为他的病主要在于神经系统，是他脑内的化学异常造成的？可以说既同意又不同意。我主张他的脑有一种类似于其他非 REM 睡眠异态的双重态，部分脑区清醒，其他部分睡着，因此他才能在半夜准备食物、翻找吃的、执行相当复杂的任务而事后又毫无印象。这种状态又因为他的周期性肢体运动障碍而加剧，这使他从深度睡眠中部分苏醒，并有更多时间在半夜是"醒着"的，从而打乱了他的昼夜节律。

但无可否认，其中确实也有心理因素的作用——他艰难的童年，他的抑郁症，还有他和酒精之间的极度纠缠。我对他女儿和食物之间的病理关系很感兴趣，并且在和他聊他本人的酗酒情节时也问了他父母是否也有此类问题。他说："我确实记得她（母亲）喜欢在晚餐前喝鸡尾酒。我曾经以为她是为了工作，但很多年过去，直到她去世以后，我才知道她没有工作，而是一直在自己的房间里喝醉，差不多十年。"

当然，他的一些心理问题可能有生理基础。唐有强迫行为的倾向，他的奖赏机制有某种反常，会因为某些活动变得"过度兴奋"，酗酒就是这种倾向的一个特征。有一次我尝试用多巴胺受体激动剂为他治疗周期性肢体运动障碍，结果他产生了上网和女性调情的强迫行为。这种行为在停药后即刻消失了。这个奖赏系统的紊乱似乎是继承自他的母亲，并传给了他的女儿。因此，或许是他能从食物中获得超强的奖赏感。

我回想起了他对哈佛大学那段时光的描述，当时他在短短几个月内就重了50磅，这是在他显现睡食问题前很久的事。也许他之所以会在夜晚睡着时产生强烈的进食驱力，是因为他在非REM睡眠异态的脑状态之下，或是因周期性肢体运动障碍而醒来时，被激活了边缘系统。而在白天，他又因为夜里吃了太多食物而腹胀，结果不吃东西。我懊恼地发现，我的意见竟和那些精神分析师相同：也许他的夜间行为真的揭示了他"潜藏的欲望"。

在我的印象里，像唐这样严重的睡食障碍，无论就严重程度还是治疗难度而言，我都没在其他人身上见过。尝试治疗他的睡眠科医生也不止我一个。针对非REM睡眠异态的标准治疗在他这里已经失败，于是我在治疗他的周期性肢体运动障碍之外，也尝试治疗了他的睡眠呼吸暂停。为他调整用药很难。许多针对NRP的疗法都可能加重他的肢体运动。我也放弃了许多针对周期性肢体运动的疗法，因为它们可能导致成瘾和依赖，而这两样对他都是大问题。多巴胺受体激动剂是治疗不宁腿综合征的标准方法，但它会诱发更多强迫行为。有一种经常用来治疗睡眠进食障碍的抗癫痫药叫"托吡酯"，能抑制食欲。但它毫无效果。我们目前在尝试给他输液补铁，目标是抑制腿部运动，以此来治疗睡眠进食障碍和夜间进食综合征。但我对此不抱太大希望。

唐已经学会了和夜间食欲共存。通过限制自己在夜里能够接触的食物，他对病情多少有了一些控制。他试过在冰箱里放健康食品，比如水果，但即便如此还是会造成麻烦。"我吃了太多葡萄，醒来时都腹泻了。"他无奈地耸了耸肩。而且毫无疑问，夜间进食给他的夫妻关系造成了紧张，也影响了他白天的工作。而社会看待这个他每晚都要应付的障碍的态度，也让他感到沮丧："这个病是很严重的问题，会极大地影响生活。我的工作很好，但每天早晨我还是觉得很难。我这么说是因为我不止一次在电视上看到介绍睡眠障碍的节目，每次他们都把睡眠进食作为搞笑穿插。"

在我看来，唐的例子体现了我们每天在诊室里见到的许多睡眠问题，也许性质不同，但起源都是一样的。睡眠是如此依赖于生理和心理因素，不仅有你的基因、身体结构、脑内化学过程，还有你生活中的压力和紧张——情绪、焦虑水平和内心状态。睡眠不能孤立地看待，只能放到一个人生活的大背景里观察。既然睡眠本身是如此，那么睡眠障碍显然也是这样。

怪诞"童"话

迷糊的癫狂

　　每隔几个月，我就会和儿科的同事一起坐进诊室，接待患有发作性睡病或严重梦游症的青少年。这样做为的是让小患者能从隔壁儿童医院那个"温情款款"的世界顺畅过渡到成人医疗这个略显严酷的环境：儿童医院的墙壁色彩明艳，墙上挂满了画，大厅里凌乱别致。我的一些儿科同事会穿黄色紫色相间的艳丽上衣，每间诊室都有不同的发色，他们的名牌挂绳上系着徽章或是可爱的钥匙扣公仔——我的成人科室同事（和我）可不习惯这副打扮。

　　随着逐渐步入成年，小病人们也会遇到新的困难。在社交、教育和医疗方面，青少年的生活都更为复杂。对病人来说，管理自身健康的负担变得越来越重，而无论是对青少年还是家长来说，这个责任的转移都可能是个难题。

　　这间过渡诊室旨在协助家长慢慢放手，并将医疗工作平稳地交给一支新团队，我们还要开始讨论病情对患者成年生活的各方面的影响，比如驾驶、社交、药与酒、离家独自生活等等。有时，病人会表现出典型的青少年形象：脾气大，说话少，瘫坐在椅子上，把责任推卸给确实也算太过控制的父母，让父母代他们交流。

但杰米不同，他和这种青少年刻板印象之间的距离，比任何人的想象都更遥远。

他今年 17 岁，口齿流利，处事周到，谨慎认真。他明显地学业也好，运动也棒。他和全家人都是狂热的橄榄球迷。他打橄榄球的水平很高，是校队和县队的成员。他父亲是教练，母亲和几个弟弟也参与这项运动。他的抱负是到帝国理工或牛津大学去念医学，希望今后从事整形外科和运动医学，能将他对的运动热情和学术潜力结合起来。虽然才华过人，杰米却有其他问题要对付。

他告诉我："那是我刚过完 14 岁生日的时候开始的。"

当时我跟着学校的滑雪旅行团去了塞尔舍瓦利埃（Serre Chevalier，法国滑雪胜地，靠近与意大利的边境）。旅途简直是噩梦。我们遭遇了一场严重雪暴。长途车在高速上困了六七个小时。我们一车四五十人，没吃没喝，也没法和外面联络。我们半夜两点才到旅馆，大家都筋疲力尽。但既然是来滑雪的，第二天 8 点我们还是起床去滑雪了。

接下去的几天非常辛苦。杰米和朋友们滑雪、溜冰、滑雪橇，每天都很晚才睡。他回忆说："一天下午我感到特别困，所以没去滑雪。我想我是脱水了，因为这几天喝水不多。我喝了许多可口可乐，但这显然不够。我觉得太累了，所以睡了一会儿。"

　　那次有这感觉的不止他一人。好几个男孩都因为玩得太疯觉得累，有几个当天下午也在房间里休息。但是睡过一觉之后，杰米仍然觉得很困。那天晚上，他的几个朋友外出滑夜冰，而他决定在床上接着睡。"大概过了两个钟头，他们（室友）滑冰回来了，我醒了过来，发现房间里全是人。他们闹我，给我抹奶油，就是14 岁男孩会玩的那种愚蠢恶作剧。我醒了，但还迷迷糊糊，对那几个恶作剧的男孩很窝火。我只记得那时完全晕头转向。"

　　但虽然不太舒服，第二天杰米还是去滑雪了："我清楚记得，坐着滑雪缆车上升时我正在想'有哪里不太对劲'，结果我就在缆车上睡着了。"杰米继续说道，"那几天真是难熬，我很不舒服。我以为自己得了点小病，身体出了点小状况。所以回机场的路上，我一直在长途车上睡觉。到了机场后，我完全找不到方向，和大部队走散了。我不知道自己在哪里，也不知道发生了什么。"

　　杰米还记得，刚一回家，他就饿极了："我一坐下就开始吃晚餐，吃得飞快。我记得家里人叫我'慢点吃！'。父母问了我旅行的事，结果都很生气，因为他们付了很多钱让我参加这次旅行，我却一个劲地吃饭，一句话都不说。"

　　此时杰米的父亲约克把话接了过去："到了周日，我们像往常一样去打橄榄球，把他留在家里。下午我们回家时他还睡着，还没起床。我们猜想，他这么能睡，可能是脱水了，也可能是撞了头，有轻微的脑震荡。总之我们知道事情不大对头。"杰米的母亲奥蕾尔形容了他当时的样子："眼神空洞，瞳孔很大，就这么直勾勾地望着，什么也不说，没有交流。"到这时，父母才想到送他去医院。

在急诊部，最初的检查显示一切正常，医生们于是猜想杰米得的是某种精神病。奥蕾尔还记得医生是怎么盘问一家人的："他们逼问他吃了什么药，最后他说'我是吃了一片布洛芬，因为我头疼'，"奥蕾尔说着哈哈大笑，"就憋出这么一句。但接着那个医生就说，他在这家医院工作了九年，像这样的孩子只见过一个，那孩子之前受过性侵。"

回忆起当时，约克依然心有余悸："听到这个我们当然心头警铃大作，非常担心。"

几小时之后，杰米的父母终于获准带他回家过夜，但第二天他又被医院收治了。他回想起自己躺在一间病房的一张床上，望着头顶上空的飞机飞向希思罗机场的情景："他们把我当成自杀者监控。记得照看我的是个古里古怪的男人。我在那里住了一阵子，伙食难吃透顶，整天在看电视，别的几乎都不做。我自己不记得睡了很多觉，只记得家里人有来看我，而我在狂吃巧克力派。"

接下去几天，杰米做了一次腰椎穿刺、一次脑部扫描和一次脑电图。他还记得医院分开了他和家人，给他做了次精神评估。他回忆道："那次真的吓人。我说了一些很反常的话。我说我想自杀，想过用喷雾罐杀死自己，都是些不过脑子的话。"没过多久，杰米和家人就收到了诊断。

医生认为，杰米得了一种叫"链球菌感染相关儿童自身免疫神经精神障碍"（PANDAS）的病，这是一种罕见的自身免疫神经系统障碍，诱因是链球菌导致的咽喉痛。针对链球菌的抗体攻击了一个名为"基底神经节"的脑区，从而引起了精神病症状和一些反常动作。杰米和家人记得，听到这个诊断，他们都松了一口气。对他的治疗是静脉注射抗生素，过了短短几天，他就渐渐恢复了正常。两周之后，他就回去上学了。

约克说："显然这个 PANDAS 诊断也不是百分之百明确。我们看得出医生也不太确定，但当时似乎也想不到别的诊断了。后来看着他好转出院，我们都在心里松了一口气！我们的杰米回来了。"

杰米和家人的生活很快恢复了正常，很快将这段插曲抛到了脑后。杰米继续用功学习，尽情玩耍，现在已经是当地一家橄榄球俱乐部的球员，本来繁忙的活动也都没落下。生活的常态继续着。

然而，就在他第一次发作之后一年零一个月，杰米又和朋友的聚会上出了状况。橄榄球员并不以戒酒而闻名，我问他那段时间有没有喝酒。他说："我从来不会烂饮，但在那次聚会上，我还是喝了一点，回家也挺晚的。第二天早晨，之前的那种感觉好像又来了。我在一个昏暗的房间里睡了一整天。"他的父母一回家就立即看出事情不妙：杰米又太过嗜睡了。奥蕾尔说："和上一次太像了，又是那种空洞的凝望。于是我们直接带他又去了医院。领着一个完全长大的男青年走进急诊部是一件怪事——他身体状况很好，但你得尽量向医生解释他不交流，也不能正常活动了。"

这次住院的创伤不亚于上一次。安置他的病房，医生们进进出出。约克回忆道："有个医生，一个儿童精神病医生，特别粗鲁，一进来就喊了一声：'是急性精神病！'然后就出去了。"

接下去的十天，杰米都在医院度过。他的行为变得极其反常。约克说："（他）发疯似的吃东西。我们一包饼干也不能给他留。

儿童与青少年精神卫生署的人又来看他，并给了他一包饼干，他一下子就把一整包吃完了，他们看了也觉得奇怪。"杰米对这次发作有一些记忆："祖父母来看我时，我表现得相当蛮横。我变得不喜欢任何不熟的人。也说不出话。我只记得用手机上的'记事本'应用和我妈交谈。我还说了很多脏话，他们问我在医院里吃喝些什么，我只说了句：'只有水，操！'"

奥蕾尔证实了这一点："他真的说了好多脏话，这一点都不像他。比如他骂别人'贱货'，这在平时他是绝对不会说的，至少没在我面前说过！"杰米的父母告诉我，精神科医生很快就断定了这不是精神卫生问题："我们撤了，我们的工作完成了，我们给他做了检查，不是精神方面的问题。"

到第二天，杰米开始表现出其他令人担忧的行为。奥蕾尔说："杰米变了，他当着我做起了奇怪的事，那一点都不像他的个性。"约克也插言道："当着女性，他说了不合适的话，做了不合适的事，本来当着任何女性都不合适了，遑论还是他妈妈。"这时我看到杰米在椅子上尴尬地扭动，而他女朋友梅根这时也来了，杰米望了她一眼。我看见他脸上现出了潮红，对他的尴尬颇感同情。奥蕾尔继续用轻描淡写的语气形容杰米那些极不恰当的行为。听见那些细节，杰米缩起了身子。看他这么不舒服，他母亲向他道了歉。约克接着说："这时我意识到要保持点距离，不能离他太近。我们开始着意保护他，确保我能总在病房，特别是护士进来的时候。"

* * *

在睡眠障碍的奇异世界里，再没有什么情况比克莱内—莱文综合征（KLS）更不寻常、更好识别的了。杰米的发病符合 KLS 的一切特征。我们第一次见面时他刚过 16 岁生日不久，我当时就对他和他的家人说，我相当确信他就是这种状况。其实，他父母已经对这个诊断有了些猜测。在他第二次住院时，有位心理医生对他们说他对神经病学很感兴趣，有读到过 KLS，说这个可能就是杰米的问题。但是当杰米一家向他的医疗团队提起这个可能性时，对方没当回事。

约克对我说："我们跟医生们都提了，但他们都不理会。我们开始看相关材料，一边阅读症状，一边在许多方框里打了钩。嗜睡、过度进食、性行为、防备行为、现实感丧失，这些都与杰米符合。"

我问了杰米更多关于症状的问题，他说："我觉得自己好像醉了。我不在自己的身体里了，好像是从外面看着自己。那种感觉很难形容。就好像我在一条隧道里，能看到发生的一切，但没法影响外面的事。我感觉不到自己的双手、双腿和双脚，也不能说话：可以思考，但不能说话。"

在现代医学里，我们对其原因几乎一无所知的状况非常之少，但 KLS 就是其中之一。我们知道它很罕见，极其罕见。研究者认为，每 100 万人中只有 1—5 个人会有此状况，虽然在某些族群中它可能比较普遍，比如阿什肯纳齐犹太人。我们知道它有什么表现，因为几个世纪前就有人描述过它了。医学文献中的第一例记载大概出现在 1705 年，那篇论文的题目平平无奇，叫《对巴斯附近丁伯利一名极度嗜睡患者的研究》（"Relation of an extraordinary sleepy person at Tinbury near Bath")。但直到 20 世纪中叶，才有人更好地描述了这种综合征（是几种症状的综合，而非一种疾病）。

最早对它进行现代式描述的医生有德国的威利·克莱内（Willi Kleine）和美国巴尔的摩的马克斯·莱文（Max Levin），他们报告了一名年轻男子在发作时的表现：极度嗜睡、"病态的饥饿感"及显著的性欲亢进。从最早得到描述以来，我们对构成这种综合征的症状谱系只是略多了一些了解。我们以前认为患者几乎都是男性，但现在我们明白，可能是男孩身上表现出的性欲亢进能更快得到识别和诊断。不过，我们仍然认为 KLS 的患者中男性多于女性。它可以在任何年龄发作，但通常是在青春期。少数情况下，初次发作可能始于童年，而据报道，最年长的患者到 80 多岁才第一次发作，不过这种情况极其罕见。杰米的首发年龄很典型，他的发作症状也是如此。

患者通常会一阵阵地出现行为变化，持续几天或几周，少数情况会延续数月，每隔几个月复发一次。正如杰米的表现，患者常会感到无法抵挡的强烈睡意，会在任何地方睡着。我读到过有病人爬到轿车底下睡觉，等别人把车开走才被发现；或者如杰米描述的那样，在滑雪缆车上睡着。我有一个病人曾在机场航站楼的混凝土地板上睡着，边上围了一大群旅客。患者可能会被睡眠占掉一天的 22 个小时，睡意强到只在吃饭或如厕时才起身。我至少记得有这么一个病人，他父母在他床边放了几瓶汽水。再去看他时，只有一个证据能表明他起来过：瓶子里的可乐被尿液取而代之。当父母催促他起床，这个年轻人往往极难被叫醒，就算醒了也会表现得十分凶蛮，破口大骂。因为这样的嗜睡发作，KLS也得了"睡美人综合征"的名号，在刊登 KLS 报道时，这也是花边小报最爱的标题。然而患者和家属很讨厌这个称呼，他们认为这轻视了 KLS 对患者生活的影响，说得它好像很浪漫似的。

杰米的经历也显示出，嗜睡不是 KLS 唯一的症状。克莱内和莱文都发现，KLS 患者在清醒时也有一些非常古怪的行为。首先是"病态的饥饿"，一种遏制不住的进食欲望。我见过有患者吃下他们平常决不会碰的食物，比如素食者大量吃肉；还有人会清空家里的厨房，吃光所有能吃的东西。患者往往特别钟情垃圾食品：糖果、巧克力和薯片。医学文献里记载了一个病例，患者吃得太快太猛，最后得肺炎死了，因为一些食物是吸进去而非吞下去的。相比之下，杰米只是吃下一整包饼干，已经算温柔了。

还有就是那个最惊人的症状，性欲亢进。汇报这个症状的不仅有男性，女性 KLS 患者也会如此，这对患者身边的每一个人都是极尴尬的。偶尔这还会造成危险。我最早见到的一位 KLS 患者是来自英格兰北部的一名年轻男子，他在发病时性欲极其旺盛，会坐在自家门口向路过的每一位女性求欢。我告诉他这样做成功率肯定很低，他却回答："你可不知道我们那儿的风气！"但他尽管表面轻浮，还是前来就医，一个原因就是害怕自己性欲太旺盛、行为太极端，最后走上犯罪的道路。

虽然嗜睡、过度进食和性欲亢进构成了 KLS 的核心症状，但我们越发认识到，只有少数病人会同时表现出这三种症状。相比极度嗜睡，患者发作时更多感到的是迷迷糊糊，如在梦中。他们常说自己仿佛在一只泡泡里，好像周围的世界不是真的。杰米回想发作时，也说感觉脑子和周遭世界断开了连接。冷漠是最常见的描述，还有情绪紊乱或焦虑。我的许多病人都会在不熟悉的事物面前极度烦躁，类似杰米在祖父母来医院看望他时的表现。但吉米厌恶的不仅是不熟悉的人，还有不熟悉的东西。

杰米的母亲回忆起他一遍遍地唱同一首歌，或用 iPod 一遍遍听同一首曲子。我的许多病人都会反复地看情节幼稚老套的电视节目，通常是卡通片或迪士尼电影，有时一天看几遍，一遍完了马上再看一遍。和杰米一样，他们还会不停地唱同一首歌（有位年轻女患者一遍遍地演唱迪士尼电影《冰雪奇缘》的主题曲《随它吧》，家人闻之绝望）。任何新的或意料之外的事物都使他们痛苦。这种孩子气的行为还延伸到了言语。患者的家人常常报告，患者发作时不仅话少，连说话的内容也变得幼稚，表现为婴幼儿的语言模式。杰米的父母说他在发病时会变换语调。"他只说简单的词，像'爸—爸！''饼—干！'之类。"约克说。

看过上面几个患者发作时的表现之后，我们就很容易理解为什么别人会认为他们有精神、心理方面的问题或者只是在装病了。这确实是我在临床中遇到的最古怪的状况之一了。想象一个青少年躺在床上，不是完全清醒但也没真睡着，他时而哑口无言反应迟钝，时而又突然起身连吃五根巧克力棒后再躺回床上。他一会儿和我击掌，一会儿和我聊些可笑或极不恰当的话，一会儿又对我破口大骂。我有时觉得对面是一个住在 17 岁少年体内的婴儿，和我聊着睡眠实验室墙上的电视里播放的《海绵宝宝》，或是他最喜欢的一件可爱玩具。我的女儿们 5 岁时，我和她们的话题还更有意义呢。

在最极端的情况下，克莱内—莱文综合征的发作甚至会伴随错觉或幻觉。因此 KLS 患者常会被误诊为精神障碍，比如双相情感障碍或精神分裂症，杰米就是一个例子。

那么，我们如何证明 KLS 确系一种脑功能异常，而非心理或精神障碍呢？它有没有可能只是懒惰的青少年在设法逃避青春期的压力和紧张，就像我的许多病人早先被诊断的那样？

我们无法用任何检查来确证 KLS 的诊断，MRI、验血或腰椎穿刺都不行。诊断只能用排除法，即先考虑其他所有可能。平心而论，KLS 的诊断还是只能由"专家"说了算，专家说是就是。那么，KLS 是否又是一件"皇帝的新衣"？就像安徒生笔下那位在街上裸体游行的皇帝，他相信自己穿着一件蠢人看不见的魔袍，而臣民们也因为不想被看作蠢货，个个鼓掌称赞？这是一个"某专家说它是 KLS，于是人人都认为它是 KLS"的例子吗？

就我的实践而言，我会尽量排除所有其他可能。我的病人都要接受精神评估，以排除其他诊断。双相障碍和 KLS 是有一些相似，患者都会在躁狂失眠和抑郁嗜睡之间循环，但我和我的精神科同事都希望能将二者区分开来。

其他和 KLS 相似的疾病还包括几种十分罕见的癫痫、几种影响新陈代谢的遗传病以及同样罕见的克吕弗—布希综合征——患者双侧颞叶损伤，这同样会引起过度饮食和性欲亢进，但也会使人健忘、视物困难和镇静（placidity）。有时症状的原因比较平平无奇，只是患者服用了非法药物。因此我的所有病人都要接受一连串验血和脑部扫描。

　　尽管如此，最终的诊断还是要靠排除法，以及对症状模式的识别。医学中的很大一部分都是模式识别：眼前一位病人浑身冒汗、心跳飞快、手还捂着胸口，你联想到之前的十个症状完全相同的病人，就知道他也是心脏病发作。但是对 KLS，这一点却困难得多。要能识别模式，你就得在以前见过一些类似的患者，而 KLS 的发病率仅有百万分之一，要见过足够的病例极是不易。即便是"专家"，也可能只见过很少几例患者。在做住院医时，我目睹过前辈同事们的诊断场面，他们都是某种疾病的专家，比如狼疮或肉样瘤，这些病因为表现复杂、容易误诊，长期受医疗电视剧《豪斯医生》的编剧们喜爱，但是我的那些前辈，却似乎和他们各自专攻的疾病产生了一种私人交情。他们知道某种疾病的个性、弱点或特质。对他们来说，科学的诊断过程简直像被直觉取代了，他们培养了一种感觉，就算所有检测都是阴性，仍能断定那就是狼疮。我虽然已经看过约 40 位 KLS 病人，但仍不敢宣称自己攀上了这种交情、对 KLS 有直觉的了解。但对我来说，在听病人和家属描述症状时，仍有一些字眼和语汇、一些对症状的熟悉描述会使我产生亲切感。我也希望自己一见到 KLS 就能识别，但这往往并不容易。我有几个患者，我虽然已经认识他们两年，还是不愿确诊他们得了 KLS，而宁愿为其他诊断敞开大门，希望他们得的是比较好治的病。

　　我要诊断的是一种综合征，而非一种疾病。它是多种表现的综合，是多种症状构成的一种可识别模式。仅仅因为多位病人的共性，还无法确认这种综合征是由生物因素引起的脑功能障碍。我曾见过无数患者，在他们身上一眼就能识别麻木、刺痛或麻痹，但他们的病因却是心理的。不过话说回来，确实有一些证据表明KLS 患者有脑部状态的变化。

脑电图显示，大部分此类患者会在发作时出现异常，在发作间隙异常消失。虽然 KLS 患者的 MRI 和 CT 扫描结果正常，但如果改用放射性物质或监测血流灌注的磁共振扫描，以观察患者的脑部血流或葡萄糖代谢，我们就会发现他们的丘脑活动持续出现变化，其他脑区也是如此。

即使患者不在嗜睡发作或行为变化时，这些变化仍很明显，近来更有证据显示，即使在发作间隙，脑的这些变化也伴随着轻微的记忆困难。此外，对患者发作时和发作间的脑脊液评估显示，他们在嗜睡期间下丘脑分泌素（一种和发作性睡病有关的神经递质）会减少。这些异常显然不能解释为心理问题。这些已经是我们最接近诊断测试的手段了，但它们在常规的临床实践中仍属特异性不足。

* * *

得到更加确切的诊断后，杰米和家人都大大松了口气。现在回忆，奥蕾尔说他们的第一个念头是，既然知道了杰米的病因，知道这不会威胁生命，他们一家就能继续生活，开始治疗了。约克也记得当时的心情很乐观。毕竟杰米的第一次和第二次发作之间已经隔了一年多。然而最初的积极心态很快烟消云散，因为杰米的发作周期缩短到了几个月。约克说：

> 最初的四五次（发作）有清晰的规律，一次发十天，这
> 十天里也有明确的模式。头两三天会睡得很沉，几乎没有交
> 流，就像得了紧张症。我们给他装了一个婴儿监视器，因为
> 他不会出卧室，不会起床。他只在吃东西的时候醒过来，而
> 且脾气很大，只说一句："吃的！马上！"

这些要求中间常常夹杂咒骂。他会要鸡肉、意大利面，有时
还要冷盘肉，但他特别喜欢一种德国饼干，上面盖一块可口的黑
巧克力。"如果我送两块上去，他就要三块。有时我只给他两块，
也行。但有时他会下楼到食橱里搜刮。我们必须想很多法子把饼
干藏起来，可是（一旦找到）他就会吃掉整包。"

在最初几天的明显木僵之后，杰米会清醒一些。他开始起床
稍微走动，并用音箱在卧室里放音乐。但他的行为还远远算不上
正常。他父亲说他心情沮丧，有时为了关掉音箱，他会把它扔到
房间的另一头。奥蕾尔回想起，杰米会用巧克力饼干在卧室的墙
上标记发作的天数，就像恶魔岛监狱的囚犯标记自己的刑期，现
在他的床铺上方还能看见这些标记。杰米还汇报了别的一些怪诞
行为的例子。我不确定其中有多少是他的真实记忆，又有多少是
因为父母的反复讲述而成为家庭传说的一部分。

有一次他母亲送了一些食物进来，顺手打开了卧室的灯。"我
说：'妈，把该死的灯关掉，贱人。'我妈说：'杰米，你可不礼貌！'

于是我又说：'请把该死的灯关掉！'显然我脑子里接通了一条线路，想起了说'请'比较礼貌，但其他部分还是非常幼稚。"

还有一次，杰米在房间里乱扑乱打，抖出了一些枕头芯。母亲走进来问他怎么卧室地板上都是填料。"我一下子坐得笔直说：'我拉屎拉出羽毛了！'"说到这里杰米扑哧一笑，"现在回想，已经可以一笑置之，因为那太奇怪，太好玩了。"

这对他学业的影响就一点不好玩了。在确诊后的一年里，杰米几乎每月都要发作一次。"我在学校的出勤率掉到了六成。从某些方面看，我还算幸运，因为我的许多次发作都在学校放假的时候，所以没缺太多课。"仔细想想他说缺太多课到底是什么意思，我就不寒而栗。不过他虽然反复长期缺课，但考试的表现倒异常出色。

"我得了八个 A+，一个 A 和一个 B。"他故作谦虚地告诉我。我打趣说这显然不是他的最佳水平。他开心地微笑道："我已经非常非常开心了。学校还公布了一张我拿到分数的照片。我的脸上有震惊，也有纯粹的喜悦。这些分数提醒我，我的状态还不算差，还有我是多么幸运，能醒着参加考试。"杰米还得了一个奖，表彰他克服疾病考出高分。但约克插话说："你睡着了，没去领奖。"

这对他的爱情生活也产生了不小的影响。实际上，正是 KLS 促成了他父母和梅根父母的第一次接触。这时梅根接过了话头：

"我们那时候交往不久，但我已经有点知道他这个（病）了。那天我们去看电影。我记得他对我很粗鲁，我想，他真没礼貌，我可不要喜欢他了。"说着她笑了起来。电影开始，梅根发现杰米睡着了，这更加重了他在她心中的无礼形象。

　　看完电影出来，他只管自己走，我也不知他要去哪儿，我对伦敦还不太熟呢。我差点也自顾自走了，但又一想：他这是不是发病了？这可不像他。他拿走了我的手机，所以我没法打电话告诉别人他不正常。街上有位女士看到我们后啧啧了几声，因为我把他的胳膊搭在我肩上，支撑着他的身体。他就像嗑了药似的。

　　杰米完全发作了，娇小的梅根得努力把他送回家。"他是个大家伙，特别费劲。"杰米确实是个大小伙子，虽然才 17 岁，但浑身肌肉，体重接近 80 千克。最后梅根努力送他上了一辆大巴，并从他那儿取回了手机。但即便此时，他还是不让她给他父母打电话。情急之下，梅根只好打给了自己父母，再由他们转告约克和奥蕾尔。"这就是我们父母的第一次接触，起因是我发病了！"杰米尴尬地打了个哈哈。

　　约克记得回家时看见梅根和杰米已经到了。杰米很快睡着，梅根坐在沙发上哭。"那时我们对杰米的情况已经很熟悉了，大致知道了是怎么回事。但梅根从没见过他那样，显然会比我们伤心。趁杰米睡觉，我们和她好好谈了谈，这是我们第一次好好地彼此了解。"临走时，梅根还是上楼去跟杰米道别："我跟他说再见，他却坐起来叫我滚蛋！"

　　梅根的韧劲儿令我惊讶。我怀疑到了这种时候，大多数青少年都会直接走人，但一年多后，他们仍在一起，感情更牢固了。非要说个中缘由，那一定是对付杰米的 KLS 造成的逆境让他们的关系成熟得比一般情况更快了。

随着时间的推移，杰米的症状也有了一些变化。如今，那次改变命运的学校滑雪之旅已经过去了三年，极度嗜睡已不再是他发作的主要形式了。"我现在完全丧失了现实感，"他描述了自己如在梦中、和周围世界脱钩的状态，这正是 KLS 的典型特征，"整天坐在电视机前。要在发作时保持理智，一大要义就是看以前看过的电影，或者我能预测后续发展的电视节目。就比如问答节目。如果我想到了一个答案，接着屏幕上也打出了这个答案，我就感到安心。这让我感觉踏实，感觉和周围的世界还有联系。"

那次学校考试之后，杰米有六七个月没有发作过一次。

我的脑海深处总有一个声音（说），它会再回来把我打倒。2017 年 10 月，它回来了。刚过去的那几个月真是难熬。我当时刚好放期中假，结果一个星期发作，一个星期正常，又一个星期发作，又一个星期正常。那段时间真的很难，我一边要努力打球、努力维持健康，一边又在发病时增加了许多体重。还要赶学校的功课，刚赶上就会又落下。

杰米的持续发作引出了一个问题：为什么我还没把他治好？简单地说，是因为这方面还没有成功的疗法，至少没有能持续有效的手段。研究者对 KLS 试用了各种药物：比如发作时用兴奋剂，比如为降低发作的频率和严重程度而持续使用各种药剂，主要是抗癫痫药。但现在看来，没有哪种药物有特别好的疗效。而由于

KLS 的性质，明确显示出任何疗法的效果也很难。KLS 的发作说来就来说走就走，没有清晰的规律可循，因此要知道某种疗法是否有效是很难的，除非效果非常显著。KLS 常会自行好转，如果你够幸运，它会在 10—15 年后自行耗尽，因此任何改善都可能是 KLS 本身的发展，而非治疗的效果。

要回答特定的药物是否有效，唯一的办法是随机对照试验，即将患者随机分入治疗组或对照组，并对两组进行比较。但要做到这点，你就需要相当规模的患者群体。KLS 是罕见状况，也许只占人群的百万分之一，也就是全英国只有 70 个病人，全美国 300 个，这意味着连招够一次试验所需的患者都近乎不可能。因此，虽然有几份病例报告显示某某药物似乎对一两个患者有效，但问题本身尚无定论。

有两种疗法有较为有力的证据。第一种旨在预防：服用锂，这在双相障碍的治疗中较为普遍。一项系统性评估显示它有一些益处。但也有几种副作用，有些会危害生命，需要经常定期验血来确保剂量不致达到有毒水平。果然，该疗法对杰米毫无吸引力。

"我一直想在不发作 KLS 时尽可能正常地生活。"杰米说，

这种疗法需要定期去医院报道，差不多每周都要做检查，想到这一点我就觉得没劲。而且它的疗效并未完全证实，还没有定论。我不想因为这个打乱我的日常生活，不发作的时候我还是很享受生活的。我现在一次发作持续三五六天，其他时候我只想过平常日子。每次一恢复我都尽快赶回学校，

补上落下的功课，我努力打橄榄球，努力和每个朋友还有我女朋友见面。总之要努力过好日子。

另一种疗法旨在帮患者摆脱漫长的发作，包括为患者静脉注射大剂量类固醇，据汇报这对一些人有效。但杰米发作的时间较短，这种疗法并不适合他，并且也有副作用。因此目前杰米没有接受治疗，而现代医学目前能做的，不过是了解他的情况，和他的学校联系，以及向他的老师和朋友介绍这种综合征。

＊ ＊ ＊

总之，我们面对的是一种综合征而非单一疾病，它还没有明确的诊断检查和治疗方案。但还有最后一个问题我一直在回避：我们认为它的成因是什么？对于个中机制我们有什么线索吗？

说实话，线索很少。我在前面提到，KLS 在阿什肯纳齐犹太人中似乎比其他人群更加普遍，说明可能有遗传因素在起作用。实际上，我们确实了解到一些病例，一家人中有不止一个出现了这种状况，这显然暗示了遗传易感性，但还算不上确证。

那么 KLS 又牵涉了哪些脑区？就连这都是未知。像许多睡眠障碍，如发作性睡病一样，下丘脑有受牵连，但大多数 KLS 患者没有显示出什么下丘脑的异常。有少量报道指出病人吸食霹雳可卡因引起的中风会影响下丘脑，造成嗜睡、性欲亢进和攻击行为；而一些扫描研究也显示病人发作 KLS 时丘脑有异常活动，上述报告显然与此一致。对 KLS 患者脑部的尸检也很罕见，因为 KLS 并不致命，但也曾有四名患者死于类似于 KLS 的病情，而他们的脑得到了详细研究。其中的三个，丘脑和下丘脑都有炎症迹象。我要强调，这几名患者多半不是 KLS 的"典型"代表，但他们确实提升了 KLS 背后有免疫过程或炎症过程的可能性。

　　就像其他可能是由免疫系统攻击自身引起的神经系统疾病（如发作性睡病），许多 KLS 患者或家属也报告病人在发作前曾感染病毒。而对这种后见之明，我们总须加点小心。你要任何人回忆他们在过去几周是否咳嗽或感冒过，他们多半会说是，特别是如果他们冬天都住在伦敦、又乘坐公共交通工具的话！但有些研究者认为，KLS 发作年龄低、间歇性发作的特点（这有点像多发性硬化，另一种自身免疫神经系统障碍）都显示其原因是我们的免疫系统出了错。这看起来当然像是病毒感染能引起发病。最近几项研究显示，KLS 多发于冬季和春季，在时间上和上呼吸道感染相关。

　　在我看来，一种可能的原因是我们神经科医生所谓的"离子通道病"（channelopathy）。神经元，也就是构成神经系统主体功能的神经细胞，是在用一套复杂的"泵管系统"控制着最外层的细胞膜。想象一下你的马桶水箱，压力会将水慢慢泵入，而当你摁下冲水开关，就有一扇阀门打开，让一股水流冲进马桶。类似的，神经元也会在细胞膜内外制造离子差，而离子就是带电荷的盐。就像水泵为水箱注水，神经元的分子泵也会用能量将离子从细胞膜的一侧运到另一侧。当电脉冲从一串神经元中通过时，这就相当于摁下了冲水开关。此时，细胞膜上的闸门打开，让离子涌到细胞膜的对侧，就像水箱里的水冲进马桶。因为这些离子携带电荷，因而细胞膜内外的电压会突然改变。这股离子洪流产生的电脉冲，就是我们的神经系统乃至我们的心脏和骨骼肌的运作基础。因此，这些分子闸门或者说"离子通道"，对于我们的生物机能，以及我们的思考、行动甚至活着的能力，都至关重要。但这些离子通道一点都不简单。

　　离子通道结构复杂，包含多个次级单元，经由多种基因编码。有的离子通道被附近的电荷触发开启，还有的是因为和神经递质这样的化学物质结合而开启。更复杂的是，这些通道的构成在我们的一生中都在变化。我们的基因会在不同的年龄制造不同的次级单元，因此当我们从婴儿成长为幼儿再到青少年时，有些离子通道会跟着改变性质。这大概可以解释，为什么一些已知和离子通道故障有关的神经系统障碍，会在人生的特定时段发作，并会随着年龄的增长而消失。

　　过去二三十年，随着遗传学和分子技术的进展，我们对许多常见或罕见的神经系统障碍有了全新的理解。我们现在明白，许多在门诊或急诊部常见的情况，比如偏头痛或者癫痫，其实都是这些离子通道的故障（我的博士论文就写到了一组癫痫离子通道的遗传学情况）。有时，这些故障（即离子通道病）的原因是负责为通道的次级单元编码的基因发生了突变，像是偏头痛、家族性癫痫，或者更为罕见的情况，比如发作性共济失调，即患者的身体会突然失去平衡或协调，可持续几分钟到几天。偶尔，针对离子通道的抗体也会引起离子通道病，不过这种情况往往不是发作性或间歇性的。

　　总之，KLS 有不少遗传性离子通道病的特征：它往往在青春期产生，就像许多形式的癫痫、偏头痛或其他类型的此种问题；它是间歇性的，常常为劳累、压力、酒精或疾病所触发。此外，许多据称对 KLS 有效的药物，比如锂和抗癫痫药，都是作用于离子通道的。目前，有多组研究人员正在寻找 KLS 背后可能的基因突变，我和我的同事们也是其中一组。我的许多病人都自愿接受了全基因组测序，以查明他们的完整基因编码。但我们的寻找无异于大海捞针：这个 30 亿字母组成的序列中可能只有一处异常。更何况每位 KLS 患者的突变位置可能都不相同，或者它牵涉了基因组中多个位置的多个变异。

　　但引人激动的是，一支领军性的团队在斯坦福大学伊曼努尔·米尼奥（Emmanuel Mignot，确认发作性睡病成因之人）的领导下，在一段遗传编码里找到了一处指征，这段编码挨着的一个基因与双相障碍有关，这也是一种和离子通道功能异常相关的障碍，和 KLS 有一些共同特征。研究者经腰椎穿刺取出脑脊液，并研究其成分，结果显示 KLS 患者的脑内或许有炎症的细微证据。这能很好地联系最近的几个理论，即抑郁症和其他几种精神障碍系由脑部炎症引起。但以 KLS 的复杂和罕见，要下定论还很困难。

　　不要以为到这一步就已经最难了，别忘了 KLS 还可能是几种障碍的综合。KLS 发作的严重程度和持续时间差别很大，而且我认为有时还有误诊。我和同事见过一些患者，他们的发作时间很短，只有两天或多一点。与此迥异的是另一些 KLS 患者，他们汇报有的发作持续几个月的时间。依照诊断标准，这些发作时间很短的病人也符合 KLS 的定义，但在认真评估、详细调查病史之后，就会发现他们一些人的表现只能做其他解释。

发作前明显头痛，严重恶心或者失去平衡，有刺痛发端于面部进而蔓延到手臂——这些都是偏头痛的特征。

对大多人来说，偏头痛就是严重头痛罢了。许多人一定都经历过偏头痛，那不是什么愉快的体验。我的偏头痛似乎只在特殊场合发作，就是我坐在诊室，通常候诊室里还坐满了病人的时候。这时我的视野边缘会突然出现一阵闪烁、一点微光。几分钟后，效果会变得像骄阳之下柏油路面上的热气那般，扩散、移动到视野中央。当我凝视电脑屏幕，上面闪烁着等候超过 30 分钟的病人，我会发现很难看清上面的字。运气好的时候，我有位同事会正好在隔壁出偏头痛的门诊。我知道她做事比我有条理，而且常备着缓解她自己偏头痛的药，我会去她那里抓两片布洛芬吃。用不了多久，我的视野就会恢复正常，只是脑袋还略有些沉。

和我一样，许多偏头痛患者都体验过这种视觉现象：时而微光，时而曲线，时而闪烁，这些形象缓缓在眼前移动。因此偏头痛不仅仅是头痛。对于许多人，偏头痛还意味着神经系统的功能紊乱。这些视觉现象称为"视觉先兆"，而我们知道，它们出现时，有一波异常的电活动在慢慢通过大脑皮层上的枕叶，该区域在脑的后部，负责加工视觉。但先兆不仅有视觉的，也会牵涉其他神经官能。

偏头痛患者常会有找词的困难，或者面部、四肢感到刺痛，因为先兆的功能障碍蔓延到了他们的语言或感觉区域。许多神经科医生会被急诊部叫去诊疗中风病人，结果却发现病人的虚弱模式符合偏瘫型偏头痛的特征，即功能障碍影响了脑的运动区域。甚至有少数神经科医生还会承认自己先给病人开了溶栓药，后来才发现那只是偏头痛发作！在一些偏头痛患者那里，先兆还包括和脑干有关的症状：晕眩、失去平衡、动作不协调。而我们也知道，脑干对睡眠的调节和意识的维持至关重要。还有一些极端的案例，称病人在发作偏头痛时陷入昏迷。

总之，偏头痛不像有些人认为的那样，纯粹是一种头痛。就我看过的一些病人而言，有强烈的迹象指出他们得的是罕见形式的偏头痛，而非典型的 KLS。对于少数几位病人，简单用抗偏头痛药物进行治疗就带来了惊人的改善。因此我的做法始终是在 KLS 之外另找解释，因为我们知道，治疗 KLS 往最轻里说也是困难的，而治疗其他一些问题就简单多了。

* * *

自杰米确诊以来，他们一家就和英国支持 KLS 患者及家属的一家主要慈善机构走得很近。约克当仁不让，成了这家机构的一名受托人，还积极参与组织了各种宣传克莱内—莱文综合征的项目。针对这种综合征，旨在增进知识并开发疗法的研究，KLS 的患者显然都很乐意参与，但该慈善机构只属小型，没有可观的经费支持，工作重点依然只是帮病人尽快确诊。为了获得 KLS 的诊断，我的大多数甚至全部患者以及这个支持小组的其他成员都等待了很长时间；他们的父母为了在孩子人生中这个微妙的成长阶段支持他们，也常常身心俱疲。这些父母众口一词地说，当孩子刚刚出现症状时，最难得的一点就是知道孩子身上发生的到底是什么，而另一点也许就是和经受过或经受着同样折磨的家庭交流了。

我和一位儿科的同事是这家慈善机构的医学顾问，这些年我已经参加了好几次他们的年会。当我站在台前讨论最新的研究（或研究的缺乏）时，我总是惊讶于这种综合征的多样性。这些患者当中，有的至多每年发作一次，有几个几年没发作了，还有少数几个已经维持了十年或更久的健康，然后突然发作了一次。也有人每月都会发作，甚至更频繁。他们中有少数几位，人生已经全被 KLS 限定，无法维系工作、恋爱、社交和教育。KLS 已经成了他们最重要的一面，压倒了所有其他方面，让他们越加虚弱。他们父母的生活，也被 KLS 完全占据。KLS 的发作无法预知，发作后患者极度虚弱，这些父母因此提心吊胆，整日等着孩子的学校、朋友或工作单位打来电话，好赶回家去照顾无法行动的子女。

在严重程度的谱系上，杰米大概位于中间，他不是我的所有患者中情况最重的，也不是最轻的。但令我惊讶的是，杰米抵挡住了 KLS 对他的限定。这部分是因为环绕着他的是一片优秀的支持网络。父母约克和奥蕾尔永不缺席，但他们也很讲求实际，专注于帮杰米过上正常的生活，就好像他没得 KLS 一样。女友梅根无疑也是他的基石，我不知道有多少 17 岁的女孩像她这么成熟，能接受一个有 KLS 的伴侣并应对随之而来的一切。杰米这样评价家人："父母和梅根都很接纳我：'他在发病，会做些怪事，说些怪话，但他不是有意的，平时不会这么做。'我无法想象他们的难处：他们要眼看着我经历这些，也知道不管自己多努力、多关心，其实都作用不大。我发作时，他们差不多只能坐等情况过去。"杰米也有一群好友照看着他。

但每次和杰米见面，我最先看到的都是他性格的力量，他的坚韧，还有他对生活的渴望。我问他是否像我照看的其他病人一样，和疾病有了交情。他回答说："我是觉得它成了我的一部分，但因为它只是个暂时的东西，来了又去，我并不觉得和它有什么交情。它只是存在，只是逗留，我把它塞到脑海深处，尽量不去想它。有些日子我甚至会忘了还有这事。"

杰米怀着这样的希望生活：有一天，他会迎来 KLS 的最后一次发作："我希望它最终会平息下去。这份心情安慰、驱策着我，因为我希望有朝一日，我在回首往事时可以说：'看，尽管有KLS，我还是做到了很多事情。'"

当我和杰米及其家人围坐在一张桌边上时，我一点都不怀疑他还会成就许多事情。

我望着奥蕾尔和约克，心想如果杰米是我儿子，我一定会非常自豪。

第十三章

盗梦空间

REM 与梦境

我很喜欢克里斯蒂安。只要当天的候诊名单上有他我就开心。他总能让我大笑出来。有时我的睡眠门诊很耗精神，因为许多病人都被睡眠问题搞得疲惫不堪，还伴生了心理和社交方面的问题。而克里斯蒂安则像是一股清流。

你可别错以为他身体无恙。克里斯蒂安有严重的发作性睡病和猝倒，已经到了无法保住工作、难以正常生活的地步。但他身上有种特别的气质。他对世界的看法稍显另类、偶尔脱离实际，他的措辞也很可爱，让人乐意倾听。他身着便装，颌须和头发都修得整整齐齐。他靠在我诊室的扶手椅上，用我很少见到的洞察、幽默和缜密，给我讲述他最近几次发作性睡病的经历。

这个智慧而雄辩的人十几岁时就得了发作性睡病。我感觉他很喜欢和我谈论自己的病情，因为他觉得周围没有一个人理解他生活的这一面。他说："几个最要好的朋友当然不算，但除了他们，我就只能和你坐下来谈这些经历了。还有你看我的眼神，不像认为我是个疯子。"我听了哈哈一笑。"我的意思是，你或许也觉得我疯了，但没用那种眼神看我。"

克里斯蒂安经历了发作性睡病的几乎所有症状。虽然他在十几岁就发了病，但一如许多此类患者，他也是多年之后才得到诊断，那时他已经 32 岁。他今年 40 岁，也和所有受这种疾病折磨的人一样极度嗜睡。这是他最大的困难，令他无法工作。他告诉我："我在白鹿巷球场看热刺对曼城的比赛时睡着过，真是出了大洋相。场地特别拥挤，大概有三四万人，都在叫喊、唱歌、发牢骚，可不是个安静的地方。"我对足球没什么感觉，可能也不介意在看球时睡着，我更担心的是克里斯蒂安在其他一些场合也会睡过去。

他之前在一家生产医疗器械的公司上班。工作任务包括驾驶叉车，将大集装箱装上运输大货车。他常常将叉车开到一边，停在同事看不见的地方："我会趴在方向盘上休息，然后完全睡着，有时一分钟，有时十分钟。"但他并不总能在打盹前有所准备，"我曾经撞上过大货车。当时正叉着一个托盘往前开，然后一激灵醒了过来——就是身子一震，一下回到了现实——"说着他大声拍掌，模仿撞击的情景，"叉车撞到了集装箱，砰的一声。老天哪！幸好没撞上人或什么贵重东西。"

同样令人担忧的是，偶尔他走在街上也会睡着。"我记得眼皮不受控制地垂了下来，人昏昏欲睡。但是当我走到路上，嗖的一声——"他模仿汽车贴身驶过的声音，"我一下子惊醒过来，刚刚差点走到车头前面去了。冰冷的现实击中了我。"

克里斯蒂安还在往来于英国多佛和法国加莱之间的大气垫船

上工作过，跟船疾驰在英吉利海峡之上。我回想起小时候坐过一次这样的海峡渡船。那天风浪不大，但我仍清楚地记得那噪声和随每波海浪上下颠簸的感觉，比我乘过的最颠簸的飞机还要严重。但是对于克里斯蒂安，问题完全不在于气垫船的不适。"我在船上也能睡着，就和我做过的其他工作一样。"

就像菲尔和阿德里安，克里斯蒂安也经历过猝倒。他猝倒的原因应该主要是大笑。"有时我正看着《弗尔蒂旅馆》(*Fawlty Towers*)，演员约翰·克立斯 (John Cleese) 做了个可笑的事，我觉得这真是我这辈子看过的最好笑的东西。而这就会诱发猝倒，(影响)我几乎全身的肌肉。我的面颊和脸部肌肉变得反常，就像是在颤抖。手臂和双腿也不受控制。"

几年前，我和两位同事曾试图用 MRI 扫描来记录克里斯蒂安的猝倒。我们一次次让他躺进扫描仪，并播放很容易诱发他猝倒的视频，是喜剧《办公室》(*The Office*) 里的一个场景：大卫·布伦特向同事卖弄舞技，其实他的动作只是缺乏灵气、自我陶醉的搔首弄姿。我们的尝试彻底失败了，不是因为我们无法诱发猝倒，而是因为在技术上难以做到一边扫描、一边记录他的脑波。

和伊芙琳一样，克里斯蒂安也有入睡前幻觉。快睡着的时候，他常会看见房间里有黑影，有时还有更诡异的幻觉。他偶尔还记得自己在身体上空飘浮，体验好似灵魂出窍。他也体验过第九章讲过的那种男女梦魔："我不是个信教的人，但我当时就觉得是女梦魔在夜里来找我。那是一种氤氲缥缈的幻觉，不是成人形的什么妖怪，而是一阵浓烟笼罩上来。"他顿了顿说，"我能感到那东西朝我飘过来，和我交合，然后离开。每晚都是这样。我就算睁着眼睡觉也能看到这烟雾，伸手还能抓到它。它不是坐在我身上跟我交合，而是以带着性意味的方式——我不想说得太粗鲁——进入我的体内。"

他补充说："我甚至准备好去见牧师，和他谈谈了。但我还是先来见了你！"他说罢微笑。我告诉他，牧师的活我可干不了。

我推测克里斯蒂安的发作性睡病与菲尔和阿德里安一样，也是因为脑深部那块小小的下丘脑侧区受了损伤。我没有检查过他的下丘脑分泌素，就是这个区域分泌到脊髓液中的化学物质，但我肯定它的含量会很低甚至完全没有。他的一切症状，都是因为这个微小的核团被摧毁了，而这个核团正位于那条控制睡眠并调节梦境的回路的中心。阻止他突然睡着或直接进入 REM 睡眠的开关出了故障。我们大多数人每天夜里会经历四五次 REM 睡眠，如果早晨从 REM 睡眠中直接醒来，我们或许还会记得刚才的梦。但克里斯蒂安会快速地在睡眠和清醒之间切换，使他在极不恰当的情况下突然睡着，比如操控着叉车方向盘的时候或是在足球比赛喧闹的人群中间。他还会从 REM 睡眠中直接醒来，所以才会躺在床上经历那些奇怪而可怕的幻觉。

此外，这种神经损伤还使他的 REM 睡眠很不稳定，因此他夜里常在 REM 睡眠和清醒之间来回摇摆。他整晚都处在 REM 睡眠和完全清醒之间的模糊地带，也正是在这种状态下他会回想起梦境。那不是醒来后模糊地想起的一小段记忆或故事，而是持续、生动、真实、反复出现的梦，它们如此强烈如此多彩，有时难以和真实生活区分。听着他的描述，我不由得入了迷。

几乎每天夜里，克里斯蒂安都会梦见同样四个人。他告诉我："那都是我上小学和中学认识的真人。我大概已经 20 年没见过他们四个了，但他们每晚都在我梦里。"他有些害羞地笑了一声，"我和其中一个女孩有点风流韵事。不，其实是和两个女孩！"说到这里他觉得需要澄清一下，"说'风流韵事'也不太准确，因为我在梦里见到的是她们小时候的样子。我不是作为成年人和小时候的她们恋爱的。在梦里我和她们一样，都是过去的孩子。"

我问他是不是在重温昔日回忆，但他很清楚自己是在经历新的体验、几乎全新的生活。"两个女孩一个是我以前的女朋友，另一个只是我挺喜欢的同班同学。所以这场奇怪的恋爱在现实中绝绝对对不会发生。毕竟我和她们都 20 年没见了！我在脸书上看过她们的照片，所以知道她们长大后的样子。但她们在我梦里不是现在的模样，因为我长大后和她们从无来往。"每晚他都在过另一番人生，其中有社交也有浪漫，但他很清楚，梦里的恋情绝不包含性的意味，那是纯真的时光、幸福的岁月，没有担心也没有忧虑。

他的梦除了内容之外，其强度和持久性也很引人注目（虽然也会醒来）。他认为那感觉很难描述，于是给我举了一个例子：

> 比如我梦里走在路上时遇见了某某。在梦里我说："你好啊某某，最近怎么样？"这都是从我自己的视角见到的。而我一旦醒来，刚睁开眼的时候，梦还在继续，但这时起，我刚刚遇见某某并和他打招呼的一幕却突然变成了别人向我

叙述的情景。这时会突然出现一个声音，给我念一本书，书的内容就是我刚刚的经历。我刚还在和某某说话，（一转眼就）成了"克里斯蒂安在和某某说话，并和他握手"。

对此我有一个解释：他梦境的一些方面（但非全部）泄漏进了清醒状态。我问他重新睡着后会怎么样，他说刚才的梦还会继续，旁白音也会消失。他一下子重新回到了街上，又和某某说起了话。"梦会无缝接续。"他说。

* * *

每每望着床上的小女儿，我总是惊叹并嫉妒她入睡的速度：刚还缠着我给她买一只小狗、惦记着这个睡前的最后一念，转瞬之间就闭上双眼、呼吸变慢、像关掉一盏灯似的睡着了。就仿佛她掉下了一面悬崖，一头扎进了睡眠之海的深处，对外界再无知觉。这个转换急剧、立刻而又突然。她肯定从没对睡眠思虑再三。这是她本能又原始的生物行为，就像吃饭喝水，发生就发生了，没什么好想的。她只会感到困倦，不会想为什么要睡觉，也对自己睡着毫无觉察——只有一点除外：她知道自己会做梦，而且会做噩梦。对于我们大多数人，至少是睡眠不成问题的人，梦是睡眠过程中唯一会渗入意识的方面。除了觉醒的身体活动之外，梦是我们曾经睡着的唯一证据。向来都是如此。梦是人类的固有体验，或许也是其他哺乳动物的固有体验，当然我们也不可能去问它们。自古以来，人类就对梦的意义、意味感到迷惑，在几乎每一种宗教中，梦都有着一席之地。

现存最早的书面文本之一是古埃及的《梦之书》，这份纸莎草文献如今保存在伦敦的大英博物馆，从盖伊医院过去只消快步走上 40 分钟。它已经太过脆弱易碎，无法继续展出。即使照到展示柜里最微弱的光线，书页也可能粉碎。《梦之书》的年代可以追溯至公元前 1220 年，它详细记载了 108 个梦，将其按好坏分类，并解释了这些梦预示着什么。我有幸亲见过这份古本真迹。

工作人员将我领进古埃及与苏丹阅览室，然后取出了四个玻璃镜框，轻轻放在我面前的橡木书桌上。夹在玻璃板中间的正是那几张纸莎草。其中的一些已经支离破碎，但令人吃惊的是，有一张却大而完整，宽约 2 英尺，高 1 英尺。我在上面看到了黑色红色的笔锋，这都是抄写员写罢一字抬手的地方。能看到 3000 多年前写在纸莎草上的文字，还有作者留下的印记，实在令人震惊。就我所见，纸上的字符有大有小，不像是一个人的作品。其中正文字体精确，有固定间距，但文稿的空白处还加入了另一种字体，它大而华丽，笔触较为随意，像是在页边写下的评语。虽然圣书字不是我的长项，我还是看出来了一份清单，其中的每个句子或词组都标上了一个红色符号，我推测这个符号代表"床"。不知道清单中的每一项是否代表了一个梦及其解释。

古埃及人相信他们的神明能在梦中向人现身，而梦也能用作通向阴间的窗口。类似的，在《旧约·创世纪》中，约瑟也通过解读法老的梦，预测了未来将有七年丰收和七年饥馑。犹太教的神秘主义分支"卡巴拉"认为，人的灵魂有 60 个部分，睡觉时，其中 59 个都会离开，只留 1 个维持我们的生命——这些信徒也将 1/60 看作任何事物能够度量的最小单位。当灵魂进入灵性世界接受滋养时，它在那里瞥见的事物就会如涓涓细流一般进入我们的身体，形成梦境。

现在很少再有人把梦看作对未来的预测了，但对于"人为什么做梦"这个问题，我们的答案仍是一个响亮的"不知道"。这想来真够惊人的：这种基本的人类体验，这件像吃饭喝水一样每晚都要经历的事情，居然到现在还是个谜。要是有人问"人为什么吃饭"而我们回答"我不知道"，那该是多么荒谬。

我们总认为 REM 睡眠和做梦是一回事，但正如我在第二、第三章讲过的，我们已经明白这看法并不正确。我们知道，如果在非 REM 睡眠阶段将某人唤醒，他也常会描述类似做梦的现象，但似乎 REM 睡眠才是与带有叙事结构的梦关系最紧密的。做这些梦时，你的脑海中有情节在发展，有故事在展开。但严格来说，REM 睡眠当然也不等同于这类梦境。REM 睡眠的定义是一种睡眠状态，此时你身体麻痹，但脑很活跃。脑电图呈现的电信号能使我们对脑部活动有一番有限的了解。在 REM 睡眠期间，脑电图与脑在清醒时非常相似，但这时唯一能活动的肌肉只有让我们能呼吸和转动眼球的那些。此外，REM 睡眠还是一种从子宫就开始出现的脑部活动。甚至当母体进入晚期妊娠阶段，胎儿的几乎所有时间都处于这种脑部状态之下，至少在这个阶段出生的早产儿是这样的。即便是出生之后，我们一天的 24 小时里也有 1/3 是在 REM 睡眠中度过的。

耶鲁大学的睡眠医学教授迈尔·克吕格（Meir Kryger）在和我讨论这件事时间我："婴儿到底能梦见什么呢？"答案很可能是什么也没有，或者至少没有我们觉得是"梦"的那些东西。也许就我们理解的梦来说，做梦的经历要等脑子发育到能用叙事来表达主观体验时才会出现。我的意思是，只有当脑的成熟度和组织性达到某个阶段时，它才能理解我们的人生经历，并把它们用故事的方式组合起来。可能要到 5 岁左右，我们睡觉时的意识活动才会合并成我们心目中的梦，虽然这个时间也很难确定。我们很难理解自己的两岁小孩为什么会发脾气，更不用说询问他们做梦体验了，当然，小孩子醒过来还是会说自己做了噩梦的。

但正如克吕格暗指的，一个才 28 周的胎儿还全未经历过子宫外的世界，怎么可能梦到生活经历？哈佛大学的精神病学与睡眠医学教授艾伦·霍布森（Allan Hobson）主张，这种"无梦的 REM 睡眠"是意识出现的基础，他称之为"原型意识"（proto-consciousness）。借由在虚拟空间中的"排演""练习"，我们的行为，从最初婴幼儿时期的无意识自动行为起（比如为食物哭喊、吮吸、不带自我觉知或意志地伸手去够东西），渐渐发展成了我们眼中的有意识行为。他还主张，REM 睡眠是"二阶（secondary）意识"出现的推手，正是这种等级的意识将人类和其他物种区分开来，它包括意志、自我觉知、推理、洞察、抽象思维等。二阶意识生自"一阶（primary）意识"，后者只包括简单的感知和情绪，其他哺乳动物也有。霍布森说："说来尴尬，我现在认为'原型意识'这词并不恰当。不过我要传达的意思很简单：造成意识产生的脑部发育出现得很早，在怀孕期就开始了。"

虽然 REM 睡眠是一种脑的状态，可以度量也可以检测，但做梦却是一种主观的心理状态。不过至少，REM 睡眠中确有一些和做梦相关的东西，而它们是容易确定和研究的。所以我们暂且把做梦放到一边，先来集中关注 REM 睡眠。我们对它的功能了解多少？既然在胎儿和儿童的脑部发育期，我们都在这种睡眠上投入了这么多时间，那它或许就有促进脑部发育的作用。但 REM 睡眠又会持续我们的一生，直到老年，说明它的作用不止于此。也许其作用还包括持续地维护并重建我们的脑？也许 REM 睡眠让我们能为清醒生活进行练习或准备，让我们能在睡眠时调整好脑子，以便在醒来时使用。米歇尔·茹韦，就是那位发现脑损伤的猫会在 REM 睡眠期间做出捕猎或打斗动作的研究者，他主张 REM 睡眠的功能是演练对生存不可或缺的本能行为。还有人指出，小猫在睁开眼之后，REM 睡眠就会显著减少，这或可表明 REM 睡眠是在脑内准备起某些回路，好在将来实现一些功能或活动。

还有一个和 REM 睡眠的功能有关的理论，认为这种睡眠对调节情绪和心理状态至关重要。先是有人在研究中打乱了人类被试的 REM 睡眠，并发现几天后被试开始出现明显的情绪问题，但之后又有研究指出，在这一点上 REM 睡眠和非 REM 睡眠同等重要。使问题更加复杂的是，对抑郁患者而言，只要在一个晚上不让他们进入 REM 睡眠，就能显著改善他们的心境，而旧的抗抑郁药能完全消除 REM 睡眠。可见这也不是一个完全可信的理论。

那么 REM 睡眠能否促进学习和记忆？当然能。动物研究普遍显示，学习一项新任务之后 REM 睡眠会延长，而破坏 REM 睡眠也会破坏学习过程。但来自人类研究的相关证据却大多薄弱，所以即使人身上也有这个效应，肯定也比较微小。总之，也许 REM 的作用不仅是存储新材料，还有巩固我们的已知内容。也许 REM 睡眠能激活为记忆或技能编码的回路，强化它们并防止我们忘记。当然有证据指出 REM 睡眠对学习和技能的许多方面都很关键。马修·沃克（Matthew Walker）属于该领域的一流研究者，他和同事证明了 REM 睡眠可以促进一系列重要能力，如识别面部表达的情绪、在迷宫中认路及创造性思维等。人们很早就把创造性和做梦联系在了一起，常举的例子有玛丽·雪莱梦见了《弗兰肯斯坦》中的场景，基思·理查兹在梦中写出了《(我无法)满足》开头的几小节，门捷列夫在梦中想出了元素周期表，以及保罗·麦卡特尼在梦中写出了《昨日》的曲子。因此，也许 REM 睡眠具有合并多重记忆、不同经历并将它们整合成一部天才作品的力量。

　　REM 睡眠的一个奇特之处在于，和人生中的其他时刻不同，此时，我们的体温调节机制会失灵。在其他时间里，我们的体温都绝对稳定，但在 REM 睡眠期间，体温却会下降。这对我们而言是一种极危险的状态。即使小小的体温波动也可能使我们心律失常，或脑部无法正常工作。我偶尔会在重症监护室看到病人因为低温（hypothermia）而陷入昏迷，或是因为使用了娱乐性毒品身体过热而致脑部损伤。鉴于体温失控是如此危险，我们显然为 REM 睡眠付出了很高的代价，尤其是我们每晚都会数次进入这种状态。演化可不愚蠢，这意味着 REM 睡眠和体内恒温器的失效肯定有极为重要的功能。

不过这个功能也有一道安全线：觉得冷时，我们是无法进入REM睡眠的。看来只要我们不觉得温暖，脑就不会冒险放弃对温度调节的控制。然而这里又有一个悖论：如果不让大鼠进入REM睡眠，它们很快就会失去调节体温的能力，并很快因此死亡。霍布森和我通电话时，联想到了他的妻子："我妻子也是个神经科医生。她总是在人人都觉得热的房间里感到冷。这是因为她总是睡眠不足。她工作太辛苦了！"那既然REM睡眠对我们的体温调节如此重要，为何我们又会在REM睡眠中丧失对体温调节的控制呢？我问霍布森对这个明显的悖论有何看法，他说："进入REM睡眠时，我们会修理那个调节体温的系统。就像你把轿车送进（修车）店里，他们会让车子轮胎悬空运行。要检修一样东西，你就得停止它的正常工作。"也许关闭这个将我们的体温稳定在37摄氏度的系统，是为了有机会调节它、维护它，使它保持正常运转。

* * *

对于克里斯蒂安，情况不仅是梦到童年友人，他对梦的记忆更是惊人。如果是我，每两周能记住一个梦就算不错了。我发现自己刚醒来时还能清楚记得梦的细节，但几分钟后，这些强烈的记忆就会像风吹薄雾一般消散。而对于克里斯蒂安，梦的细节会一直保留，像白天的经历一样明亮多彩。"在梦里我的双手总有特别之处。我能用手射出激光。我能清晰地描述这在每次梦里都是怎么发生的。每次都一样。我先是感到脑部有一股压迫感，手上涌出一个能量球。我能感觉到脑袋里的压迫，也能感觉到手里的能量球越变越大，因为这球就是我造出来的。然后我就把能量球扔向别人，扔了一个又一个。"我说这听起来真像《哈利·波特》，这又引出了他的其他记忆。

"我在梦里还能穿墙，但每次穿墙时脑袋总是很难过去。"他顿了顿，思索了几秒钟说，"我在想，是不是我的脑子在现实中就是有什么问题。说不定它是有点肿了？我不知道这里头的科学原理，但也许在我睡觉的时候，现实中也发生了点什么？它转移到了我的梦里，所以我的头才不能穿墙过去？"

我怀疑他描述的是我们在第三章讨论过的那种现象，即感觉信息融入了梦境，比如四肢的异常活动会造成暴力的梦境，这是REM睡眠行为障碍的典型特征。"假如我腿上生了块斑，但我自己不知道，没有注意到它。那么那天夜里，我十有八九会梦见腿上有什么东西，但在梦里那会是一个蘑菇之类的东西长在我腿上。"

但克里斯蒂安的梦并不总是甜蜜、光明、恋爱和超能力。有的梦令人非常难受。"我常梦见核战争，每次都很生动，甚至恐怖。我当然没有经历过核战争，只在电子游戏、电影、纪录片之类的里面看过。"他接着向我形容了在夜晚的（噩）梦中时常经历的核子屠杀，其中充斥着恐怖、死亡和毁灭。"比如我们现在就在梦里，此时此刻，我正坐在这里和你说话，这时远处那边就爆出了一朵蘑菇云。我们就开始慌了。我能看见有炸弹从天上落下，也知道它们会落在哪里。炸弹不会立刻爆炸。我们离开这座建筑，努力寻找掩体。我必须躲到地下去。接着一枚炸弹就在我们身边爆炸了。

如果是现实，几毫秒内你就会气化，但在梦里，我却还有时间逃跑。我一般不会死掉，总是会努力救几个人。"

* * *

克里斯蒂安常能回忆起梦境，这显然是因为他的发作性睡病引起了不稳定的 REM 睡眠。当他在觉醒和 REM 睡眠之间反复无缝切换时，他的梦就常常会进入意识。这些梦是如此强烈和完整，使他怀疑其中是否有某种目的，是否在告诉他一些什么。真是这样吗？梦真的在揭示我们自身，我们的经历、欲望、个性吗？

研究梦的科学无疑被心灵和身体（这里的"身体"也包括脑）之间的历史性割裂阻碍了。笛卡尔式的二元论将身体和灵魂截然分开，这个观点也影响了神经病学和精神病学两种医学的分裂，前者研究神经系统，后者则研究心灵。不过近几十年里，这种人为的分割已经在慢慢弥合，今天的神经病学家或精神病学家已经很少有人信奉这个二元论观点了。我们神经病学家很熟悉脑部肿瘤或自身免疫脑功能障碍会引起"精神病"症状，如幻觉或妄想，甚至更细微的"精神性"症状，如焦虑或抑郁。同样，翻阅最近的精神病学期刊，也会看到大量研究将精神分裂症或双相情感障碍之类的疾病和基因变异、神经递质的改变以及各个脑区的活动变化联系在一起。

由此看来，心灵和身体、心理和生理的分割，正在渐渐消亡。然而在梦的世界里，所有的道路仍通向西格蒙德·弗洛伊德。弗洛伊德关于梦的起源的理论几乎人所共知。梦代表没有达成的心愿和欲望，这是弗洛伊德理论的核心信条。梦的表面意义只是审查后的结果，底下还有压抑的情绪或欲望有待解析。我们潜意识中被压抑的欲望，不光别人看不见，自己也看不见，而我们的梦就是这些潜藏愿望的隐晦表现。我们需要的不是用古埃及的《梦之书》把梦的内容翻译成对未来的预测，而是需要一位精神分析师告诉我们梦境揭示了心灵的幽暗深处有些什么。从某些方面看，弗洛伊德是在笛卡尔式的二元之间架起了一座桥梁。他接受的是神经病学的教育，但很快就转攻精神病学，并提出了著名的精神分析理论。虽然他的年代没有脑电图和脑成像，甚至不知道 REM 睡眠，但他还是坚定地认为梦属于生理世界，源自脑中。只是他的梦的解析理论无法检验也无法证明，显然还带着一股唯心的气息：我们的内在精神每晚都受潜藏的黑暗欲望的折磨，这显现了我们内心的俄狄浦斯情结，或是被压抑的童年性爱场景。

显然，我们现在已经能清楚地证明梦境源自脑内。我们不仅证明了梦境来自可以测量的脑电状态、即 REM 睡眠，而且通过功能性成像监测技术，我们还能看见脑的内部，了解其中的不同部位在特定时间的活动，从而知道在 REM 睡眠期间，脑的许多部位都是极活跃的。只要回想自己的梦，你或许就能推测出是哪些部位了：最活跃的都是和情绪、动作、视觉及自传式记忆有关的区域，分别是边缘系统、运动皮层、视空间区及海马。同样意料之中的是，在 REM 睡眠中得到休息的主要区域是前额叶皮层，即脑内负责理性思维和复杂规划的区域。

但是有没有可能，梦只是 REM 睡眠的"副现象"（epiphenomenon）？做梦的心理过程是否只是上述脑区在 REM 睡眠中随机活动的结果？对比一个简单的例子：吸气和呼气。在冷天呼吸时，呼出的水汽证明了我们每次呼吸都在损失水分。一名体型中等的男性，每天会经由这种方式失去约 400 毫升的水分。但呼吸的功能显然不是排出水分。水分流失只是因为有空气通过我们湿润的气道，它只是吸入氧气并呼出二氧化碳的副产品，一种"副现象"。那么，做梦是否同样只是 REM 睡眠的一件副产品，是 REM 睡眠在脑内执行"打扫"任务时产生的无意义垃圾？就个人经历而言，我们很难将这个观点与自身的睡眠经验相调和——在梦中，我们见到了认识的人，和逼真的世界有了互动，也体验了强烈的情绪。就算尽力不带感情、抱持纯科学的态度，我还是难以认同梦是一种电流过程产生的无关垃圾，而这个过程另有目的，和梦毫不相干。而在观察我的一些病人时，我也同样很难认同这个观点。

我想到了不久前接诊的一名青年男子，一位来自斯里兰卡的难民。他出生在一个泰米尔家庭，童年生活因内战而支离破碎，不时遭受拘捕、骚扰和暴行。虽然十几岁时就离开了祖国，但他还是每一两晚就会遭遇逼真的噩梦，即使 15 年后，他依然会因为梦中重放的强烈创伤体验而尖叫着醒来。这种噩梦是典型的 PTSD 表现，他在噩梦之外还有白天的记忆闪回，以及在被提醒到创伤体验时的异常反应。这些反复出现的噩梦显然和白天的经历有关。说它们只是一种副现象？我看不太可能。

其实，人之所以在 REM 睡眠期间做梦，功能之一可能是马修·沃克提出的"夜间治疗"（overnight therapy）。清醒状态下，我们脑内充斥着各种神经递质，但进入睡眠后，情况就变了。在非 REM 睡眠阶段，乙酰胆碱、血清素和去甲肾上腺素的水平都会下降。但当我们进入 REM 睡眠，情况会再次变化。这时去甲肾上腺素的水平会跌至最低，但乙酰胆碱的含量却变得比清醒时更高。因此在化学层面上，REM 睡眠期间的脑是相当活跃的，只是少了去甲肾上腺素，而它和相关的激素肾上腺素一样，也是"恐惧—战斗—逃跑"反应的基础。它或许还能加深与强烈情绪有关的记忆。如果回顾人生，你会发现记忆最深的几乎全是那些和极端的快乐、恐惧或激动有关的经历，PTSD 患者显然也是如此。然而有一项出色的研究指出，REM 睡眠或许提供了一种机制，它单单巩固这些记忆，并将它们和情绪背景拆开，换句话说就是降低和经历相连的情绪的强度。我们不妨从演化的角度理解这一点：如果你始终将被蛇咬的记忆与恐惧及疼痛捆绑在一起，那么下次见到蛇时，你或许会怕到僵住，就像一些 PTSD 患者在被勾起创伤回忆时的表现那样。记住蛇会咬人很重要，记住被咬时的疼痛和恐惧也有帮助，但同样重要的是，在下次见到蛇时还能维持理性思考。

由此可见，REM 睡眠也许是一种心理治疗，使我们能卸下一些经历的情绪包袱。这或许也解释了为什么 PTSD 患者会一再出现同样的噩梦：创伤体验引发了强烈的情绪，去甲肾上腺素又没有完全消除，于是患者做起噩梦，并彻底清醒。每次噩梦出现，它都不会完成，和那段记忆相关的情绪也没有抑制下去。就像一张唱片有了刮痕，唱针就总会在相同的位置跳出纹道，永远也放不完那首歌。而脑则会一次又一次地尝试清楚你的恐惧记忆，清除和这些记忆有关的情绪创伤，却一次又一次地失败。实际上，在治疗和 PTSD 相关的噩梦中广泛使用的一种药物哌唑嗪，其主要作用就是在脑内阻断去甲肾上腺素。虽然最近有研究指出哌唑嗪只有安慰剂的作用，但我和我的同事们已经见证这种药物成功治疗了几名病人。

因此，至少对有些人来说，梦的内容本身就有重要意义，而不仅是脑在 REM 睡眠中随机产生的噪音。对梦的分析实验也确证了我们的个人观感：梦很少会重现前一天的事件，但往往和后者有相似的情绪主题，如担忧、焦虑、愤怒等。白天的世界决定了夜间生活的颜色。那么，梦的确切内容要紧吗？或许有一条小小的证据支持肯定的答案。有实验让被试在虚拟现实中穿行迷宫，如果被试报告在梦中穿过了一个复杂环境，他们在醒来后的表现就会大大好于做其他梦的人，虽然这些并不是 REM 睡眠中的梦。

也许最吸引我的一个假说是由霍布森与其合作者、神经科学界大佬卡尔·弗里斯顿（Karl Friston）提出的关于 REM 睡眠和梦的理论。我也不确定为什么这个理论这么吸引我。也许是因为当我还是一个无知但充满兴趣的医学生时，读到的第一篇关于睡眠的论文里就提出了相似的观点，那篇论文的作者是克里克和米奇森（G. Mitchison），我在本书的前言里已经稍微做了介绍。克里克和米奇森主张，REM 睡眠是一种"反向学习"，能把我们在白天的经历中形成的不必要连接从神经网络中清扫出去，而做梦就代表了清除这些垃圾的过程。霍布森和弗里斯顿的假说和这个只是略有差异，且另一个诱人之处是它真正将 REM 睡眠和梦统一了起来，在某些方面还统一了身体和心灵。它为做梦的目的提供了一种解释。这个理论有些复杂，虽然把论文读了几遍，我好像还是没有完全理解。正是因此，我才给霍布森打了电话，想听他用最简单的语言解释他们的理论。听到我说我好像不完全明白他的理论时，他打趣说："我也是！"但接着他还是对我做了解释。

本质上说，我们如何理解周遭世界，取决于我们对视觉、触觉、听觉、动作和经历的解释。为了做到这一点，我们的脑，这部接受信息输入并赋予它们意义的复杂机器，需要为周围的世界建一个模型。某种程度上，这个模型、这条基本回路，是遗传赋予的。它在我们出生时、甚至出生前就有了。霍布森告诉我："脑并不只是简单地回应外界的刺激，它有一套强烈的预期。你可以说这些预期是习得的，但弗里斯顿和我认为，它们在我们学习之前就习得了，是编在基因里的。"不过这个模型需要调整，需要时刻校正，它在一生中都会不断发展，这样才能定义我们每一个人。它决定了我们爱不爱喝葡萄酒，喜欢达利还是康斯特勃（J. Constable），或者在争吵中如何回应伴侣。霍布森继续道："脑的工作是预期现实，它不会被动地预期，而是主动地去做。它准备了一套假定，并根据数据调整它们。你和我思维方式不同，因为我们是不同的人，有不同的经历。我们的脑或许差不太多，但我们对世界的模型却相当不同。"

简要地说，这个模型界定了我们的意识，但它只能在一种情况下调整，就是我们下线的时候：我们脱离开外部世界，无法移动，也与周遭环境断联，甚至切断了体温调节过程。霍布森和弗里斯顿认为，在 REM 睡眠期间，脑会将新获得的经验融入这个模型，改善它、重塑它，而我们的梦就体现了开展这个过程的虚拟现实环境。说到底，梦代表的是我们经验的混合体，代表了我们经过无数种方式的演练后积累而成的世界模型，这一切都是为了理解我们的个人世界、确定我们的个体意识。霍布森告诉我："你的梦就是这个模型运行时的主观体验，而这就把我们的研究和精神分析联系到了一起。梦的解析可以看作是理解某人的世界模型的一种方式。而某人对世界的模型，显然部分地是由他的经验决定的。"

某种意义上，这个理论也包含了弗洛伊德的一个观点，即梦和我们的童年经历有关，虽然霍布森暗示，弗洛伊德错在把一切都说成了性："我认为弗洛伊德学派的做法就是把一件只和性稍微有些关系的事说成了完全由性决定，而罔顾了其他更主要的部分。"他从几十年前就开始在日记中记录自己的梦，"顺便一说，我的性梦只占所有梦的 5%，你要是认为剩下的 95% 也全是由俄狄浦斯式的愿望支配，我看就太荒谬了。"

在我看来，克里斯蒂安梦见的童年代表了他对小时候的一些看法。他后来告诉我，他的朋友都说他身上有一丝悲伤的气质，一种重回儿时快乐岁月的倾向，一种对从前种种满足的丧失之感。与其说它们表达了潜藏的性欲，我和他都认为那些梦代表的是一种希望，希望能回到过去那些更为简单的日子，不必应付成年生活的艰辛和发作性睡病。

总之，我们的一些梦确实可能反映了前一天的经历，但另一些就未必有这样好懂的联系了，而会是我们此前人生的总结。还有一件事也在意料之中：为了理解白天经历的意义，一些或好或坏的梦可能反复出现。但这些梦都体现了脑的功能。"脑创造了心灵，心灵也创造了脑。"霍布森说。脑和心灵是相同的一体，笛卡尔式的二元论已经死了。

＊　＊　＊

克里斯蒂安还说他有明显的清醒梦，就像第九章的伊芙琳。他在梦中保留了一定的意识或觉知，也能对梦施加一定的影响。我看他很享受这个。他觉得他学会了控制自己的入睡前幻觉，就是之前每晚都来骚扰他的那个女梦魔："后来我开始和它战斗，把它打跑了。"现在他已经能把握自己夜间生活的方向。"我能轻易做出清醒梦。"他告诉我，"我给你举一个很好的例子：我从来没去过香港，只在电影和电子游戏里见过。但在梦里，我却来到了我构想的那个香港——窄窄的街道，哪里都是可口可乐的大广告牌。我记得自己就在那样的街道上走着。我住进了一家酒店，我能随意在酒店里走动，也去了酒吧。我记得是自愿去酒吧的。"我问他是否真觉得自己在控制梦境，他说："那个梦的许多部分我都无法控制，因为梦的本质就是奇异的。但我确实可以走动，能和别人交流，我去了趟酒吧，然后离开了酒店。我记得走进了一家商店浏览挂架上的衣服，然后在其中挑选起来。我其实是在梦里，但能像控制现实那样控制它。"

在一些人看来，清醒梦是一种奇观，甚至是一种灵性体验。常有人不屑地认为它只是凭空的想象，但它在神经生物学上确实有清晰的标记物。曾有人报告，自己在脑中央深处的丘脑中风之后做起了清醒梦；它也可以客观地检测到，而不单靠做梦者本人的描述。在做梦者从非清醒睡眠向清醒的 REM 睡眠切换时用脑电图监测其脑波，会显示他们的额叶区出现了变化。不仅如此，在一项非常出色的研究中，研究者还确切证明了清醒梦的存在。他们让六名定期做清醒梦的人睡进扫描仪，并请他们在清醒梦开始时发出信号。别忘了，在 REM 睡眠中我们的身体是麻痹的，只有移动眼球和维持呼吸的肌肉能运动。所以一旦被试进入清醒睡眠，他们就发出唯一可以发出的信号：按事先约定的方式移动眼球，左—右—左—右。被试不仅要用这个信号表示清醒梦的开始，研究者还要求他们去梦自己单手握拳 10 秒，然后也这样发信号，再去梦换一只手握拳也再发信号，如此反复，越久越好。当然他们不可能真的握拳，因为他们的手也像别处一样麻痹了。有两名被试努力完成了这项任务，其中一个的结果令人震惊：这个在清醒梦中握拳的人，先是一侧感觉运动皮层出现了活动增加，当他在梦中换另一只手握拳时，皮层活动也随之转移到了另一侧。感觉运动皮层的这些活动和人在清醒时完成同样的任务、即让手真有动作时很相似，这清楚表明了清醒梦是一种十分真实的现象，当事人显然是在睡觉和做梦，但也表现出了清醒的特征。

　　和许多睡眠现象一样，清醒梦代表了脑的又一种双重状态。它似乎是清醒和 REM 睡眠之间的重叠，就像梦游是清醒和深度睡眠之间的重叠那样。从这个角度看，有个现象或许就不奇怪了：发作性睡病患者报告清醒梦的情况，比非患者要频繁得多。如果克里斯蒂安经常在清醒和 REM 之间徘徊，就像他的入睡前幻觉、睡眠麻痹和生动梦境所表现的那样，那么他做清醒梦一事也近乎意料之中了。实际上，发作性睡病患者中高达八成会汇报清醒梦。

不过，清醒梦的真正意义是为睡眠研究者开辟了一片游乐场，让我们能在其中理解梦的作用。如果你能有意识地影响自己的梦，梦就成了一场天然实验，让你能观察其内容是如何与白天的生活联系起来的。以学习新技能，比如学弹钢琴为例，你如果会做清醒梦，并能将梦境推向钢琴弹奏，或许就能学得更快。或者说那些会做清醒梦的艺术家，他们针对绘画的清醒梦会提高自己的创意和才华。其中的可能性无穷无尽。

* * *

治疗克里斯蒂安的发作性睡病很不容易。对于他，最大的问题不是猝倒，而是日间极度嗜睡。但即使小剂量的兴奋剂也会带给他副作用。他厌恶服这些药的感觉，说那使他觉得自己"一肚子化学品"："我以前用过娱乐性毒品，所以知道那种感觉。它们（兴奋剂）给我的就是那种感觉。"他一服药就会觉得有点"嗨"，而不致催生这种感觉的低剂量，又不足以使他保持清醒。他常在服药后感觉"飘飘然"，但又不够抵抗睡意。因此他虽然偶尔也会使用这些药物，但却不愿定期服用。他同样不愿服用其他效力更强的药物，比如对菲尔产生奇效的羟丁酸钠。"唔，至少目前我的日子还过得下去，我很庆幸生在这个国家，即使无法工作也能享受一些福利。要是在有些别的国家，甚至连治疗都不会有。现在我可以白天去睡觉，通常一天睡两三次。"

　　白天小睡是治疗发作性睡病的常用手段，就算在服药的同时也能采用。我的许多发作性睡病患者都有小睡计划，无论在学校还是工作中，到了事先定好的时间，他们就退入一个安静的房间，有人甚至会躲进储藏柜或厕所隔间，小睡十到二十分钟。发作性睡病的一大特征就是患者在小睡过后会神清气爽，精力充沛，接下去的几个小时都能保持清醒。克里斯蒂安继续道："现在我已经能应对生活、家务、购物和杂事了，就是那些一般人眼里的正常生活内容。所以能应对这些，是因为我现在没有工作的压力。我大体上接受现在的处方，但也不是天天吃药。如果今天有重要的事，需要绝对清醒，我就在早晨吃一点。"

　　克里斯蒂安还表达了一种感想，这感想我偶尔也会从我别的发作性睡病患者口中听到：这种病的有些部分他还挺喜欢的。"你要是看过莱奥纳多·迪卡普里奥的电影《盗梦空间》，就很好明白我的梦是什么样的了。"有一次他用了另一部电影作比，"这就像《黑客帝国》里的那个矩阵真的存在，但局限在我的内心里，一到夜里我就会过上另一种生活。"我问他，在《黑客帝国》式的梦里，他是基努·里维斯（尼奥）还是劳伦斯·菲什伯恩（墨菲斯）。他呵呵一笑说："我就是我，我是故事的主人公，我挺享受这感觉的。"

　　就克里斯蒂安而言，我猜想他从夜晚的多重生活中得到的享受，一定程度上弥补了发作性睡病对他日间生活的限制。我告诉他，我的另一个病人告诉我他的发作性睡病引起的梦有某种灵性意义，让他能在另一个生存层面上与现实交流。克里斯蒂安说："对，我是感觉自己有些特别，如果不是瞎想的话。因为我对科学的一些领域还有政府都很怀疑，所以也会读点东西。我不一定相信它们，但我接受心灵感应之类的观点。在我看来，要是心灵感应真的存在，我很可能就是能做到它的人。我也真的感觉到自己在梦中试着和别人交流，你明白吗？"

我不清楚克里斯蒂安对这些东西相信多少，但他显然花了许多时间分析自己的体验，努力理解它们。有一点是肯定的：这个私人的夜间世界给他带来了一些好处："我见过别人从来没见过甚至不可能见到的东西。虽然那些都不是真的，但我仍然能体验它们、看见它们。普通人绝不会有这些体验，因为普通人记不住它们。他们或许一辈子才记得住一两个梦，对吧？"

至于人为什么做梦，回顾本章内容的话，我能看到许多问题，但很少有确切答案。REM 睡眠与做梦很可能有多重目的，它们也很可能在人生的不同阶段各不相同。但眼下，答案依然是，"我不知道"。

失眠

哪种是真正危险的类型

2005 年，《纽约客》杂志刊登了一篇揭露关塔那摩湾如何监禁敌方战斗人员的调查文章。文中详述了那里的医疗和科研人员"为利用关押者的身体和心理弱点"而采用的技术。对这些囚犯采用的手段是基于五角大楼资助的一个项目，名为"SERE"，全称是"生存、躲避、抵抗及逃脱"（Survival, Evasion, Resistance and Escape），它最先是二战后美国空军开发的一套做法，目的是帮助被击落的美国飞行员在被俘后应对极端虐待。

在关塔那摩使用的技术中，核心的一项是剥夺睡眠并破坏睡眠模式。《纽约客》的那篇文章写道："睡眠剥夺是这里极为普遍的技术……囚犯每过一两个小时就要从一间牢房转移到另一间，审讯者把这称作'飞行常客项目'。"这种做法的目的是在心理上对囚犯施压，使他们丧失"自我管控"能力，或者用文章里的话说，丧失"调节或控制自身行为的能力"。这种自控的丧失有利于审讯，能软化囚犯，使他们更容易吐露重要情报。

在这种环境下系统性地剥夺囚犯的睡眠，到底是合乎法律和伦理的审讯形式，抑或干脆就是酷刑，相关争论非常激烈。它不会留下伤口或疤痕，也不造成疼痛。联合国的《反酷刑公约》（Convention Against Torture）里这样定义酷刑：

> 任何如下行为都可视为酷刑：为获得……情报或认罪……在某人的身体或精神上制造剧烈疼痛或痛苦……且这些疼痛或痛苦系由政府官员或其他以官方身份行事的人员实施或教唆，或得到了这些人员的同意或默许。但其中不包括合法制裁所引起、包含或附带的疼痛或痛苦。

这最后一句中的"合法制裁"是含糊的，有解释和争论的空间。但睡眠剥夺肯定算得上造成痛苦的行为。

无论睡眠剥夺目前如何定义，千百年来它一直被用作审讯或酷刑手段。关于它最早的正式记载出现在 15 世纪晚期，使用者是天主教的宗教裁判所，在之后的几百年里它一直受到重用，从 16 世纪苏格兰的猎巫行动到现代某些国家的审讯营，直到今天，它无疑还存在于世界各地的黑暗角落之中。

诚然，睡眠剥夺不会给身体留下伤痕，但它不仅会造成心理伤疤和精神痛苦，还可能高度危险。虽然对于人类，还没有人用适当的科学方法研究过长期的系统性睡眠剥夺，但在动物身上，研究已经证明这会致命。狗如果被强迫保持清醒，在 4—17 天后就一定会死。同样，大鼠也会在清醒 11—32 天后死去。

暂且想象你遭受了这样的折磨。你的全部渴望就是抓紧几分钟睡上一觉。你感觉思维混乱，视线模糊，四肢也疲累到疼痛。你的身边并没有一个宗教裁判员或是关塔那摩守卫，看你一有睡着的迹象就立刻把你摇醒。摇醒你的是你自己，是你的脑：你是你自己的行刑人。你失眠了。

* * *

第一次走进我的诊室时，克莱儿就已经病了，虽然看起来不像。表面上，她衣着整洁，50 出头，身材苗条，相当漂亮。她的样子就像许多成功富有的女性，大踏步走在伦敦桥附近的街上，多走几步就能到金融城。但过去五年里，她却被失眠折磨得筋疲力尽。

她的睡眠是在接近更年期时开始恶化的，但在她心里，促成失眠的直接原因很清楚："在家照顾孩子 15 年之后，我决定重返职场。失眠的部分原因，是 50 岁的我急切地想在职场证明自己。我其实薪酬很低，但责任很重。我肩负着一项使命，就是证明自己配得上这份工作，是有价值的人。"

听起来，为了给人留下好印象，她像是给自己施加了巨大的压力，不仅如此，她还要为加薪斗争。"在更年期开始前，我的睡眠就不好了，但那时我只是（对自己）说：'我睡不好觉，夜里会醒。我只是睡眠不好而已。'但白天我还是能工作的。"

然而工作上的事似乎把她推到了崩溃的边缘。"这下我再也睡不着了。我知道这听起来很荒谬，但我真的感觉有大约一年的时间，我的深度睡眠少到了无法正常生活的地步。"我又问了她在那段时间的睡眠模式，她说："我还是会上床躺下，但是一走上楼梯，我就开始恐慌了。我知道前面会有什么。接着我的心跳开始加快。还没到惊恐发作的地步，但我能感到肾上腺素在全身流动。"

对上床睡觉这一过程的焦虑成了一个自我实现的预言：她越是害怕自己难以入睡，就越是给失眠问题火上浇油。克莱儿接着说："我在床上一躺两小时，然后知道这样是睡不着的。于是我就起来，下楼给自己泡一杯花草茶，在厨房里走几圈，让灯光一直保持很暗，然后再上楼试着入睡。"但睡眠总是遥不可及，这种痛苦对她的身体和情绪都造成了伤害。

"我开始觉得烦躁。有时我会叫醒丈夫，哭得几乎歇斯底里——我很讨厌自己这样。他总是特别温柔，尽力让我平静下来。他总是说出最贴心的话，真不简单。到天快亮时，我大概能在半梦半醒间很浅地睡上一会儿，醒来时觉得昏昏沉沉。"

从这时起，她就慢慢坠向了无底的深渊。缺乏睡眠使她在工作中更难达到自己的要求，这进一步加重了她的焦虑，也使睡眠变得更难企及。"然后我就精神崩溃了。"她说。

* * *

失眠者在半夜醒来，看举世皆睡我独醒，这种孤寂真是无以复加。克莱儿有写睡眠日记，她写道："别的家里人都睡着了，而我只有绝望，因为我已经试了许多法子，但每天夜里我还是会下到这里（起居室）。这感觉太寂寞了，好像永无尽头。"

但其实她并不孤单，绝对不是，因为失眠的普遍超乎想象。

如果你也像克莱儿一样觉得难以入睡、入睡后容易醒来或醒来后感觉睡得很差，那你就是这个巨大群体中的一员。失眠是最常见的一种睡眠障碍，患者人数远超其他。成年人中，约有 1/3 自述过睡眠不佳的情况；1/10 长期失眠进而造成睡眠体验持续低下，也在白天造成各种后果，如疲倦、易怒、注意力难以集中、缺乏动力等等。但失眠不仅是一种医学病况，它还是一种症状，可能体现了甲状腺亢进这样的医学问题，也可能是服药的后果。失眠可能是多种精神障碍的表现，如焦虑、抑郁或双相情感障碍。实际上，失眠患者中有一半都诊断出了精神疾病（不过这也说明另一半没有）。即使背后没有其他潜在问题，"失眠"本身作为一种医学障碍也是一个"口袋"术语。它包含不同的类型，而说来奇怪，并不是每个失眠患者都缺乏睡眠。

对有些人而言，他们睡眠不好的体验得不到证据的支持。我很少会带失眠患者进睡眠实验室。如果你在家就睡得不好，那么在身上贴了电极、躺到陌生的床上、知道自己的一举一动都在受到记录和分析后，你肯定更难入睡。不过，如果需要了解患者失眠的原因，或者怀疑他们还有别种睡眠障碍，我还是会让他们在医院住一夜。

有一种情况非常普遍：当我在睡眠监测之后见到患者，问他们睡得如何时，他们会说："那晚睡得特别糟。"但是查看监测结果时，我们却会发现结果显示睡眠质量很好：至少七个小时，中间有大量深度睡眠——虽然面前的患者还是一口咬定自己只睡了一两个小时。这类失眠被称为"睡眠状态感知障碍"（SSM）或"矛盾性失眠"，它或许可以解释为什么失眠患者和正常睡眠者的睡眠监测之间会有巨大的重叠。这样说的人，他们体验睡眠的方式与常人不同。或许他们的睡眠质量确实不好，但这一点无法用标准的睡眠监测技术"多导睡眠图"（PSG）来衡量。或者原因可能只不过是：在正常睡眠中人也常会短暂醒转，但脑会将这些醒转的时刻填补，当作睡眠的一部分；但上述类型失眠的患者却会把这些时刻当作清醒，而不是睡眠监测所显示的深度睡眠。

　　还有一类失眠者，他们的睡眠可能支离破碎，每晚中断数次，但他们的睡眠总量仍在正常水平。即使是那些睡眠总长较短的人，深度睡眠量可能也是正常的，而深度睡眠正是对身体和精神的恢复最重要的睡眠阶段。

　　但对克莱儿这样的重度失眠者，还是有明确的证据显示他们的睡眠时间确实很短，有时每晚只有短短几个小时。在这些睡眠时间很短的人身上，我们也清楚地看到了压力的生理指标，即所谓的"过度唤起"。神经的悸动、飞快的心跳、全副戒备的状态、激动或警惕的感觉，这些都是过度唤起的特征。人承受压力时，多种神经递质和激素就会产生作用。应激或焦虑的状态会激发体内的多种系统，造成皮质醇、肾上腺素和去甲肾上腺素水平升高。在失眠患者、主要是睡眠时间较短的那些人身上研究这些系统，我们发现他们的尿液中上述激素的分解产物有所增多。此类失眠者也显示出"过度唤起状态"的其他特征：夜间心跳加速，耗氧量升高（说明代谢速率升高），瞳孔变大——这又是交感神经系统活动增强的表现，而交感神经系统又负责调节"恐惧—战斗—逃跑"

反应。重要的是,这些变化在"睡眠充足"的失眠者身上是看不到的。

常有人把失眠和睡眠不足混为一谈。睡眠不足或说不让自己睡够的健康风险已有详细记录:可能有死亡、增重、高血压和糖尿病等无数种情况。因此,失眠者自然会担心这些问题:几十年的睡眠质量低下想必也会对健康有同样的破坏喽?然而睡眠不足和失眠还是相当不同的。如果在睡眠实验室里研究睡眠不足的人,你会发现他们能很快入睡,但醒时在警觉性测试中表现很差。形成鲜明对比的是,睡眠时间较短的失眠者需要很长时间才能入睡,但醒时也警觉得多。

另外,睡眠时间较短和睡眠时间正常,这两种类型的失眠也有极为重要的区别。两类失眠都与脑的过度活跃有关。使用成像技术监测脑波,我们会发现两类失眠者在睡眠中脑部活动都有增加,这或许可以解释为什么睡眠状态感知障碍患者或说睡眠时间正常的失眠者会把睡眠当作清醒,或者睡过后也无精打采。不过,只有这些睡眠时间短的病人才会表现出全身高度活跃的状态,这体现在心率一类的化学和生理指标上。虽然对两类失眠者来说,脑部活动所受的影响都大大降低了睡眠的主观体验,但是许多和失眠有关的健康问题,似乎都仅限于那些睡眠时间较短,且生理上的过度唤起不只影响脑部也影响全身的人。研究者观察了自称失眠者的认知表现,并没有发现他们和正常睡眠者之间有什么显著差别。但如果进一步在失眠者中将睡眠时间正常(哪怕质量较差、断断续续)的失眠者,和经客观测量时间确实较短的失眠者区分开,就会发现有显著认知问题的都是睡眠时间较短的失眠者。相比之下，没有失眠问题但睡眠不足的人，不会表现出和过度唤起有关的激素和神经递质活动及心血管方面的指标，也不会表现出相同程度的认知问题。

同样，对失眠患者开展高血压、糖尿病等疾病的风险分析后也会发现，那些经适当测定睡眠时间确实较短的失眠者，患这些病的风险较高，而那些至少睡够6小时的人相应风险完全不会增加。研究甚至显示，睡眠时间短的失眠者死亡率都比常人略高，但造成这一结果的原因似乎和睡眠不足不同。我们知道睡眠和体重增加相关，那么有没有可能，睡眠时间极短的失眠者也会增加体重，从而更易患上糖尿病、高血压及各种相关疾病呢？并不，睡眠时间较短的长期失眠者似乎并不比睡眠正常的人更容易增重。实际上和正常人相比，他们反而更不容易肥胖。可能过度唤起产生的化学及生理效应才是推高死亡率的直接原因。

皮质醇是一种天然类固醇，它和血压上升及糖尿病的增加有关。一部分病人患有自身免疫神经系统疾病，而我们常会看到他们服用类固醇压制自己的免疫系统。类固醇使交感神经系统的活动增加，相关的化学物质如肾上腺素的分泌也会增加，这会直接影响他们的心脏和血管，造成血压无法在夜间正常下降。

总之，睡眠时间严重缩短的失眠带来的上述生理效应，应该就是在指示人在激素和心血管状态方面的相关生理变化，且似乎也应为失眠承载的一些健康风险负责。而对于那些睡眠时长合理的失眠者，虽然有证据显示他们的脑部活动异常，但从身体的角度看，他们还是和睡眠正常的人更为相似。

　　那么，是什么在严重失眠者身上激起了过度唤起状态，使他们睡得很少呢？到底是这些失眠人士过短的睡眠引发了过度唤起，还是过度唤起状态造成了失眠？答案还不完全清楚。但在有睡眠状态感知障碍（即主观认为睡得很差但睡眠总时长正常）和没有失眠问题但睡眠不足的两类人群身上，这些化学物质和神经系统的活动水平都很低，这显然说明是过度唤起状态本身引发了失眠的这些严重类型。

　　这其中毫无疑问有遗传因素的作用。失眠常常在家族中流行。双胞胎研究显示，57%的失眠可以用基因解释。最近的一项研究确认了七个与失眠有关的基因，因此这种过度唤起的状态也完全可能有遗传易感性。人在承受压力、换新工作、感情不顺、家人离世的时候，都常会有一段时间的失眠和过度唤起。而如果你刚好有那些基因，又刚好遇到了这些应激源，你就可能有更高的风险进入那种精神和身体都过度兴奋的状态，且这种状态在应激源消失后仍会持续存在。在这种过度警觉或说唤起的状态的驱使下，你的失眠就可能转变为慢性。

　　这其中显然也夹杂了心理因素。正如前文所说，大约一半慢性失眠患者背后都有精神障碍，尤其是焦虑，过度唤起正是焦虑的一个显著表现。因此焦虑本身即可造成失眠。而那些没有焦虑问题的人、另外一半没有任何精神障碍的人，又如何呢？

　　我在门诊接待的许多病人都没有惊恐发作的情况，白天也不会忧心忡忡。但许多人都讲述了相同的经历：他们说白天里感觉很好，但是一到夜里要上床的时候，他们就开始担心，尤其对入睡的过程特别担心。他们焦虑于自己会无法睡着，会整夜翻来覆去。他们生活在对前方长夜的恐惧之中。当他们的脑袋沾上枕头，他们不是将舒适的床铺和进入幸福睡眠的喜悦联系在一起，而是将卧室看成了一个经受折磨的地方、一件刑具。他们常会反复地说："我刚上床的时候还觉得疲累不堪，但只要灯一关，我的心思就飞速转动，意识清醒无比。"正是在这一刻，他们变得过度唤起，他们的脑"兴奋极了"，睡意也瞬间遥不可及。就像西西弗斯马上就将石头推到山顶、结果石头却滑脱双手一路滚回山脚那样，睡眠也成了这些患者可望而不可即的东西：眼看就要睡着，睡意却突然被夺了去。这种状态持续越久，相应人群和睡眠的关系就越糟。

然而心理和生理提升应激反应的这种状态还有另一个方面：使人感觉糟糕。除了睡不好觉之外，失眠患者还可能感到自己已经濒临死亡，而如果没有明确意识到焦虑是失眠的一大原因，你的失眠还可能变得更重，因为这时你会开始担心自己是不是得了什么大病。比如克莱儿就说："我曾在谷歌上搜索过失眠问题，认为自己肯定有某些综合征。"我问她是不是担心某种特定的综合征，但其实我听许多病人说过这话，心里已经有了答案，果然她说："致死性家族型失眠（FFI）。我当时确信自己只有不到六个月好活了。"

FFI 是一种朊病毒疾病，与克一雅二氏病即"疯牛病"有关。这种失眠由基因错误引起，会代际遗传，是一种进展凶猛的神经系统障碍，所有患者都会在平均 18 个月后死亡。患者表现为失眠逐渐加重。随着病情的进展，患者的自主神经系统会发生变化，血压也无法维持，出现明显的上下波动；还会出汗和便秘。跟着发生的就是谵妄，ƒ ⸺ 见和行为变化。到了疾病晚期，患者会在清醒和睡眠的边界不断徘徊。不过这种疾病非常罕见，全世界仅有 40 个已知的患病家庭。也许是因为它的症状对应了一些失眠者的高水平焦虑，偶尔会有人迅速给自己下这个诊断，并相信自己还有这种疾病的其他症状。

* * *

我第一次见克莱儿时，她认为或许是自己的某几项性格特质导致她走到了这一步。还有，当我们讨论她患病之前的睡眠情况时，她告诉我她的睡眠一直多少受生活中其他事件的影响。是什么引起了她的过度唤起状态，她自己和我都很清楚。"我认为是工作的压力，是我为工作给自己施加的压力。都是我自己造成的。"她对我说，"因为重返职场时我已经上了年纪，我需要证明自己。别人可能就会有非常不同的反应。但我的天性就是想把工作做好，而且我对任何批评都很敏感。所以回家后我会为这些（批评）而苦恼，还一遍遍地在心里重放它们。"

她也知道自己的过度唤起状态："我后来发展到了无法入睡的地步。正常人扭一下就能入睡的开关，对我已经没用处了。不管是白天打盹还是晚上就寝，我都做不到。"她描述的是失眠者白天难以入睡的典型困难，以及过度唤起状态造成的格外警觉，"我的脑子努力想维持运转，于是不得不制造大量的肾上腺素，所以始终保持警醒。它就是不肯去休息的地方。"

经过几年糟糕的睡眠之后，克莱儿撞上了一堵墙。

　　事情发生在我提加薪的时候。和老板的谈判很辛苦，我快承受不住了。我的状态不断下滑。因为缺乏睡眠，加上对这些事情的反应，我陷入了深深的抑郁，不知该怎么摆脱。接着抑郁加重了失眠，失眠又加重了抑郁。我开始一把一把地掉头发，掉了怕有一半。但我觉得在很长一段时间里，我都不知道自己到底怎么了。

　　到我见克莱儿时，她已经诊断出了焦虑和抑郁。她因为精神问题去看了医生，在试了一圈药之后，终于找到了一种效果很好的抗抑郁药。"好像是我们试的第四种药吧，一下子产生了很好的效果。短短几周，我的感觉就好多了。我的睡眠并没有自动变好，但心境改善了太多。就像是拨开了乌云。我一下子意识到 20 年前我生孩子时就多少有些抑郁了。这药改变了一切。"

　　虽然找对了药，但她的焦虑和抑郁依然存在，睡眠也依然糟糕。她参加了几种专门针对睡眠的新药试验，其中一些产生了短暂疗效，但接着就消失了。另一些加剧了她原本轻微的不宁腿综合征，不幸地使她的病情更添复杂。她还尝试了名为"接纳与承诺疗法"（ACT）的心理治疗，其核心是教导患者接纳乃至拥抱自己的失眠，由此减轻缺觉造成的压力感，但它对克莱儿毫无作用。

　　在精神崩溃之后，她的失眠又持续了一年。现在她每晚 10 点筋疲力尽地上床，但刚一躺到床上，她说自己就又会产生那种熟悉的警觉反应，失去那个通向睡眠的开关。睡眠之于她，就仿佛竿子吊着的胡萝卜之于驴子，每每仿佛就要够到，却又总是从眼前溜走。她会先在床上躺三四个小时等待睡意，最后又总是放弃，起床下楼。到了凌晨三四点，连续清醒 20 多个小时带来的疲惫压倒了静脉和脑部奔涌的肾上腺素和皮质醇，她终于睡着了。但到了早晨六七点她又会醒来，根本用不着闹钟。

* * *

失眠和心理或精神问题间的关系很是复杂。正如前面所说，在严重失眠中常见的过度唤起状态，背后可能是某种形式的焦虑。睡眠过短的失眠者常具有特定的心理特征，如心境低落、疲惫以及对健康的焦虑。睡眠状态感知障碍患者的状况和严重失眠者有某种程度的重叠，也会心境低落且焦虑，但他们往往把时间花在钻牛角尖上，一遍遍地思考自己的状态，还会产生无法控制的想法。因为这些心理状态的细微差别，加之相关激素和心血管指标的生理紊乱，有些研究者提出，这两种失眠是根本不同的。睡眠时间正常的失眠患者即 SSM 人士，并没有过度唤起的身体表现，因此也罕有长期后果，对治疗似乎也有更好的反应。而生理上会过度唤起的短时睡眠者，即负责调节"恐惧—战斗—逃跑"反应的化学及生理系统被放大的人，则有不同的心理特征，有更高的风险出现和失眠有关的健康问题，往往也更难治疗。

总之，精神问题肯定能引起失眠。90% 的临床性抑郁患者都有失眠。我还在医学院做学生时，就学到了在凌晨醒来是抑郁症的重要标志，但是其他类型的失眠，如难以入睡、入睡后易醒等，也是常见的现象。精神分裂症患者往往有严重失眠，而精神病渐要发作前，当事人也常会出现入睡越来越难的征兆。但睡眠和精神障碍的关系不是单向的。失眠也是引发精神障碍的一个风险因素，并可能使精神障碍更难治疗。即使排除所有其他因素，光是失眠本身就会显著增加后续患抑郁症的风险，特别是对短时型失眠患者而言。而对于已经患上抑郁的人，失眠则标志着自杀意念的增强及抑郁复发风险的增加。抑郁患者如果也有失眠问题，他们的病情将变得更加复杂难治。

许多问题仍无答案。这个科学领域还处在婴儿期，无论是睡眠和精神健康之间错综复杂的关系，还是这种关系背后的原理，我们都还没有充分理解。失眠和精神障碍都会改变脑内的回路和生化反应，因此，睡眠和精神健康的变化会对彼此产生连带后果也便不足为奇。两者都既是鸡，又是蛋。但是也有可能，失眠和精神问题是由共同的遗传因素造成的，果真如此，该领域的研究就会更添一层复杂。无论两者关系的本质为何，它都强调了精神科医生和睡眠科医生需要有整体思维，不能只关注自己最熟悉的问题，在为患者治疗时不能只戴着本专业的有色眼镜。

* * *

在历史上，治疗失眠的策略一直侧重于药物。苯二氮䓬类在20 世纪 60 年代初上市之后，很快成了治疗失眠和焦虑的主打药物，销量激增。这类药物如此流行，以至于对娱乐性化学物质向不排斥的滚石乐队也写了一首《妈妈的小帮手》（Mother's Little Helper）来歌颂安定 。然而过去几十年里，苯二氮䓬类及相关药物（如唑吡坦和佐匹克隆）的危险也显露了出来：它们会增加晨间镇静、交通事故及跌倒后臀部骨折的风险，会引发梦游和其他非 REM 睡眠异态，重要的是还会产生戒断反应和依赖：要达到同样的睡眠效果，患者要不断增加服药剂量才行。

因此人们已经在逐渐放弃这类药物，改用其他制剂，如褪黑激素、抗组胺药和有镇静作用的抗抑郁药。这些药剂各有问题，有不同的副作用和疗效减退情况，但正确使用下还是很有帮助。

更令人担忧的是，越来越多证据显示，催眠药尤其是苯二氮䓬类及相关药物，会增加后续患痴呆症的风险。不过就像很多和睡眠有关的问题，这也是一个复杂的领域。我们前面讨论了类淋巴系统，即脑内的一套管道网络，也像身体别处的淋巴系统一样负责清除废物。在深度睡眠中，这些管道会打开六成之多，将可能有毒的物质运出脑外，比如和阿尔茨海默病背后的机制有关的β-淀粉样蛋白。深度睡眠会促进脑部的清洁保养，如果你因为失眠或其他原因而睡眠不足，脑部的这个清洁过程就会受到影响。睡眠不足会使这些管道中的液体里沉淀更多的 β-淀粉样蛋白，这意味着对这种蛋白和其他毒素的清理效果打了折扣，它们进入脑脊液（包裹着脑和脊髓的液体）的量会更少。因此，睡眠不足和睡眠时间较短的失眠，很可能本身就会增加阿尔茨海默病的风险，未必和药物有关。

不过可能的解释还有一种。脑的许多退行性问题会在出现明显症状前的几年甚至几十年就导致细微的变化。想想约翰将梦境表演出来的行为，那往往是发作帕金森病多年之前就出现的前兆；

再想想焦虑和这种疾病的关系。而对于阿尔茨海默病患者，也许在记忆出现衰退之前的数年，脑内的生化通路就早有变化，并导致睡眠变差或焦虑。也许失眠并非阿尔茨海默病的原因，而是这种疾病早期阶段的一种表现。

低质量睡眠和阿尔茨海默病之间的关系还没有完全解开，但无论它的性质是什么，对这种关系以及药物治疗的其他副作用的担心，已经大大改变了我们治疗失眠的手段。具体而言，是出现了朝向非药物治疗的剧变。其中研究和应用最广泛的一种称为"失眠的认知行为疗法"（CBTi）。这种治疗使用行为技术，为失眠患者的脑大力度地重新编程。

19 世纪 90 年代，俄国科学家伊凡·巴甫洛夫开始用狗做实验。他注意到每当他走进房间，他的几只狗就因为预期到食物而开始流口水。他认识到，虽然对食物分泌唾液是先天的反应，但将他这个人和食物联系在一起却一定是后天的习得。接着他开始训练那几只狗将一只铃铛的响声和出现食物联系起来，很快，狗只要听见铃响就开始分泌唾液。该现象称为"条件反射"，是一种习得的反应。从某些方面看，人类和巴甫洛夫的狗并无不同，也服从于条件反射。比如回想一下曾使你生病的某种饮食，现在你可能只是看到它就已经觉得恶心，甚至别人提一句都不行。而条件反射对睡眠有效果。

如果没有睡眠障碍，你会将卧室和困倦、和盖上羽绒被的舒适感、脑袋睡上枕头的感觉以及入睡时的那一波放松感联系起来。而失眠者的条件反射就很不一样了。对于他们，卧室是压力和焦虑的场所，与之相联的是对前方漫漫长夜的恐惧。床本身就成了精神或身体过度唤起的原因，让睡眠难上加难。正如克莱儿所说："它（我的床）现在成了一处悲苦之地，一间刑房。"

究其核心，CBTi 就是要打破患者对床的这种消极条件反射，重建积极的联系。它的诀窍就是把床重新塑造为庇护所，而非行刑室。有几种方法可以做到这一点。第一种是用严格的制度来防止自己晚上醒着在床上躺很久，强迫自己在辗转几分钟后就必须离开卧室，并避免在睡觉之外将卧室另作他用。第二种是利用睡眠剥夺。这乍听起来很反直觉：毕竟失眠者最怕的就是睡眠不足。但为了弥补糟糕的睡眠，许多失眠者都会在床上躺很久。这样做的结果是延长了他们躺在床上却没睡着的时间，由此也强化了消极的条件反射。因此，在两周的时段里将每天在床上的时间限制在 5 个小时左右，就能在脑内建起睡眠的驱力。就像克莱儿也会在凌晨三四点睡着一样，最终，睡眠不足会压倒过度唤起状态，然后就睡着了。要重建床和睡眠之间的联系，这是关键的一步。

将睡眠不足当作治疗失眠的方法，最极端的例子在澳大利亚，那里开发了一种名为"强化睡眠再训练"的实验技术。研究者要求病人在前一晚的卧床时间不得超过 5 个小时，然后请他们来睡眠实验室。当晚十点半，治疗开始。在接下来的 24 小时里，病人每 30 分钟获准上床一次，且头皮上连着电极。如果上床 20 分钟后还没睡着，他们就得起床。但如果睡了，并得到了脑波的证实，那么在连续睡着 3 分钟后，他们也会被叫醒。在这个 24 小时时段结束后，病人已经有了 48 次入睡机会。理论上说，治疗结束时，他们已经严重睡眠不足，只要一有机会马上就会睡着。床和睡眠之间也会重新产生联系。这种技术听起来像是直接来自关塔那摩监狱，但试验的结果很令人振奋。这种突击治疗迅速重建了对上床的条件反射，很快就改善了病人的睡眠。

CBTi 运用了类似的原理，但手段没这么残酷，还结合了其他技术来使人放松、抑制过度唤醒，并教给病人良好的睡眠卫生习惯（指关于睡眠的行为方式），如避免亮光和咖啡因，留出足够的放松时间等等。CBTi 的效果同样很好。病人的睡眠在短期内即得到改善，效果不亚于甚至超过催眠药，且研究表明此种功效能维持三年之久。

因此，现在我们通常推荐 CBTi 作为一线失眠疗法，有时也在短期或中期结合药物。CBTi 还可用于长期服用安眠药的逐步戒断。

在和克莱儿讨论针对她的长期失眠的治疗选项时，我们率先就决定采取这个方案，避免进一步增加药物。她的疗效非常显著。开始 CBTi 几周后，我们又见了一次面。她坦言："起初我很怀疑，因为我已经试了那么多法子都不见效。我一心想靠药物帮忙，而不相信任何人能帮到我。"现在她已经见了两次睡眠治疗师，正严格遵循 CBTi 项目的计划。她现在每天卧床的时间不超过 7 个小时。

　　我每天都要数着分钟才能撑到 11 点，因为困到不行，不躺下太难了。我就等啊等。我有留放松时间。我花一个小时泡浴缸、点蜡烛。每天早晨 6 点闹钟一响，我必须立刻起床。然后我直接下楼坐着，心里有点可怜自己。我每天严格遵守这套作息，坚持了三个礼拜。然后我就越来越好、越来越好了。我简直不敢相信这是真的。我能睡着了。（控制睡眠的）开关看来是又回来了！

情况简直好到令人难以置信。我和那位睡眠治疗师都很谨慎，不想过于乐观。但克莱儿的感觉如同脱胎换骨，她说："我已经快不记得多久都没感到过这么像个人了，这么精力充沛、思想集中。我对现在的生活感到非常兴奋。"虽然我有所保留，但克莱儿又接受了三个月严格的 CBTi 治疗，其间她的失眠始终受到控制。随着睡眠的改善，她的不宁腿综合征也减轻了。

但接下去的几个月又生坎坷。不知什么原因，她的焦虑突然复发，睡眠也再度变差。她把原因归结为在睡眠治疗项目中自律不足，我却不怎么相信。我认为这还是因为她对自己期望过高的缘故，她想对周围的一切担起责任，不愿接受自己无法控制生活的方方面面。我给她增加了抗抑郁、抗焦虑药物的剂量，还建议她再找一位临床心理医师治疗她的心理问题。接着，缓慢而确定地，她变好了。在那位临床心理医生的帮助下，她认清了是自己的行为和思维模式将她置于了不必要的压力之下，而压力正是她自己创造的，是她对自己的生活和成就产生了负面想法。通过认清这些破坏性的思维过程，她学会了减轻那些生活琐事引起的情绪后果，使它们不致像之前那样诱发沉重的压力。她还找了一位补充疗法治疗师，也很有帮助。

在我们第一次见面后大概九个月，我又和克莱儿谈了一次。

她告诉我她感觉"好极了"。她的焦虑和心境问题都减轻了，睡眠也变得规律。现在，她脑袋一碰枕头就能睡着，不再依靠药物。她仍在服用小剂量抗抑郁药，但就连这个也在慢慢减量。五年来，她第一次感觉自己变正常了。

* * *

问任何一个失眠者，睡眠对他意味着什么，你立刻会明白睡眠的重要性。睡眠影响着我们清醒时的生活的方方面面：心境、精力水平、认知、记忆、免疫系统、新陈代谢、胃口、焦虑水平等等。睡眠还影响着我们和周围的每一个人，乃至和自己的关系。正如克莱儿所说："睡眠改变一切，没有了它，没人能正常生活。你可以稍微试试，到后来整个人都会罢工。我那几年就感觉我的身体和脑子都罢工了。而睡眠恢复后，我一下子又完全开工啦。"

后　记
关于睡眠的一些一般性想法

不睡觉会比不吃饭死得更快。睡眠对生命至关重要，这一点无可辩驳。但是在现代社会，至少直到最近，我们还把睡眠当成理所当然的事，认为它是一种必要的浪费，为的是维持我们清醒时的生活。不过近年来，主要拜全世界许多同行的努力，大众对于睡眠的看法已有所改变。人们不再将睡眠看作对工作和社交生活的妨碍，看作是降低我们能产性的一种生理过程。睡眠的重要意义正不断深入人心。人们慢慢认识到睡眠的意义在于维持我们的身心健康、运动技能、认知能力乃至幸福感。确实该有此认识。大家开始认真看待睡眠了。

我们的成就已经远远超越了古埃及的《梦之书》甚至弗洛伊德《梦的解析》。当然，弗洛伊德连 REM 睡眠都不知道，那是在他之后半个世纪才发现的；但我们对睡眠及其障碍的理解，却在过去短短 50 年中取得了爆炸性进展。有个故事听着很假却是真的，就是它的主人公发明了持续气道正压通气，即用来治疗睡眠呼吸暂停的那种技术：20世纪70年代，这位主人公受邀从澳大利亚到爱丁堡去某大会做专题演讲。演讲结束时，爱丁堡大学的医学教授站起来向下面英国医学界的一众杰出代表宣布，睡眠呼吸暂停在"我们国家"不存在，也许是因为"我们把它出口到殖民地去了"。这位杰出的澳洲医生非常震惊，大受侮辱，以至于后来大约20年都没再到英国。

换作今天，这样的说法是不可想象的，就连对医学最无知的人也不会这么说。我前面提到2013年有位全科医生在《英国医学期刊》上发表专栏文章，称不宁腿综合征是制药公司编造出来推销药物的，这样的文章今天不会再登了——我但愿不会。我们已经不再相信睡眠和做梦是灵性现象，转而认为它深深植根于物理现实，背后有着神经性的基础。我们已经从根本上理解了睡眠障碍的起因是神经的、精神的及呼吸系统的机能障碍，而不是上帝、巫术或发疯。我们也强烈地认识到了睡眠在调节神经、心理和心血管健康中的必要作用。

这种认识的转变是和一个观念互相推动的，即睡眠医学是一个跨学科领域，需要神经科、呼吸科、精神科、心脏科、心理科、耳鼻喉科及口腔科的医生共同参与。要开展睡眠研究，这些领域的专家一个都不能少。

睡眠研究方面的技术发展同样对这门科学的进步至关重要。它始于用脑电图定义睡眠的不同阶段，而今我们又有了测量气流、胸腔运动和身体运动的手段。我们已经有能力对脑部成像，呈现的既有脑的结构也有脑的功能，这样的技术包括功能性MRI，以及像 PET 和 SPECT 这样基于放射性同位素的扫描。我们还可以通过植入电极来分析脑深部的电活动。我们能以 24 小时为周期监测激素、基因、蛋白和代谢产物的波动。我们的实验技术，能仅靠向脑的某个部位发射光线，就打开或关闭基因。我们能繁育出经过基因编辑的小鼠。我们还能研究大批人群的基因组，从中寻找他们共同的遗传变异，以及这些变异和睡眠及睡眠障碍在不同方面的联系。我们已经能以较为低廉的价格解开一个人的遗传编码，在由 30 亿个字母构成的人类基因组序列中确认每一个独特的位置，并找到造成疾病的罕见突变。我们今天运用的这些工具，有许多在短短几年之前还完全无法想象。

* * *

　　我在睡眠诊室里最常听到的两个问题是"睡多少才算够"和"你看我的睡眠追踪手环怎么样"。对第一个问题我不会作答，至少不会回答多少小时才够，因为我真的无法给出那样的答案。这个问题就像"一个 10 岁孩子的正常身高是多少"。就说我女儿的班级照片，里面的孩子身高悬殊，但每一个都是正常的。同样，正常的睡眠需求也有一个范围。它取决于你的基因，还有睡眠质量。恰当的睡眠时长，是指睡够这些小时，你醒来后就会感到有精神、白日里也不觉困倦，但每晚都在固定的时间想去睡觉，且能轻松入睡。如果你能长期达到这些标准，如果你能在闹钟响起前醒来，且周末有空时也不用补觉，那么你的睡眠时间就属正常。

　　至于第二个问题，我一般会谨慎对待，以免冒犯别人。我们生活在一个什么都要测量的时代。我们常常觉得有必要度量自己的生活，无论是走了多少步、Instagram 上有多少关注者、挣多少钱、摄入了多少热量，都要一一算清楚，当然也要包括睡了多少。但是我很怀疑这种对睡眠时长的追踪记录是否有益。如果你符合上面的标准，即睡眠长度足以支持你在白天正常生活而不感到困倦，那么你的睡眠就大体充足。如果感到疲惫、精力不济，那么你就多半是睡眠不足，这并不需要睡眠追踪器来告诉你。另外，这样一件设备除了会浪费钱之外，还有其他潜在的缺点。目前，这类设备还不太精确。你在手臂上绑五个追踪器，得到的睡眠时长估算会大相径庭。它们测量的不是你的睡眠，而是你的动作，然后根据一套算法推算出精度不一的睡眠数字。

如果能证明与你的失眠相关的是睡眠状态感知障碍，就是你主观上觉得失眠但其实夜里睡得不少，那它们还算有点用处。不过这也需要可靠的数据，只有数据可靠，你才会信任身上佩戴的设备为你的睡眠绘出了一幅准确的画像。此外还有一个问题：如果你已经在为失眠而忧虑，那么再时刻追踪睡眠会使这些忧虑变本加厉，会加深你对睡眠的执念，使问题更加严重。这一现象已经有了个名字："完美睡眠症"（orthosomnia），即仅凭睡眠追踪器的不可靠读数就诊断自己有睡眠障碍。对大多数人而言，睡眠都是一种主观体验，判断失眠往往是参照睡眠时长是否正常，而如果针对你认为应该在深度睡眠的时段，睡眠追踪器说你睡得很浅，那么这本身就会对你的认知产生深刻影响，使你不能正确看待自己的睡眠。

　　也不是说这些设备全无价值。它们能够追踪失眠者在接受了认知行为疗法这样的干预手段之后，睡眠是变好还是变差了。而最重要的也许是它们能为研究者提供睡眠模式的"大数据"，海量的个体数据能稀释睡眠量化技术因其缺陷而带来的噪音信息。但是面对一个一个的人，特别是坐在我面前来看睡眠门诊的人，我却对这类设备保持怀疑。如果一味执着于卧床的时长，加上不准的测量方法，我们就会忽略我在本书中提出的观点，即睡眠的质和量受许多因素的共同影响：生理的，心理的，行为的，环境的。

　　同样要强调的是，针对睡眠和身心健康之间关系的各种研究，大多并不完善。如果我告诉你们的故事里包含了什么显而易见的教训，那就是我们对自身睡眠的体察常常并不可靠。我们对自身夜间行为的感知往往迥异于现实。这些研究的一个重大问题，是我们很大程度上依赖于研究对象告诉我们的信息。对每个人都开展睡眠监测成本极高，现实中不可能实现，至少依靠现有科技还不行。因此，当我们观察大批人群，并将睡眠因素与高血压、心脏病及阿尔茨海默病等众多问题关联起来时，被贴上"失眠"或"睡眠不足"标签的群体内部就很可能参差不齐。以失眠为例，这样的群体中，有人睡眠时间正常，有人睡眠时间偏短，有人因服药而失眠，还有更多的人是因为疾病导致的疼痛或呼吸困难而无法安睡。在睡眠时长和死亡率之间寻找相关时，我们会尽量根据已知因素做修正，但我们几乎不可能考虑到所有的因素，也无法确定每个自称睡了七个多小时的人是否真的睡了那么多。

　　请别误会我的意思：我一刻未曾怀疑过睡眠问题会严重影响

我们的身心健康。我只是认为，其中还有细节我们尚未领会，还有隐情我们尚未发现。也许当我们掌握的科技更加进步，当我们能长期追踪睡眠而非追踪动作时，这些复杂的情节才会变得清晰。

本书还有一条重要信息。对我来说，一闭眼就马上睡着的日子早就已成过去。通常的情况是，当我枕上枕头，要写的论文和演讲稿、还没写的信件、要回电的病人、要安排的会议就会纷纷进入我的脑海。但偶尔我的诊室里会坐进几个发作性睡病患者，他们这一刻还在谈论自己的病情，下一刻就陷入了熟睡；而当我把我的小女儿抱上床后，她会像一盏灯似的一下子关闭。看看她再看看我的病人，我们自然会认为清醒和睡眠是截然不同的生存状态，中间有着清晰的界线：那是一道钢筋混凝土屏障，是一条分隔了东边的睡眠之地和西边的清醒之地的柏林墙。但是在这道看似清晰的界线背后，却是脑内核团、神经元和回路的一场无比复杂的群舞，它们时而协同，时而对抗，共同调节着我们与外部世界和内部世界的交往层次，从而框定出我们的意识状态。脑的各个区域协调运作，设定我们的昼夜节律，让我们入睡，引导我们穿过一轮轮睡眠周期。整个夜晚，这些回路都在调节睡眠进程，从浅睡眠到深度非 REM 睡眠再到 REM 睡眠，如此循环四五次。

我们都知道，一个系统越复杂就越可能出故障。每次遇到电脑方面的问题，我都会看着院里的计算机工程师和噩梦般的 IT 系统搏斗，进而不免回想起学生时代：那时的简易计算器如果失灵，关了再开就行，这样的日子是一去不返了。我们的脑比任何人造系统都复杂无数倍，但出错频率尚可承受，这或许颇值得我们惊奇。

睡眠障碍包罗众多，包括睡得太多，睡得太少，以及入睡时间或睡眠方式的错误——这些不同的睡眠障碍帮我们洞悉脑的工作原理，了解了脑如何影响睡眠而睡眠又如何影响脑。

清醒时，脑有着种种的功能和功能障碍。在白天的生活中，我们会经历正常的情绪、记忆、认知，以及所有将我们定义为人、定义为有意识的个体生物的东西。如果这些过程出错，我们就会遇到身心障碍，如焦虑、抑郁、痴呆、癫痫、偏头痛等等。而我们本以为脑子到夜里就会关闭，但那些患者却证明了事实恰恰相反。在夜间，脑的功能和障碍与白天一样丰富多彩，并且也影响着我们清醒生活中的每个方面。

不过，虽然在夜间生活和日间生活的关系上，我们的理解已经有了长足进步，我还是不禁觉得我们才只触及皮毛。许多问题还悬而未决。其中一些问题超级重大，比如做梦的真实功能（可能不止一种），或者我们能否真的靠改善睡眠来预防阿尔茨海默病。还有些问题不那么根本，但对某些疾病的患者来说却同等重要，比如在发作性睡病中免疫系统是如何精确瞄准神经元的，克莱内—莱文综合征又是由什么引发的，这些病症又能否治愈。

但是我们生活在一个充满希望的时代。随着遗传学、神经科学和技术的发展，研究睡眠的手法也取得了惊人的进步。我们已经能在家里长时间追踪睡眠，而不仅是追踪动作，这一点会很有帮助。我们还掌握了针对大量个体去辨认并分析其遗传基因的一干方法，这同样很有益处。一些新颖的技术也会为我们提供新的洞见，比如利用磁场或电刺激研究并影响人脑。与此同时，开发各种技术方案来收集并分析"大数据"，比如庞大人口的医疗数据和睡眠参数，也将起到关键作用。

　　我的梦想是，这些和睡眠有关的问题，许多都能在我的有生之年获得解答。我希望将来有一天，当我坐在诊室里面对病人提出的问题时，可以不再只能回答"我不知道"。

附　图

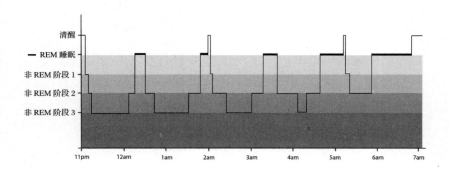

图 1：这幅睡眠脑电图显示的是一个年轻成人夜间的典型睡眠情况。在一个周期中，我们依次经过睡眠的不同阶段，并大约在睡眠开始后 60—90 分钟进入 REM 睡眠，而这样的周期平均每晚会循环四到五次。随着夜晚的进行，每次循环，非 REM 睡眠都会变少，而 REM 睡眠会增加。短暂的觉醒很常见，且从 REM 睡眠中醒来时（如图所示），我们可能会记得刚才的梦。

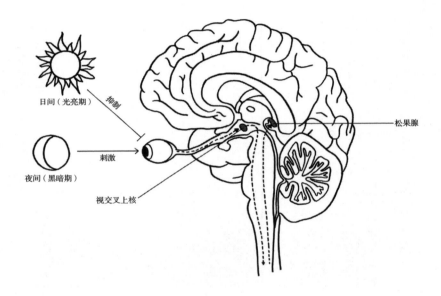

日间（光亮期）

抑制

夜间（黑暗期）

刺激

视交叉上核

松果腺

　　图 2：视交叉上核（SCN）是人脑"主时钟"的所在，维持着昼夜节律（见第一章）。它与视网膜直接相连，能感受光的影响，并根据光照调节昼夜节律。SCN 通过控制松果腺分泌褪黑素来调节光线的一些影响。

人脑各部分

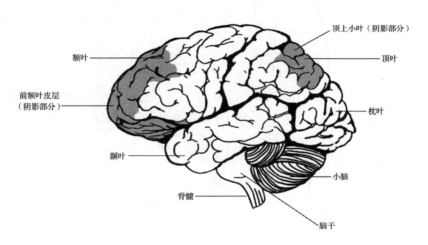

图 3：人脑的主要解剖分区。额叶有一系列广泛的功能，包括动作的控制和发起，其中的前额叶负责规划、决策及行为调控。在梦游（见第二、第十章）期间，前额叶的活动往往会减少，这可以解释梦游者推理和规划能力的缺乏情况。顶叶是加工感觉的地方，特别是其中的顶上小叶，该区域负责在空间中表征人的身体（见第九章）。

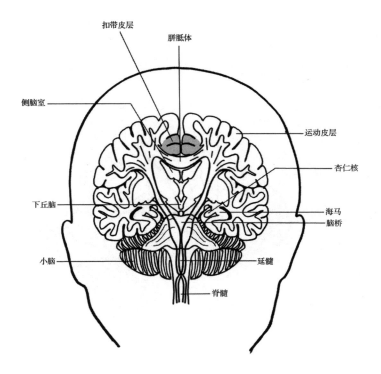

扣带皮层

胼胝体

侧脑室

运动皮层

杏仁核

下丘脑

海马
脑桥

小脑

延髓

脊髓

图 4：人脑正剖面图。扣带皮层、海马和杏仁核都参与了边缘系统，这个系统负责调节情绪、记忆和唤起。边缘系统的激活是"恐惧—战斗—逃跑"反应的基础，对梦游（见第二、第十章）和某些类型的癫痫（见第八章）也起了重要作用。许多调控清醒和睡眠的重要核团都位于下丘脑、脑桥和延髓。

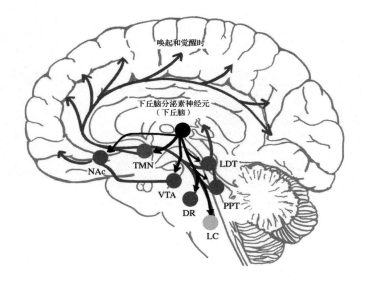

图 5：下丘脑中产生下丘脑分泌素的神经元辐射很广，作用于多个核团。这些核团负责促进觉醒和非 REM 睡眠，包括结节乳头核（TMN）、背外侧被盖核（LDT）、脚桥被盖核（PPT）、背侧中缝核（DR）、蓝斑（LC）和伏隔核（NAc）。（VTA 为腹侧被盖区。）在发作性睡病中，下丘脑分泌素神经元的损坏（见第六、第十三章）会破坏这些回路的稳定性，使患者进进出出于睡眠、特别是 REM 睡眠状态。这种不稳定会造成发作性睡病的典型特征，如突然睡着、睡眠麻痹、幻觉和猝倒。

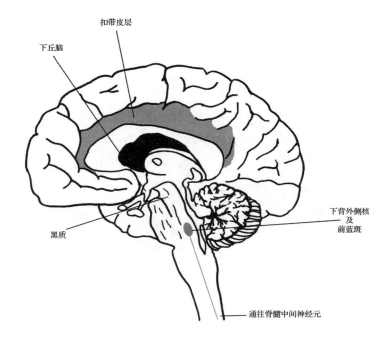

图 6：人脑侧剖面图，图中标出了扣带皮层的位置，它属于边缘系统。黑质是在帕金森病中退行的脑区，临近下丘脑。脑桥中有名为"下背外侧核"和"前蓝斑"的核团，它们在 REM 睡眠中很活跃，并且辐射到脊髓，通常会在 REM 睡眠中引起肌肉麻痹。这个回路的损伤会使人在 REM 睡眠中无法麻痹，表现出 REM 睡眠行为障碍（见第三章）。

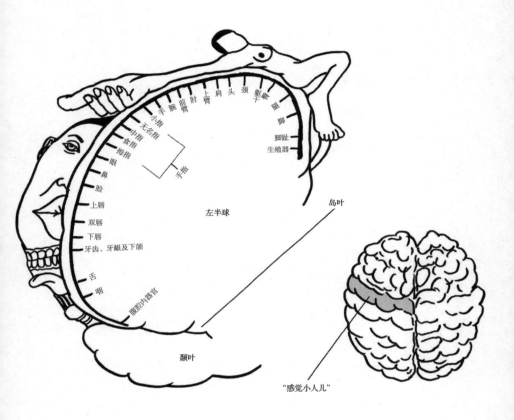

图 7："感觉小人儿"。身体的感觉都由初级运动皮层加工，但大脑皮层对身体的表征是扭曲的，比较敏感的身体部位，比如脸和手掌，在皮层区域上对应较大的区域。舌、咽和腹腔内器官对应的皮层位于岛叶上方，这可以解释岛叶癫痫患者经历的一些症状（见第八章）。

致　谢

　　首先最重要的，是书中描写的各位患者，没有他们的帮助和善意，没有他们的主动分享，本书就无法写成。他们的主要动机是凸显出自身的经历，帮助传播关于各自病情的知识，好让其他有类似经历的人也能更快得到诊断和治疗。我非常感激他们所有人。同样重要的，是我汇集的各路相关研究，它们呈现了众多研究者在睡眠、神经科学、临床神经病学等领域辛勤而杰出的工作，正是这些研究者在迅速拓展我们对睡眠和脑的认识。

　　本书的出版纯属意外。我原先只写学术文章，从未想过别的类型。这完全归功于我的经纪人 Luigi Bonomi，他听了 BBC 广播4 台的《睡眠之谜》（*Mysteries of Sleep*）之后，出乎我意料地写来了邮件，说服我做出新的尝试。Luigi 还成功说服了西蒙与舒斯特出版社的优秀编辑 Iain MacGregor 签下了本书，Iain 于是成了我的编辑，并从一开始就对这个项目表现出了非凡的热情。还必须谢谢我在美国和欧洲的各位经纪人，InkWell 公司的 George Lucas，

ILA 经纪公司的 Nicki Kennedy，以及我在美国 St. Martin 出版社的编辑 Michael Flamini。

本书的部分内容来自《睡眠之谜》，这主要归功于我那位优秀的制作人 Sally Abrahams，是她教会了我如何说一个故事，还有 BBC 广播 4 台的团队，有了他们，我才得以录制了这套系列节目，他们是 Hugh Levinson、Mohit Bakaya 和 Richard Vadon。还要谢谢我的同事们，他们有的为这个广播节目出了力，有的参与了本书内容的讨论，他们是：Adrian Williams，Brian Kent，Ivana Rosenzweig，David O'regan，Alex Nesbitt，Paul Gringras，Michael Farquhar，Sofia Eriksson，Sean Higgins，Mike Koutroumanidis，Al Santhouse，Russell Foster，Michael Kopelman，Annett Schrag，以及迈尔·克吕格。迈尔还向我展示了忙碌的临床工作、研究和写作是可以兼顾的。还必须感谢哈佛大学的艾伦·霍布森，谢谢他耐心向我介绍了他关于 REM 睡眠的理论。

多年来，我的朋友们都被我的神经病学的、睡眠方面的故事烦得要死。但也有几位爱上了这种折磨，自愿为我提供批评性反馈，他们是 Jonathan Turner、Richard Ambrose 和 Rob Mills。

我还要感谢盖伊和圣托马斯国民保健信托基金会（Guy's and St Thomas' NHS Trust），有了他们的襄助，我们才能建设出一所杰出的睡眠中心（私以为在英国无出其右），招募了一大群兢兢业业、聪明能干的人组成了不同凡响的团队。也谢谢伦敦桥医院杰出的睡眠科团队。

最后还必须感谢我的家人。谢谢我的父母启发并鼓励我对科学产生兴趣，使我能追求医学事业。还有我的孩子玛雅（Maya）和艾娃（Ava），感谢她们容忍我在休息时间躲进书房写作。最后也是最重要的，谢谢我的妻子卡薇塔（Kavita），她的鼓励和批评塑造了本书的大部分内容。她一直说我的心里有一本书，但多年来我一直忽略了她的话。看来听她的总没错。

术语解释

边缘系统（limbic System）：脑内的一张网络，有多个结构组成，包括海马、杏仁核、扣带回和丘脑。边缘系统对记忆、情绪和嗅觉的整合至关重要，也会影响动机、情绪体验和行为。

病变（lesion）：指组织的受损区域。在神经病学中它指神经系统中一处患病、受损或某种程度上无法正常工作的位置。

猝倒（cataplexy）：几乎为发作性睡病独有，指患者的强烈情绪、特别是大笑，会导致肌肉突然无力，造成身体不同部位甚至全身暂时瘫软的一种现象。

大脑皮层（cerebral cortex）：脑的最外层，也叫"灰质"。

岛叶 / 脑岛（insula）：大脑皮层上一个被顶叶、额叶和颞叶覆盖的区域，作用是连接脑的这些部位与边缘系统。

顶叶（parietal lobe）：脑的一个区域，主要参与感觉、对我们周围物理世界的表征以及我们的身体在世界中的表征。

定位（localisation）：诊断过程的一个环节，目的是确定神经系统中病变的位置。

额叶（frontal lobe）：离额头最近的脑区，位于眼窝上方，其功能包括控制随意（voluntary）运动、规划、判断、决策及情绪表达。

发作性睡病（narcolepsy）：一种使人无法调节睡眠和梦的神经系统疾病，研究者认为其原因是生产下丘脑分泌素的脑细胞遭到破坏，下丘脑分泌素是对睡眠控制起到基础作用的神经递质，由下丘脑分泌。发作性睡病会引起极度嗜睡、入睡前幻觉、睡眠麻痹和猝倒（见第六、第十三章）。

非 REM 睡眠（non-REM sleep）：包括睡眠的第一、第二和第三阶段。

非 REM 睡眠异态（non-REM parasomnias，NRP）：造成梦游、夜惊、梦呓、睡食等反常行为的病况，它们都出现在非 REM 睡眠，尤其是睡眠的第三阶段中。

非 24 小时节律障碍（non-24-hour rhythm disorder）：一种综合征，患者的昼夜时钟节律脱离了正常的 24 小时间隔，通常长于 24 小时。也称为"不同步障碍"（free-running disorder，FRD）。

扣带（cingulate）：该脑区是边缘系统中不可或缺的一部分皮层，而边缘系统则是脑内负责情绪、行为和动机的网络。

路易体痴呆（dementia with Lewy bodies）：一种退行性脑疾，会导致认知功能障碍和幻觉。它在症状、病征及微观层面上，都与帕金森病有明显的重叠。

梦游（sleepwalking）：非 REM 睡眠异态的一种形式。梦游行为产生于第三阶段的非 REM 睡眠，包括起床、执行复杂任务及与环境互动，事后往往没有记忆或只有有限的记忆。

脑电图（electroencephalogram，EEG）：一种用于监测脑电活动的技术。电迹的不同表现让研究者可以区分不同的睡眠阶段，以及由癫痫或其他神经系统障碍引发的异常脑部活动。

颞叶（temporal lobe）：负责语言功能、听力和听觉加工的脑区。因其深处包含海马和杏仁核，颞叶也参与情绪加工和记忆。

帕金森病（Parkinson's disease）：一种常见的脑部退行性障碍，主要破坏动作机能，会导致颤抖、行走困难、僵硬和迟缓。

前额叶皮层（prefrontal cortex）：额叶中的一处大脑皮层，参与决策制定、行动规划、社会行为及人格表达。

清醒梦（lucid dreaming）：在梦中维持一定的意识或有意识控制。

REM（rapid eye movement）**睡眠**：和做梦关系最密切的睡眠阶段，特征是眼球快速左右运动，肌肉几乎全部麻痹，但脑非常活跃。

REM 睡眠行为障碍（RBD）：睡眠者在 REM 睡眠中肌肉不被麻痹，因此会将梦境表现出来。

入睡前幻觉（hypnagogic hallucinations）：此种幻觉常在马上睡着或正要醒来（称为"临醒"）时产生，表现为感到室内有入侵者或灵魂离体，被认为是代表做梦过程侵入了觉醒状态。

视交叉上核（suprachiasmatic nucleus，SCN）：下丘脑上的微小区域，担任身体的主时钟，维持昼夜节律。

视网膜神经节细胞（retinal ganglion cells）：视网膜上的一类感光细胞，没有视觉功能。它们专门察觉蓝光，并直接通过视网膜下丘脑束向视交叉上核投射，以此向视交叉上核中的主时钟输送环境光信息。

授时因子（Zeitgeber）：独立于视交叉上核中主时钟之外的一类因子，能影响昼夜节律。光照和褪黑素都属于授时因子。

睡眠第一阶段（stage 1 sleep）：程度最浅的睡眠阶段，也称"倦睡"。其特征是眼球缓慢转动，且脑电图显示脑电活动正在平息。

睡眠第二阶段（stage 2 sleep）：中间阶段的睡眠，特征是几种典型的脑电图模式，称为"睡眠纺锤波"和"K复合波"。

睡眠第三阶段（stage 3 sleep）：最深的睡眠阶段，也叫"慢波睡眠"，研究者认为它对身体和机能的恢复最为重要。在这个睡眠阶段，脑波的速度变得很慢、幅度很大，此时最难将睡眠者唤醒。

睡眠呼吸暂停（sleep apnoea，SA）：睡眠中反复出现的呼吸暂停，通常与睡眠中气道变松弛而部分或全部阻塞有关。

睡眠类型（chronotype）：某人在特定时间睡着和醒来的倾向，即你是"早起鸟"还是"夜猫子"。

睡眠时相延迟综合征/障碍（delayed sleep phase syndrome/disorder）：体内时钟延后，导致患者的入睡和觉醒时间都大大推迟，到了给他们清醒时的生活造成负面影响的地步。

睡眠性交（sexsomnia）：一类会导致性行为的非REM睡眠异态。

睡眠异态（parasomnia）：睡眠中产生的一切反常行为。

松果腺（pineal gland）：直径几毫米的微小锥形结构，能分泌褪黑素。松果腺位于脑的深处，一个名为"第三脑室"（third ventricle）的液腔后方。它本身也浸泡在脑脊液中。

稳态机制（homeostatic mechanism）：调节睡眠的过程之一，即你清醒的时间越长，入睡的渴望就越强烈。

下丘脑（hypothalamus）：位于两眼之间后方的一小块脑区，包含多个核团，对代谢过程、饥饿、睡眠、昼夜节律、干渴和体温均有重要调节作用。

下丘脑分泌素（hypocretin）：一种神经递质，在发作性睡病中缺失，原因是产生它的神经元死亡或受损。

杏仁核（amygdala）：颞叶深处一个杏仁形状的结构，是边缘系统网络的一个组成部分。杏仁核在恐惧、进攻和焦虑等情绪反应中起基础作用，也参与记忆和决策。

昼夜节律（circadian）：以 24 小时为周期重复出现的生理过程。

自主神经系统（autonomic nervous system）：神经系统的一部分，负责调节对内脏器官和皮肤的控制，这种控制大体是无意识的。其中，交感神经系统（sympathetic system）驱动"恐惧—战斗—逃跑"反应，引起心率加快、出汗、瞳孔扩张并使血液从胃肠和皮肤流向肌肉和心肺。副交感神经系统（parasympathetic system）则调节相反的、与放松有关的反应。

扩展阅读

如果要列出全部参考文献，就势必要给本书再加 100 页篇幅。下面只列出与各章有关的关键出版物，多数是综述文章。凡是在医学文献中发表的病例，本书也列出了它们的参考文献。

Chapter 1: Greenwich Mean Time

Malkani, R. G., Abbott, S. M., Reid, K. J., Zee, P. C., 'Diagnostic and Treatment Challenges of Sighted Non-24-Hour Sleep–Wake Disorder', *J Clin Sleep Med*, 15 April 2008, 14(4): 603–613.

Quera Salva, M. A., Hartley, S., Léger, D., Dauvilliers, Y. A., 'Non-24-Hour Sleep–Wake Rhythm Disorder in the Totally Blind: Diagnosis and Management', *Front Neurol*, 18 December 2017, 18(8): 686.

Uchiyama, M., Lockley, S. W., 'Non-24-Hour Sleep–Wake Rhythm Disorder in Sighted and Blind Patients', *Sleep Med Clin*, December 2015, 10(4): 495–516.

Hayakawa, T., Uchiyama, M., Kamei, Y., Shibui, K., Tagaya, H., Asada, T., Okawa, M., Urata, J., Takahashi, K., 'Clinical analyses of sighted patients with non-24-hour sleep–wake syndrome: a study of 57 consecutively diagnosed cases', *Sleep*, 1 August 2005, 28(8): 945–52.

Edgar, R. S., Green, E. W., Zhao, Y., van Ooijen, G., Olmedo, M., Qin, X., Xu, Y., Pan, M., Valekunja, U. K., Feeney, K. A., Maywood, E. S., Hastings, M. H., Baliga, N. S., Merrow, M., Millar, A. J., Johnson, C. H., Kyriacou, C. P., O'Neill, J. S., Reddy, A. B., 'Peroxiredoxins are conserved markers of circadian rhythms', *Nature*, May 2012, 485(7399): 459–64.

Jagannath, A., Taylor, L., Wakaf, Z., Vasudevan, S. R., Foster, R. G., 'The genetics of circadian rhythms, sleep and health', *Hum Mol Genet*, 1 October 2017, 26(R2): R128–R138.

Touitou, Y., Reinberg, A., Touitou, D., 'Association between light at night, melatonin secretion, sleep deprivation, and the internal clock: Health impacts and mechanisms of circadian disruption', *Life Sci*, 15 March 2017, 173: 94–106. doi: 10.1016/j.lfs.2017.02.008.

Travis, R. C., Balkwill, A., Fensom, G. K., Appleby, P. N., Reeves, G. K., Wang, X. S., Roddam, A. W., Gathani, T., Peto, R., Green, J., Key, T. J., Beral, V., 'Night Shift Work and Breast Cancer Incidence: Three Prospective Studies and Meta-analysis of Published Studies', *J Natl Cancer Inst*, 6 October 2016, 108(12).

Chapter 2: In the Still of the Night

Bargiotas, P., Arnet, I., Frei, M., Baumann, C. R., Schindler, K., Bassetti, C. L., 'Demographic, Clinical and Polysomnographic

Characteristics of Childhood- and Adult-Onset Sleepwalking in Adults', *Eur Neurol*, 2017, 78(5–6): 307–11.

Bassetti, C., Vella, S., Donati, F., Wielepp, P., Weder, B., 'SPECT during sleepwalking', *Lancet*, 5 August 2000, 356(9228): 484–5.

Drakatos, P., Marples, L., Muza, R., Higgins, S., Gildeh, N., Macavei, R., Dongol, E. M., Nesbitt, A., Rosenzweig, I., Lyons, E., d'Ancona, G., Steier, J., Williams, A. J., Kent, B. D., Leschziner, G., 'NREM parasomnias: a treatment approach based upon a retrospective case series of 512 patients', *Sleep Med*, 10 April 2018. pii: S1389-9457 (18)30099-6.

Iranzo, A., 'Parasomnias and Sleep-Related Movement Disorders in Older Adults', *Sleep Med Clin*, March 2018, 13(1): 51–61.

Pressman, M. R., 'Factors that predispose, prime and precipitate NREM parasomnias in adults: clinical and forensic implications', *Sleep Med Rev*, February 2007, 11(1): 5–3.

Moreno, M. A., 'Sleep Terrors and Sleepwalking: Common Parasomnias of Childhood', *JAMA Pediatr*, July 2015, 169(7): 704.

Chapter 3: Disney Was Right

Oudiette, D., De Cock, V. C., Lavault, S., Leu, S., Vidailhet, M., Arnulf, I., 'Nonviolent elaborate behaviors may also occur in REM sleep behavior disorder', *Neurology*, 10 February 2009, 72(6): 551–7.

Aserinsky, E., 'The discovery of REM sleep', *J Hist Neurosci*, December 1996, 5(3): 213–27.

Iranzo, A., Stefani, A., Serradell, M., Martí, M. J., Lomeña, F.,

Mahlknecht, P., Stockner, H., Gaig, C., Fernández-Arcos, A., Poewe, W., Tolosa, E., Högl, B., Santamaria, J., 'Characterization of patients with longstanding idiopathic REM sleep behavior disorder', SINBAR (Sleep Innsbruck Barcelona) group, Neurology, 18 July 2017, 89(3): 242–8.

Postuma, R. B., Iranzo, A., Hogl, B., Arnulf, I., Ferini-Strambi, L., Manni, R., Miyamoto, T., Oertel, W., Dauvilliers, Y., Ju, Y. E., Puligheddu, M., Sonka, K., Pelletier, A., Santamaria, J., Frauscher, B., Leu-Semenescu, S., Zucconi, M., Terzaghi, M., Miyamoto, M., Unger, M. M., Carlander, B., Fantini, M. L., Montplaisir, J. Y., 'Risk factors for neurodegeneration in idiopathic rapid eye movement sleep behavior disorder: a multicenter study', Ann Neurol, May 2015, 77(5): 830–9.

Boeve, B. F., Silber, M. H., Ferman, T. J., Lin, S. C., Benarroch, E. E., Schmeichel, A. M., Ahlskog, J. E., Caselli, R. J., Jacobson, S., Sabbagh, M., Adler, C., Woodruff, B., Beach, T. G., Iranzo, A., Gelpi, E., Santamaria, J., Tolosa, E., Singer, C., Mash, D. C., Luca, C., Arnulf, I., Duyckaerts, C., Schenck, C. H., Mahowald, M. W., Dauvilliers, Y., Graff-Radford, N. R., Wszolek, Z. K., Parisi, J. E., Dugger, B., Murray, M. E., Dickson, D. W., 'Clinicopathologic correlations in 172 cases of rapid eye movement sleep behavior disorder with or without a coexisting neurologic disorder', Sleep Med, August 2013, 14(8): 754–62.

Chapter 4: Rumblings

Polsek, D., Gildeh, N., Cash, D., Winsky-Sommerer, R., Williams, S. C. R., Turkheimer, F., Leschziner, G. D., Morrell, M. J., Rosenzweig, I., 'Obstructive sleep apnoea and

Alzheimer's disease: In search of shared pathomechanisms', *Neurosci Biobehav Rev*, 7 December 2017. pii: S0149-7634 (17)30435-9.

Hopps, E., Caimi, G., 'Obstructive Sleep Apnea Syndrome: Links Between Pathophysiology and Cardiovascular Complications', *Clin Invest Med*, 4 December 2015, 38(6): E362–70.

Emamian, F., Khazaie, H., Tahmasian, M., Leschziner, G. D., Morrell, M. J., Hsiung, G. Y., Rosenzweig, I., Sepehry, A. A., 'The Association Between Obstructive Sleep Apnea and Alzheimer's Disease: A Meta-Analysis Perspective', *Front Aging Neurosci*, 12 April 2016, 8(78).

Yu, J., Zhou, Z., McEvoy, R. D., Anderson, C. S., Rodgers, A., Perkovic, V., Neal, B., 'Association of Positive Airway Pressure With Cardiovascular Events and Death in Adults With Sleep Apnea: A Systematic Review and Meta-analysis', *JAMA*, 11 July 2017, 318(2): 156–66.

Abuzaid, A. S., Al Ashry, H. S., Elbadawi, A., Ld, H., Saad, M., Elgendy, I. Y., Elgendy, A., Mahmoud, A. N., Mentias, A., Barakat, A., Lal, C., 'Meta-Analysis of Cardiovascular Outcomes With Continuous Positive Airway Pressure Therapy in Patients With Obstructive Sleep Apnea', *Am J Cardiol*, 15 August 2017, 120(4): 693–9.

Javaheri, S., Barbe, F., Campos-Rodriguez, F., Dempsey, J. A., Khayat, R., Javaheri, S., Malhotra, A., Martinez-Garcia, M. A., Mehra, R., Pack, A. I., Polotsky, V. Y., Redline, S., Somers, V. K., 'Sleep Apnea: Types, Mechanisms, and Clinical Cardiovascular Consequences', *J Am Coll Cardiol*, 21 February 2017, 69(7): 841–58.

Chapter 5: The Sleep-Talking Bus Driver

Bashford, J., Leschziner, G., 'Bed Partner "Gas-Lighting" as a cause of fictitious sleep-talking', *J Clin Sleep Med*, 15 October 2015, 11(10): 1237–8.

Chapter 6: Weak With Laughter

Leschziner, G., 'Narcolepsy: a clinical review', *Practical Neurology*, October 2014, 14(5): 323–31.

Overeem, S., Lammers, G. J., van Dijk, J. G., 'Cataplexy: "tonic immobility" rather than "REM-sleep atonia"?', *Sleep Med*, November 2002, 3(6): 471–7.

Sarkanen, T., Alakuijala, A., Julkunen, I., Partinen, M., 'Narcolepsy Associated with Pandemrix Vaccine', *Curr Neurol Neurosci Rep*, 1 June 2018, 18(7): 43.

Sturzenegger, C., Bassetti, C. L., 'The clinical spectrum of narcolepsy with cataplexy: a reappraisal', *J Sleep Res*, December 2004, 13(4): 395–406.

Stowe, J., Miller, E., Andrews, N., Kosky, C., Leschziner, G., Shneerson, J. M., Hall, A., Eriksson, S., Reading, P., Dennis, G., Donegan, K., 'Risk of Narcolepsy after AS03 Adjuvanted Pandemic A/H1N1 2009 Influenza Vaccine in Adults: A Case-Coverage Study in England', *Sleep*, 1 May 2016, 39(5): 1051–7.

Drakatos, P., Leschziner, G., 'Cataplexy with Normal Sleep Studies and Normal CSF Hypocretin: an Explanation?', *J Clin Sleep Med*, 15 March 2016, 12(3): 449–50.

Chapter 7: Buzzing Bees

Leschziner, G., Gringras, P., 'Restless Legs Syndrome', *British Medical Journal*, 23 May 2012, 344: e3056.

Athauda, D., Leschziner, G., 'A restless night's sleep', *British Medical Journal*, 2012, 344: d8347.

Schormair, B., Zhao, C., Bell, S., Tilch, E., Salminen, A. V., Pütz, B., Dauvilliers, Y., Stefani, A., Högl, B., Poewe, W., Kemlink, D., Sonka, K., Bachmann, C. G., Paulus, W., Trenkwalder, C., Oertel, W. H., Hornyak, M., Teder-Laving, M., Metspalu, A., Hadjigeorgiou, G. M., Polo, O., Fietze, I., Ross, O. A., Wszolek, Z., Butterworth, A. S., Soranzo, N., Ouwehand, W. H., Roberts, D. J., Danesh, J., Allen, R. P., Earley, C. J., Ondo, W. G., Xiong, L., Montplaisir, J., Gan-Or, Z., Perola, M., Vodicka, P., Dina, C., Franke, A., Tittmann, L., Stewart, A. F. R., Shah, S. H., Gieger, C., Peters, A., Rouleau, G. A., Berger, K., Oexle, K., Di Angelantonio, E., Hinds, D. A., Müller-Myhsok, B., Winkelmann, J., 'Identification of novel risk loci for restless legs syndrome in genome-wide association studies in individuals of European ancestry: a meta-analysis', 23andMe Research Team, DESIR study group, *Lancet Neurol*, November 2017, 16(11): 898–907. doi: 10.1016/S1474-4422(17)30327-7. Review.

Winkelmann, J., Allen, R. P., Högl, B., Inoue, Y., Oertel, W., Salminen, A. V., Winkelman, J. W., Trenkwalder, C., Sampaio, C., 'Treatment of restless legs syndrome: Evidence-based review and implications for clinical practice (Revised 2017)', *Mov Disord*, 14 May 2018. doi: 10.1002/mds.27260.

Chapter 8: Seized by the Throat

Schindler, K., Gast, H., Bassetti, C., Wiest, R., Fritschi, J., Meyer, K., Kollar, M., Wissmeyer, M., Lövblad, K., Weder, B., Donati, F., 'Hyperperfusion of anterior cingulate gyrus in a case of paroxysmal nocturnal dystonia', *Neurology*, 11 September 2001, 57(5): 917–20.

Nesbitt, A., Kosky, C. A., Leschziner, G. D., 'Insular seizures causing sleep-related breathlessness', *The Lancet*, 2013, 382: 1756.

Tinuper, P., Bisulli, F., 'From nocturnal frontal lobe epilepsy to Sleep-Related Hypermotor Epilepsy: A 35-year diagnostic challenge', January 2017, 44: 87–92. doi: 10.1016/j.seizure.2016.11.023.

Derry, C. P., 'Sleeping in fits and starts: a practical guide to distinguishing nocturnal epilepsy from sleep disorders', *Pract Neurol*, December 2014, 14(6): 391–8.

Nobili, L., Proserpio, P., Combi, R., Provini, F., Plazzi, G., Bisulli, F., Tassi, L., Tinuper, P., 'Nocturnal frontal lobe epilepsy', *Curr Neurol Neurosci Rep*, February 2014, 14(2): 424.

Chapter 9: Floating Eyeballs

Jalal, B., Ramachandran, V. S., 'Sleep Paralysis, "The Ghostly Bedroom Intruder" and Out-of-Body Experiences: The Role of Mirror Neurons', *Front Hum Neurosci*, 28 February 2017, 11: 92.

Jalal, B., Ramachandran, V. S., 'Sleep paralysis and "the bedroom intruder": the role of the right superior parietal, phantom pain and body image projection', *Med Hypotheses*, December

2014, 83(6): 755–7.

Denis, D., French, C. C., Gregory, A. M., 'A systematic review of variables associated with sleep paralysis', *Sleep Med Rev*, April 2018, 38: 141–57.

Molendijk, M. L., Montagne, H., Bouachmir, O., Alper, Z., Bervoets, J. P., Blom, J. D., 'Prevalence Rates of the Incubus Phenomenon: A Systematic Review and Meta-Analysis', *Front Psychiatry*, 24 November 2017, 8: 253.

Sharpless, B. A., 'A clinician's guide to recurrent isolated sleep paralysis', *Neuropsychiatr Dis Treat*, 19 July 2016, 12: 1761–7.

Chapter 10: Jekyll and Hyde

Siclari, F., Khatami, R., Urbaniok, F., Nobili, L., Mahowald, M. W., Schenck, C. H., Cramer Bornemann, M. A., Bassetti, C. L., 'Violence in sleep', *Brain*, December 2010, 133(Pt 12): 3494–509.

Dubessy, A. L., Leu-Semenescu, S., Attali, V., Maranci, J. B., Arnulf, I., 'Sexsomnia: A Specialized Non-REM Parasomnia?', *Sleep*, 1 February 2017, 40(2).

Pressman, M. R., Mahowald, M. W., Schenck, C. H., Cramer Bornemann, M. A., Banerjee, D., Buchanan, P., Zadra, A., 'Alcohol, sleepwalking and violence: lack of reliable scientific evidence', *Brain*, February 2013, 136(Pt 2): e229.

Morrison, I., Rumbold, J. M., Riha, R. L., 'Medicolegal aspects of complex behaviours arising from the sleep period: a review and guide for the practising sleep physician', *Sleep Med Rev*, June 2014, 18(3): 249–60. doi: 10.1016/j. smrv.2013.07.004.

Chapter 11: The Waking Effects of Coffee

Inoue, Y., 'Sleep-related eating disorder and its associated conditions', *Psychiatry Clin Neurosci*, June 2015, 69(6): 309–20.

Vander Wal, J. S., 'Night eating syndrome: a critical review of the literature', *Clin Psychol Rev*, February 2012, 32(1): 49–59.

Howell, M. J., 'Restless Eating, Restless Legs, and Sleep Related Eating Disorder', *Curr Obes Rep*, March 2014, 3(1): 108–13.

Howell, M. J., Schenck, C. H., 'Restless nocturnal eating: a common feature of Willis–Ekbom Syndrome (RLS)', *J Clin Sleep Med*, 15 August 2012, 8(4): 413–9.

Chapter 12: A Peculiar Fairy Tale

Nesbitt, A., Leschziner, G., 'Migraine with brainstem aura presenting as recurrent hypersomnia (Kleine–Levin Syndrome)', *Practical Neurology*, October 2016, 16(5): 402–5.

Gadoth, N., Oksenberg, A., 'Kleine–Levin syndrome; An update and mini-review', *Brain Dev*, September 2017, 39(8): 665–71.

Miglis, M. G., Guilleminault, C., 'Kleine–Levin Syndrome', *Curr Neurol Neurosci Rep*, June 2016, 16(6): 60.

Lavault, S., Golmard, J. L., Groos, E., Brion, A., Dauvilliers, Y., Lecendreux, M., Franco, P., Arnulf, I., 'Kleine–Levin syndrome in 120 patients: differential diagnosis and long episodes', *Ann Neurol*, March 2015, 77(3): 529–40.

Chapter 13: Inception

Hobson, J. A., Hong, C. C., Friston, K. J., 'Virtual reality and consciousness inference in dreaming', *Front Psychol*, 9 October 2014, 5: 1133.

Hobson, J. A., 'REM sleep and dreaming: towards a theory of protoconsciousness', *Nat Rev Neurosci*, November 2009, 10(11): 803–13.

Voss, U., Holzmann, R., Tuin, I., Hobson, J. A., 'Lucid dreaming: a state of consciousness with features of both waking and non-lucid dreaming', *Sleep*, September 2009, 32(9): 1191–200.

Crick, F., Mitchison, G., 'The function of dream sleep', *Nature*, 14–20 July 1983, 304(5922): 111–4.

Cipolli, C., Ferrara, M., De Gennaro, L., Plazzi, G., 'Beyond the neuropsychology of dreaming: Insights into the neural basis of dreaming with new techniques of sleep recording and analysis', *Sleep Med Rev*, October 2017, 35: 8–20.

Dodet, P., Chavez, M., Leu-Semenescu, S., Golmard, J. L., Arnulf, I., 'Lucid dreaming in narcolepsy', *Sleep*, 1 March 2015, 38(3): 487–97.

Dresler, M., Koch, S. P., Wehrle, R., Spoormaker, V. I., Holsboer, F., Steiger, A., Sämann, P. G., Obrig, H., Czisch, M., 'Dreamed movement elicits activation in the sensorimotor cortex', *Curr Biol*, 8 November 2011, 21(21): 1833–7.

van der Helm, E., Yao, J., Dutt, S., Rao, V., Saletin, J. M., Walker, M. P., 'REM sleep depotentiates amygdala activity to previous emotional experiences', *Curr Biol*, 6 December 2011, 21(23): 2029–32.

Chapter 14: Losing Sleep

Xie, L., Kang, H., Xu, Q., Chen, M. J., Liao, Y., Thiyagarajan, M., O'Donnell, J., Christensen, D. J., Nicholson, C., Iliff, J. J., Takano, T., Deane, R., Nedergaard, M., 'Sleep drives metabolite clearance from the adult brain', *Science*, 19 October 2013, 342(6156): 373–7.

Fernandez-Mendoza, J., Shea, S., Vgontzas, A. N., Calhoun, S. L., Liao, D., Bixler, E. O., 'Insomnia and incident depression: role of objective sleep duration and natural history', *J Sleep Res*, August 2015, 24(4): 390–98.

Li, Y., Vgontzas, A. N., Fernandez-Mendoza, J., Bixler, E. O., Sun, Y., Zhou, J., Ren, R., Li, T., Tang, X., 'Insomnia with physiological hyperarousal is associated with hypertension', *Hypertension*, March 2015, 65(3): 644–50.

Vgontzas, A. N., Fernandez-Mendoza, J., Liao, D., Bixler, E. O., 'Insomnia with objective short sleep duration: the most biologically severe phenotype of the disorder', *Sleep Med Rev*, August 2013, 17(4): 241–54.

Mitchell, M. D., Gehrman, P., Perlis, M., Umscheid, C. A., 'Comparative effectiveness of cognitive behavioral therapy for insomnia: a systematic review', *BMC Fam Pract*, 25 May 2012, 13: 40.

Jarrin, D. C., Alvaro, P. K., Bouchard, M. A., Jarrin, S. D., Drake, C. L., Morin, C. M., 'Insomnia and hypertension: A systematic review', *Sleep Med Rev.*, 16 February 2018. pii: S1087-0792(17)30051-5.

Penninkilampi, R., Eslick, G. D., 'A Systematic Review and Meta-Analysis of the Risk of Dementia Associated with Benzodiazepine Use, After Controlling for Protopathic Bias', *CNS Drugs*, 20 June 2018. doi: 10.1007/s40263-018-0535-3.

译名表

J

截肢癖：xenomelia

结节乳头核：tuberomammillary nucleus, TMN

紧张症（紧张性木僵）：catatonic [stupor]

惊恐：panic

精神分裂症：schizophrenia

精神分析：psychoanalysis

精神科医生：psychiatrist

静脉滴注：intravenous infusion

静脉曲张：varicose vein

静息心率：rest heart rate

局部麻醉：local anaesthesia

局部睡眠：local sleep

局灶性癫痫发作：focal [epilepsy] seizure

觉知：awareness

K 抗精神病药物：antipsychotics

抗生素：antibiotic

抗体：antibody

抗抑郁药：antidepressant

抗组胺药：antihistamine

可待因：codeine

克—雅二氏病（疯牛病）：Creutzfeldt-Jakob disease, CJD（mad cow disease）

克莱内—莱文综合征：Kleine–Levin syndrome, KLS

克吕弗—布希综合征：Klüver–Bucy syndrome

扣带回：cingulate gyrus

扣带皮层：cingulate cortex

快速眼动：rapid eye movement, REM

奎宁：quinine

括约肌：sphincter

蓝斑：locus coeruleus, LC   L

蓝藻 / 蓝菌：cyanobacteria

阑尾：appendix

狼疮：lupus

类风湿性关节炎：rheumatoid arthritis

类固醇：steroid

类淋巴系统（胶状淋巴系统）：glymphatic system

离子通道：ion channel

离子通道病：channelopathy

利眠宁®：Librium®

利他林®：Ritalin®

连续气道正压通气：continuous positive airway pressure, CPAP

恋尸：necrophilia

链球菌：streptococcus bacterium

链球菌感染相关儿童自身免疫神经精神障碍：Pediatric autoimmune neuro-psychiatric disorders associated with streptococcal infections, PANDAS

链球菌性咽喉感染：streptococcal throat infection

临醒：hypnopompic

淋巴结：lymph node（gland）

淋巴水肿：lymphoedema

流感：influenza, flu

氯硝西泮：clonazepam

路易体痴呆：Lewy body dementia, dementia with Lewy bodies（DLB）

伦敦桥医院：London Bridge Hospital

罗匹尼罗：ropinirole

M　慢波睡眠：slow wave sleep

矛盾性失眠：paradoxical insomnia

美沙酮：methadone

孟豪森综合征：Munchausen syndrome

梦呓：sleep-talking

梦游：sleepwalking

莫达菲尼：modafinil

木僵：stupor

N　脑电图：electroencephalogram，EEG

脑干：brainstem

脑干核团：brainstem nucleus

脑功能障碍：brain disorder

脑核团：brain nucleus

脑脊液：cerebrospinal fluid

脑膜炎：meningitis

脑桥：pons

脑震荡：concussion

内皮：endothelium

颞叶：temporal lobe

P　帕金森病：Parkinson's disease，PD

哌唑嗪：prazosin

霹雳可卡因：crack [cocain]

皮质醇：cortisol

偏瘫型偏头痛：hemiplegic migraine

偏头痛：migraine

胼胝体：corpus callosum

贫血：anaemia

平均睡眠潜伏期测试：the mean sleep latency test

葡萄糖：glucose

气管切开术：tracheostomy　　Q

前额叶皮层：prefrontal cortex

前蓝斑：precoeruleus

前列腺：prostate

前体：precursor ①

前兆：precursor ②

浅睡眠：light sleep

强化睡眠再训练：intensive sleep retraining

强迫（观念）：obsession

强直性静止：tonic immobility

羟丁酸钠：sodium oxybate

清醒梦：lucid dreaming

情绪：emotion

丘脑：thalamus

去甲肾上腺素：noradrenaline

全科医生：general practitioner，GP

全身麻醉：general anaesthesia

染色体：chromosome　　R

人格：personality

人类白细胞抗原：human lymphocyte antigen，HLA

人类免疫缺陷病毒：human immunodeficiency virus，HIV

溶栓：clot-busting

肉样瘤：sarcoid

入睡前幻觉：hypnagogic hallucination

朊病毒：prion

软腭：soft palate

萨伯特慈善医院：Pitié-Salpêtrière　　S

T

特发性：idiopathic

体动记录仪：actigraphy

天文钟：chronometre

条件反射：conditioning

瞳孔：pupil

突触：synapse

退行性：degenerative

褪黑素：melatonin

托吡酯：topiramate

脱水：dehydration

唾液：saliva

W　弯曲杆菌：Campylobacter

完美睡眠症：orthosomnia

晚期妊娠：third trimester of pregnancy

妄想：delusion

胃促生长素（促生长激素释放素）：ghrelin

胃旁路手术：gastric bypass surgery

稳态机制：homeostatic mechanism

X　吸入器：inhaler

膝跳反射：knee jerk

下背外侧被盖核：sublaterodorsal nucleus

下丘脑：hypothalamus

下丘脑分泌素 / 促食欲素：hypocretin/orexin

下丘脑分泌素受体 2 基因：hypocretin receptor 2 gene

下丘脑后：posterior hypothalamus

纤维肌痛：fibromyalgia

腺样体：adenoid

小脑：cerebellum

哮喘：asthma

血清素（5 羟色胺）：serotonin，5HT

心房：cardiac atrium

心房肽：Atrial Natriuretic Peptin，ANP

心理医生：psychologist

心律不齐：irregular heart rhythm

心率：heart rate

心血管疾病：cardiovascular disease

兴奋剂：stimulant

性高潮：orgasm

性欲亢进：hypersexuality

杏仁核：amygdala

嗅球：olfactory bulb

悬雍垂 / 腭垂：uvula

Y

牙龈：gum

咽：pharynx

延髓：medulla

炎症：inflammation

眼窝：eye socket

氧化还原蛋白：redox protein

氧化应激：oxidative stress

夜间进食综合征：night-eating syndrome，NES

夜间阵发性呼吸困难：paroxysmal nocturnal dyspnea

夜惊：sleep terror

依从性：compliance

医务秘书：medical secretary

胰岛素：insulin

胰岛素抵抗：insulin resistance

乙酰胆碱：acetylcholine

意识：consciousness